シニアの食卓

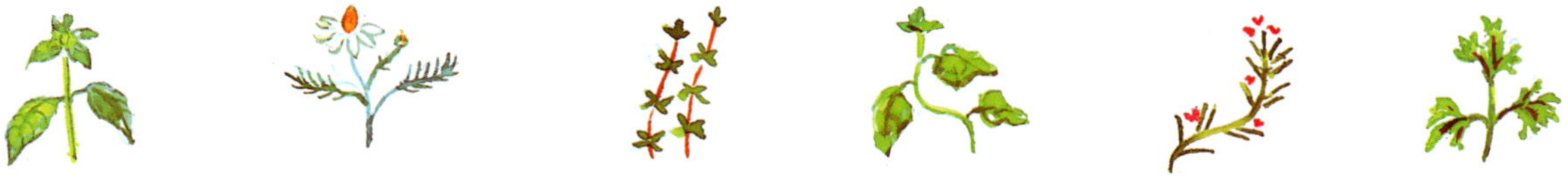

はじめに

『シニアの食卓』は、高年の方々の健康と快適な生活を支える〝食卓〟を、心楽しく用意する工夫があったらどんなによいかと考えた本です。

…食生活を見なおして栄養状態が適切になると、老化のプログラムが速くすすみすぎるのをただすことが可能です…と、シニアのための栄養学を食卓と結んで話してくださったのは、臨床栄養学がご専門の藤田美明《よしあき》氏。ふだんの食事がいかにだいじかが分かります。

塩分ひかえめのふだんのおかずは、料理研究家・栄養士の堀江ひろ子さんがコレステロール値が気になる、骨粗鬆症になりたくない、と願うシニアのために、健康によい食材をおいしく手間なしに調理しました。堀江さんのお年寄りとご一緒の暮らしが、料理の選び方、作り方に、そしてうす味にする工夫や歯の具合のわるいとき、飲みこみにくいときの調理のポイントにまで生きています。

また、編集をはじめるにあたり、全国友の会（『婦人之友』読者の会）の方々からたくさんの生活の知恵をおくっていただきました。次世代と一緒、再び二人だけ、今は一人と、百人百様の暮らしの中から生まれた知恵や工夫は、生活に根ざした言葉が添えられていて、さっそく試してみたいと思うものばかりでした。中には、最愛の方を失った寂しさをのり越えて日々の食卓を守る姿がみられ、その姿勢は〝食べ方〟は、実は生き方そのものと語っているようでした。

皆さまがお健やかな毎日を過ごされるために、お役に立てばと存じます。

二〇〇〇年四月

婦人之友社編集部

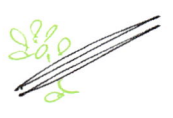

目次 4

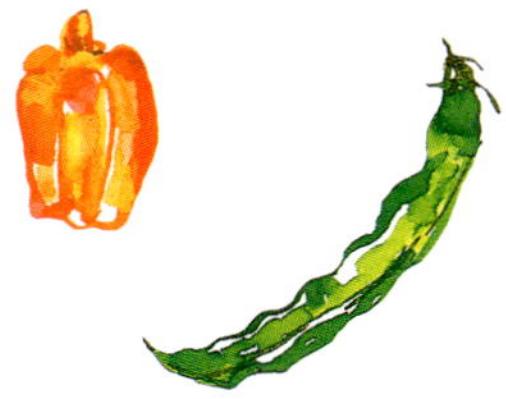

野菜

火を通してたっぷりと 106

買いおき素材で作るおかず 114

のどごしのよいおかず 120

監修・藤田美明（川崎医療福祉大学）
料理・堀江ひろ子（料理研究家）

栄養学から食事学へ

食卓に生きる 高年の栄養学

藤田美明

目次

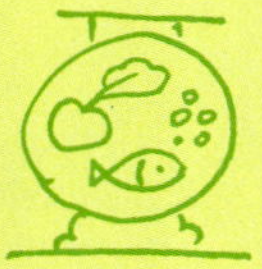

食事には、大きな二つの役割があります。
一つは、健康な状態を保ち、病気の予防や治療に必要な栄養素を、多すぎず少なすぎず摂るという栄養素補給の役割。そしてもう一つは、食べる人の食文化や食習慣に合っていて、おいしく、その食事によって心が豊かになり、家族、仲間、友人などと一緒に食事をし人間関係を改善するなど、ＱＯＬ(quality of life：生活の質)や社会性を高める役割です。
私はこれを〝食事学〟といっています。まず、第一の役割を充たすための努力をし、さらにその上で、第二の役割をどこまで高められるか、にあるといえます。
栄養素は、まさに食卓という舞台のプリマドンナです。プリマドンナなくしては舞台も料理も存在し得ず、また、その存在を生かすも殺すも演出効果にかかっています。食材の選択に気を配るだけでなく、食堂の造作や雰囲気づくり、什器や食器など食事環境を演出することにも、許される範囲の中で努力や経費を惜しまないことをおすすめします。このことは、とくに高齢期の食生活を豊かにする上で大切なことと思います。

1

老化する体を知るために

老化するということは

すべての生物には、それぞれ遺伝学的にプログラムされた独自の寿命があり、ネズミが人間より長生きすることはありません。この寿命プログラムは、時間(暦年齢)の経過とともに進行し、体を作っているさまざまな組織の重量とその機能は、成熟期以降は低下し始めます。

人間にプログラムされている寿命、言い換えると、理想的な環境の中で人間は何歳まで生きられるかという人間の生物学的寿命は、残念ながら今もわかっていません。その理由は、私たちの体は、常に放射線や紫外線、低温や高温、さまざまな化学物質や病原菌などに曝《さら》されており、人間にとって理想的な環境の中では生活していないからです。また、体を作り代謝を営むために摂っている食べものの種類や量は、住んでいる自然環境によりさまざまです。これらの有害な環境をとり除き、理想的な環境を作り出すことは、今や個人の努力では難しいでしょう。しかし少なくとも、食事や栄養状態を理想的な状態にすることは、それぞれの日頃の努力で可能です。

不適切な食生活は老化を速める

食生活を見なおし栄養状態を改善すると、老化のプログラムが速く進みすぎるのをただすことが可能です。たとえば、体を作っている細胞は、不飽和脂肪酸を含む細胞膜でとり囲まれています。しかし、呼吸をして肺からとりこまれた酸素の２～３％は、体内で有害な活性酸素に変わります。この活性酸素は、細胞膜の不飽和脂肪酸を酸化し(サビさせ)、正常な細胞機能を損ないます。その結果、細胞は、栄養素をとりこんだり、不要な成分を外に出すことができず、細胞の機能はしだいに低下し、その組織を老化させます。ビタミンＣや、植物性の油に含まれるビタミンＥに

日本人の平均寿命

日本人の平均寿命は女性は84歳を、男性は77歳を超えた。総人口に占める高齢者（65歳以上）の割合は、現在の約16%から、21世紀には20～25%に達すると予測されている。平均寿命の延長には、医療の進歩や衛生状態の改善と共に、食生活の改善による感染症の減少が大きく貢献してきた。

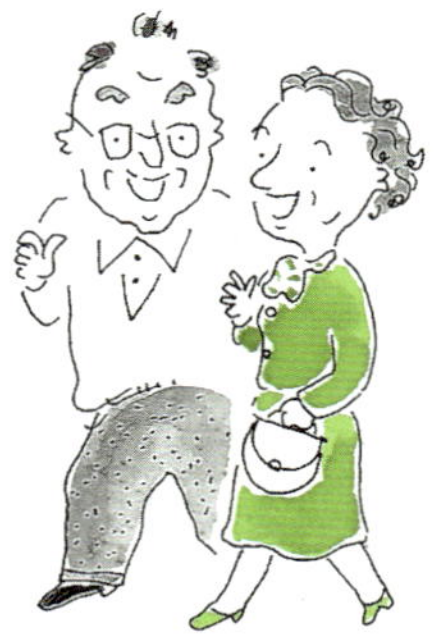

も活性酸素をとり除く強い働きがありますが、私たちの体に備わっているこの活性酸素をとり除く装置（酵素）の機能は、年と共に低下します。

　また、エネルギーの摂りすぎや運動不足による肥満、コレステロールや食塩の摂りすぎなどは、生活習慣病（成人病）を招き、プログラムされた本来の寿命を短くします。さらにたんぱく質の不足などによる低栄養は病気に対する抵抗力を低下させ、病原菌に侵されやすくして私たちの寿命を縮めます。不適切な食生活は、栄養状態を悪化させ、老化の進行を速めると共に病気にかかりやすくし、これもまたプログラムされた寿命を短くします。

体の変化に合わせて変わる食事

　年をとると体の細胞の数が減り、さまざまな組織の重量は一様に低下します。中でも、寿命（約三か月）がきた血液中の赤血球を壊す働きをする脾臓、免疫能力を高める働きのある胸腺、骨格筋や骨の重量の減少がとくに顕著です。

　これに対して、生命維持に深く関わっている心臓、肺、脳などの重量減少は、比較的穏やかです。体の構成成分では、細胞数の減少によってたんぱく質と細胞内の水分の割合が減少しますが、細胞外の水分は大きく変化せず、脂肪の割合は増加します。

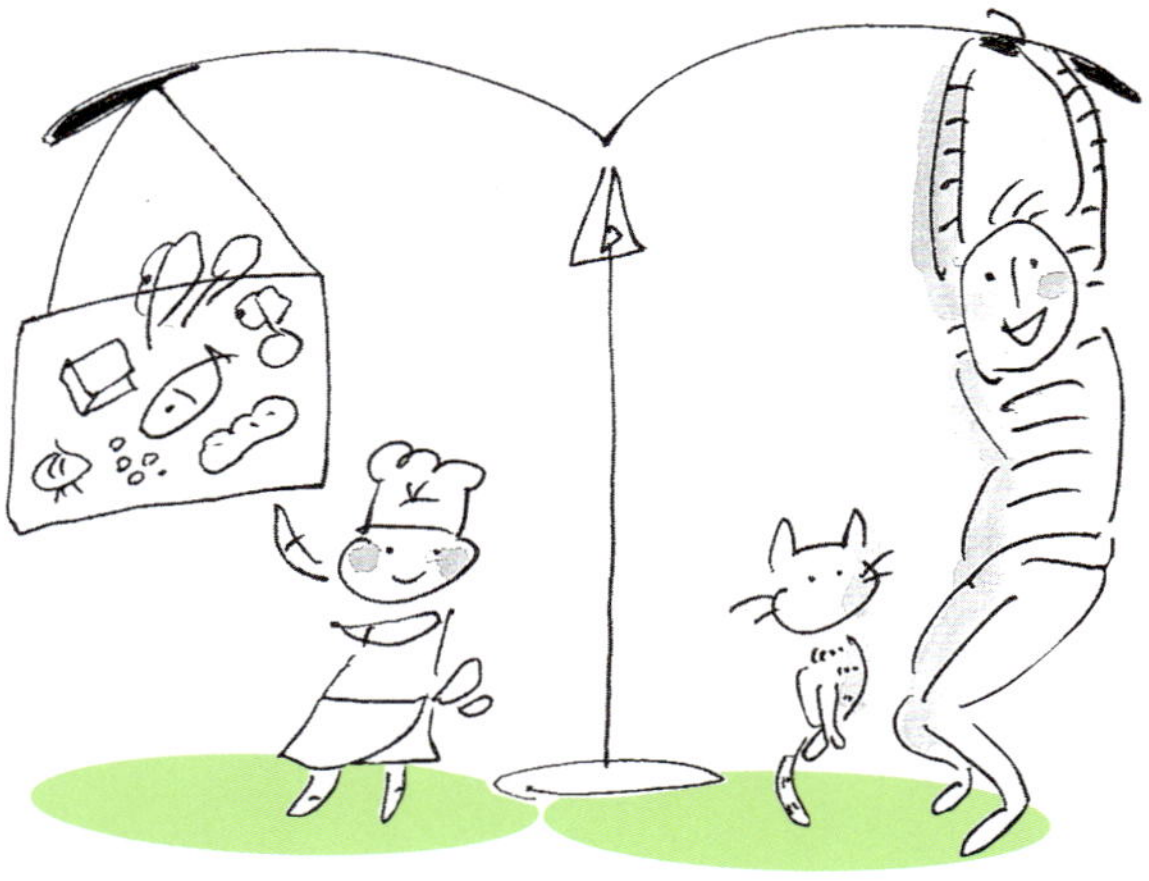

体の成分は年と共に変化する

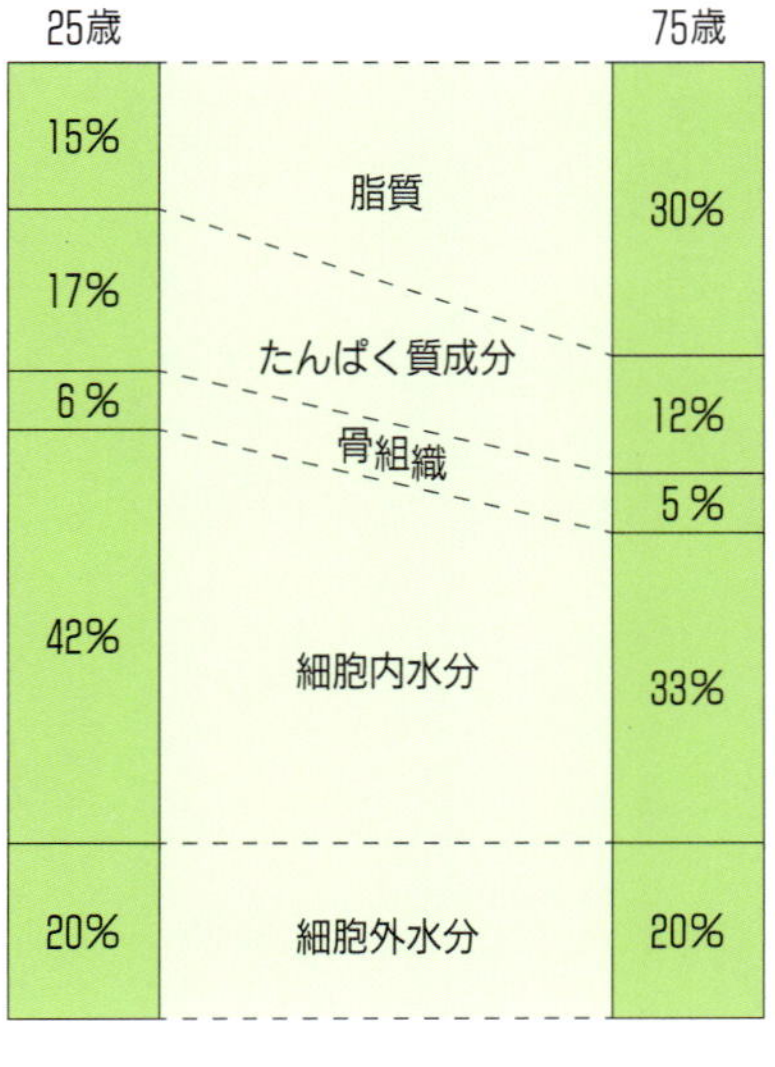

体組成の加齢変化の特徴は、組織実質細胞数の減少によるたんぱく質および細胞内水分の減少、そして骨組織量の減少と、脂肪組織の相対的増加である。

「栄養学各論」"主要体成分の加齢による変化"より

高齢期における主な組織の変化と食生活上の対応を左に示しました。

感覚器　味覚、嗅覚、聴覚、視覚、触覚など感覚器官の感受性や識別能が低下します。とくに味覚を識別する能力では、塩味を識別する機能が著しく低下します。高齢者の約60％は嗅覚異常を示し、とくにアルツハイマー病では嗅覚障害が顕著です。それぞれに残っている感覚機能を生かした食事と食事環境作りが必要です。

消化器　残っている歯の数は10本以下まで減少し、食べものを噛む能力が低下します。また唾液や消化酵素を分泌する能力は、若齢者の70～40％まで低下します。しかし、食事を飲みこめるように上手に調理すると、食べたもののほとんどは吸収できます。噛むことも大切ですから、柔らかく調理しすぎないことが必要です。

腎　臓　体内でできた不要な物質を尿として体外に排泄する腎臓のさまざまな機能は、70～50％まで低下します。腎臓への負担を軽くするため、食塩やたんぱく質の摂りすぎ(一日・体重1kgにつき1.5g以上)には注意が必要です。

肝　臓　肝臓は、ほかの臓器に比べ比較的大きな予備能力がありますから、その重量(体重の1.6～2.0％)が減少しても、機能は比較的よく保たれています。しかし、アルコールなど嗜好品の過剰摂取には注意が必要です。

循環系　一回の拍動で心臓から送り出される血液の量は、心筋の衰えで70～60％まで減少し、血管が狭まって血液が体を循環する時間は1.5倍かかるようになります。エネルギー、動物性脂肪、食塩の過剰摂取に注意します。

脳・神経　脳の重量は約95％まで、神経細胞の数は70～60％まで減少します。とく

◇鼻がきかなくなって

いつ頃からか香りが薄くなり、香味野菜を使った味つけができなくなりました。医者からは「早期なら治療で飛躍的に改善される症状もあるけれど、あなたのは…」と言われ、もっと早く気がついていればと残念に思いました。盆栽の梅が咲くたびに、もしかしたらよくなっているかと確かめます。

近藤七生・70代・裾野市

◇唾液の分泌が大事

老親(86歳、86歳、98歳で他界)を看とって、唾液の出ることが最終的に一番大切なことだと感じました。そのためには耳のまわり、あごの下、首の前側のマッサージが必要だと思います。また脳梗塞(左半身不随)で嚥下が難しくなったとき、薄い薄いおもゆが一番無難に入ることを知りました。

西下満子・60代・田辺市

◇無意識に飲みこみやすい姿勢に

あるとき飲み下しがスムーズにいかなくて、一度とめて下を向いたら楽にできました。一気に飲みこむとむせるかと心配になるのか、無意識のうちにそうしていました。

酒井絹子・80代・小樽市

に脳血管型の痴呆症を予防するために、充分な良質たんぱく質やビタミン類を摂ると共に、エネルギーや動物性脂肪の摂りすぎに注意します。

骨格筋　骨格筋の重量は、約60％程度まで著しく減少し、運動能力が低下します。この減少は、筋の種類や部位によって一様ではなく、酸素の消費量が少なく瞬発的な活動（短距離走など）に利用される白筋に比べ、酸素の消費量が大きく連続的な身体活動（マラソン、登山、水泳など）に必要な赤筋の減少は、比較的少ない。活動量が減少すると食欲が低下し、骨からカルシウムが失われやすくなります。

骨組織　とくに閉経後の女性では、卵胞ホルモンの分泌量の低下などにより、骨のカルシウム量が減少し、骨折しやすくなります。カルシウム、ビタミンC、たんぱく質の摂取に努めます。

免疫機能　胸腺の重量が著しく減少し、病気に対する免疫抵抗力が低下します。とくにたんぱく質不足による低栄養状態では、その低下が顕著です。

適応能力　神経の機能やホルモン分泌機能が低下し、外からの刺激に対する反応力や新しい生活環境への適応力が低下します。バランスのとれた食生活と規則正しい生活リズムが大切です。

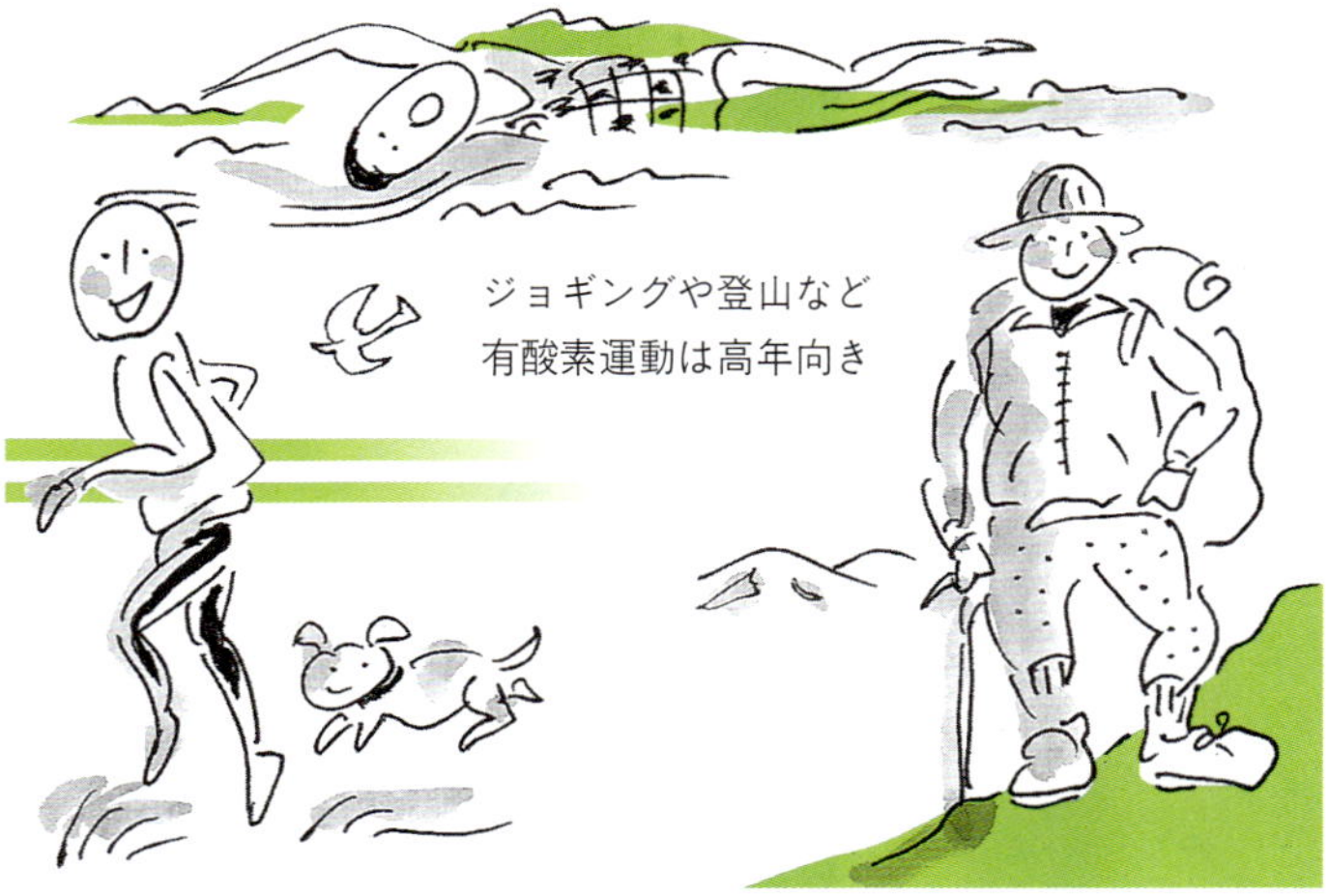
ジョギングや登山など
有酸素運動は高年向き

◇食品を手許に

豆腐や牛乳は買いものしてくるとき忘れやすいので、三日分ぐらいを目安に、配達してもらえる業者を利用します。食欲がなくなった私どもの年代では、食品を近くに置いて、頭で食べるようにしております。

田村信子・70代・松本市

◇朝の元気なうちに

日の出と共にの早起きを励行、早朝30分の早歩き（3500歩ほど）、その後一気に掃除、洗濯、食事作り（昼夕の準備や常備菜作りも）などしてしまいます。最後に朝食で8時15分から（夫も早起きながら運動や庭の手入れでこの時刻になる）。朝の時間の中で大部分の仕事をし、また午前中に考えなければならない重い仕事をし、午後は読書などでゆっくり過ごすのが、一つのパターンとなっています。午後は疲れてきますので……。

猪飼千代子・60代・三重県

消化吸収のしくみ

私たちの消化管の粘膜は、分子量が数百程度の栄養素（たとえば、ビタミン、ミネラル、ブドウ糖、アミノ酸など）は通しますが、それ以上に分子量の大きなたんぱく質やでんぷん(分子量は数万から数十万)を通すことはできません。このような分子量の大きな栄養素は、消化酵素の働きで分子量を小さくすることが必要で、そのことを消化と言います。

消化酵素が食べものを分解するときは、食べものの表面からしか作用できません。そこで、歯で噛み砕いて小さくし、消化酵素に接する表面積を大きくすると消化が容易になります。このことは、砂糖や塩の固まりを水に溶かすとき、砕くと速く溶けるのと同じです。調理で食べものを小さく刻むことは、消化を助けるだけでなく、飲みこむのを助ける大切な役割です。しかし、調理で形状が小さくなっても、その分子量は小さくなりませんから、最終的な消化は、消化酵素の働きに頼らねばなりません。

単位時間あたりの機能の低下は小さな問題

おいしそうな食べものを見て、香りを嗅ぐと、その刺激が脳細胞に伝わり、食べる前から唾液の分泌が始まります。次に口に入れて噛むと、食べものに含まれる化学成分により唾液の分泌が一層活発になります。さらに胃においても、食べものや消化酵素から胃壁を守る粘液や胃酸が分泌され始めます。食べものは、口腔、胃、十二指腸、小腸、そして大腸へ順次移送され消化、吸収されます。一般に、ある消化管に食べものが移送されると、次のステップの消化管でも消化のための準備が整えられます。

右に述べたいずれの消化管においても、加齢と共にたんぱく質、脂質、および糖質を分解する消化酵素の分泌量やその能力、そして消化管の運動能力が低下し、食べものがいつまでも消化管内に残って慢性便秘を起こします。しかし、高齢者で実

消化吸収率の比較
（Southgateら）

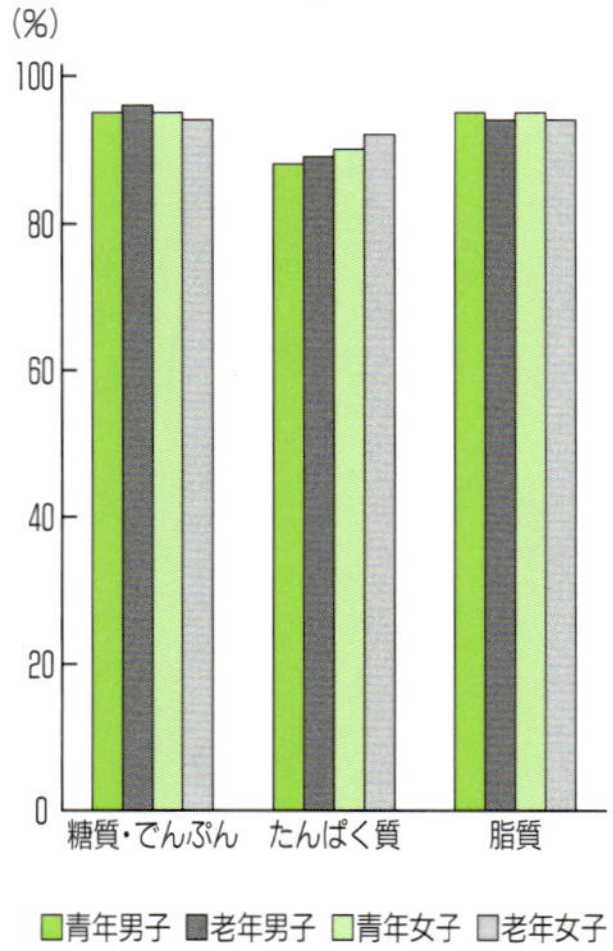

消化酵素活性の加齢変化
（Meyer and Necheles）

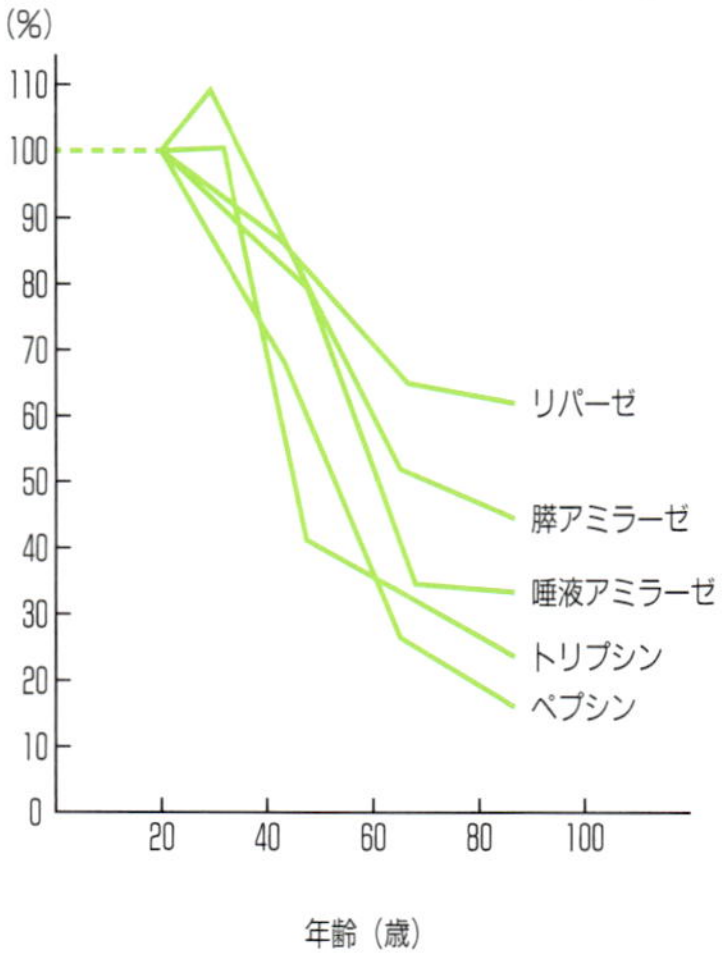

消化酵素名	分泌器官等	消化対象
リパーゼ	膵臓	脂肪
膵アミラーゼ	膵臓	糖質・でんぷん
唾液アミラーゼ	唾液	糖質・でんぷん
トリプシン	膵臓	たんぱく質
ペプシン	胃	たんぱく質

際に消化吸収率を測定すると、若齢者のそれとほとんど差がありません。その理由は、たとえば10分間の間に分泌される消化酵素の分泌量やその分解能力は高齢者で明らかに低下していますが、食事と食事の間は、ふつう、数時間以上もあるため、摂取された栄養素はその間にゆっくり消化され、吸収されてしまうからです。

吸収された栄養素を体内で利用する肝臓、筋肉、腎臓などの機能も同時に低下していますから、これら臓器の代謝能力に合わせてゆっくり消化・吸収されることは、むしろ合理的で好都合なことといえます。消化管に障害がある場合を除くと、吸収しやすいように特別に加工した食品は、素早く吸収され、体の代謝能力を上まわって血中濃度を急激に高めるため、むしろ避けた方が望ましいかも知れません。

噛むことの役割

噛むことによって、食物から味覚を誘う化学物質を引き出して食欲を刺激する一方、食物を飲みこめる状態まで小さくし、消化酵素による分解を容易にします。またよく噛むことにより反射的に胃が刺激され、胃液の分泌が始まり消化のための準備体制を整えるだけでなく、脳の血流を刺激しその活動を高めます。

しかし、年をとると歯が欠落し、残っている歯も摩耗が著しく、充分に噛むことが難しくなります。歯が10本以上欠損すると噛む能力は明らかに低下し（咀嚼障害）、栄養素の摂取量は減少します。また、食べものを飲みこむのに不可欠な唾液は、耳の下方頬粘膜に出口のある耳下腺、および下顎の切歯の近くと舌の下に出口のある顎下腺と舌下腺から分泌されます。前者からはでんぷんを分解する消化酵素を含むサラサラした唾液が、後者からはムチンを含んだ粘液性の唾液がそれぞれ分泌されます。これら唾液の分泌量が減少し、さらに、食道の筋肉がやせ細り、脳卒中の後遺症や脳血管性の痴呆、食道癌による食道の狭窄、そして強いストレスや欲求不満による喉のつかえ感などによって、食べものが飲みこみがたくなります（嚥下障害）。

食べものを噛んで飲みこむ機能が低下すると、食物繊維が少なく糖質の多い柔ら

◇歯の不調は歯医者へ

具合のわるいときは歯医者にかかるのが何より。近くに気軽に行けるところをつくっておくとよい。そして自分で手入れをこまめにできるようにすること。

鈴木美和・70代・東京都

◇よく噛むこと

歯などは弱ってくるが、だからといってすぐ柔らかいものといわず、よく噛む習慣がついていれば、それが唾液や胃液の分泌、胃腸の働きを活発にすることにもつながってくると思う。またよく噛めば、嚥下もしやすい。

坂入智子・60代・宇都宮市

かい食品、飲みこみを容易にするために刻んだり液体で薄めた流動食などを摂ることが多くなります。このような食事は、消化管の活動を一層減退させるだけでなく、たんぱく質、ビタミン、ミネラルなどの不足による低栄養を招く原因となります。高齢者の食事は、料理を一律に刻んだり柔らかくせず、自分の歯の状態に合わせ、可能な限り噛むことのできる調理が必要です。

咀嚼・嚥下の具合がわるいとき…

咀嚼や嚥下障害時には料理の形態、味つけ、香り、彩りに工夫するだけでなく、料理の温度管理、食器の選択、盛りつけ、食卓の環境作りにも特別な配慮が必要です。またゼラチンや寒天を利用した冷菜と、蒸したり高圧釜を利用して柔らかくした温菜を組み合わせるなど、少量でバラエティー豊かなメニューが必要です。まとまりにくくばらつきやすい食品を飲みこみやすくするには、ゼラチン、寒天、片栗粉、すりおろした山芋などのほか、加工でんぷんとデキストリンを原料とした市販の増粘剤(トロミアップ、トロメリン、スルーソフトSなど)などを利用します。

Q&A
骨粗鬆症について

Q

身長が縮んできたのは骨粗鬆症の始まりでしょうか。骨密度をこまめにチェックした方がよいですか。

T・70代

A

閉経期以降、身長は確かに縮むようです。これも骨粗鬆症の症状の一つでしょう。骨密度は年をとると低くなるのは避けられません。検査の数値の変化にあまり神経質にならないこと。カルシウムを摂るだけでなく、運動をはじめ、29頁に示したさまざまな危険因子を可能な限り少なくするように、食事を含めた日常生活全体を見なおし、改善するように努めることが必要です。

使用に注意が必要な食品

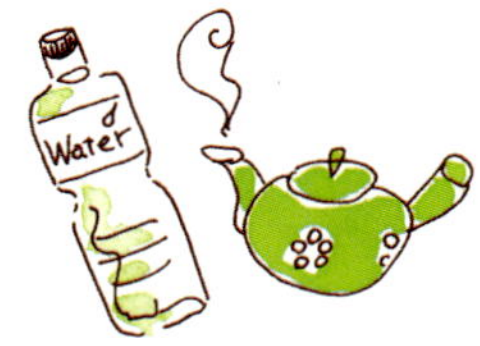

水やお茶など
粘度のないもの

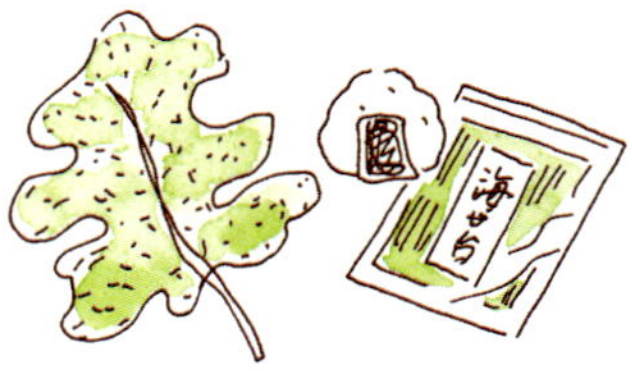

口腔や咽頭に付着しやすい
わかめや海苔

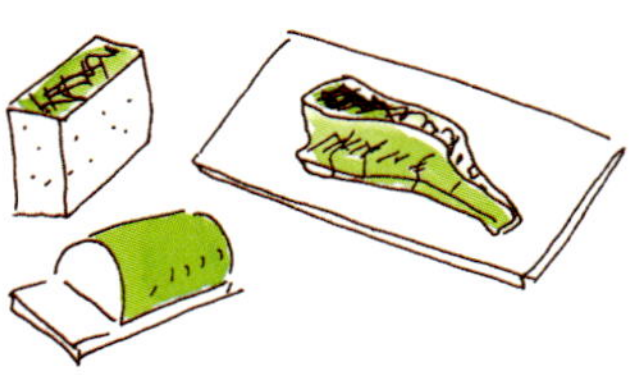

鮭の塩焼き、挽き肉、
かまぼこ、炒り豆腐、
パン、カステラなど
ばらつきやすい食品

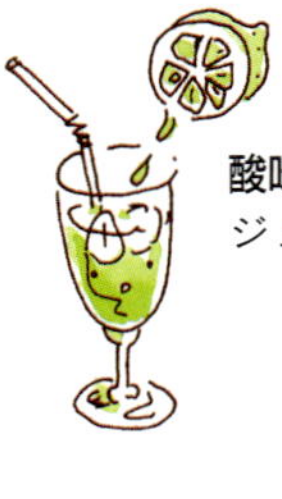

酸味の強い
ジュース類

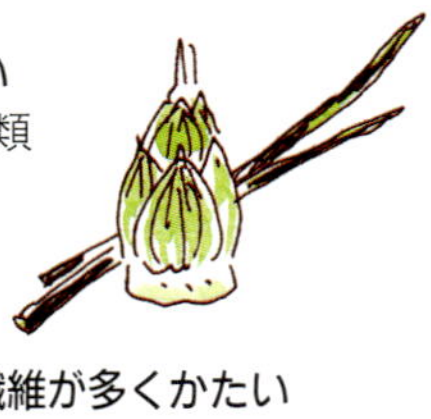

繊維が多くかたい
ごぼう、筍、葉野菜

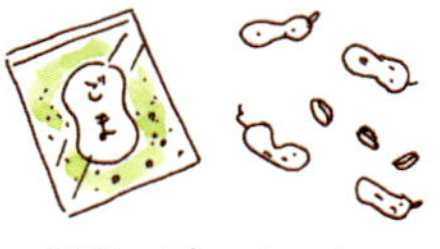

胡麻、ピーナッツ、
裏ごししていない
豆類などのかたい食品

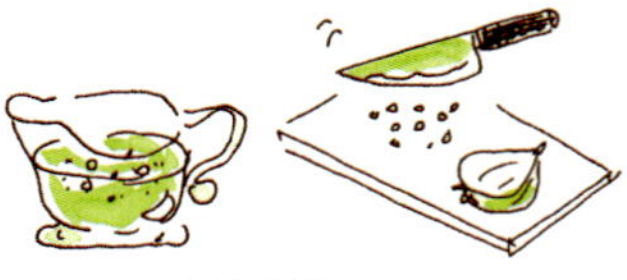

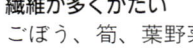

みじん切りに
した食品など

歯を長持ちさせるために

自分に合った磨き方を覚えて

岡崎恭宏

あなたの歯　磨けていますか？

〝歯磨き〟と一言で言っても、一日に何回磨くか、一回に磨く時間は、など人それぞれ違います。どんな磨き方がよいか、それは各個人によって異なりますが、要するにいかに歯に付着した汚れを落とすかが問題なのです。一日に三回5分以上磨いている人でも歯の汚れが落ちていなければ、磨いたことにはなりません。逆に一日一回でも確実に汚れが落とせればそれでもよいのです。つまり〝歯を磨いている〟と〝歯が磨けている〟の違いをきちんと認識して、自分に合った歯磨きをしていただければ回数、時間、また補助器具の使用は各個人によって異なるのです。

歯の汚れを確実に落とすには、歯面に歯ブラシを90°の角度にあてると一番効果的にできます。しかし、歯は単純な平面ではなく曲面が多く、さまざまな方向から歯ブラシをあてることになります。したがって、歯並び、歯の大きさなど各個人によって磨き方は変えなければなりません。同じ人の口の中でも歯の位置や隣の歯との隙間の関係など違いがあり、歯ブラシ、デンタルフロス、歯間ブラシなどの使用方法が一か所一か所で異なる場合もありますから、各自に合った正しい使用法を習得したほうが賢明です。一生懸命我流で使っていても効果がない人もたくさんいます。

専門家に正しい磨き方を

一度ご自分の目で、どこが汚れていてどこに磨き残しがあるのかを実際に確認し、そこの汚れを落とすためにはどのように歯ブラシをあてなければならないか、歯と歯の間の汚れを落とすためには何を使わなければならないかということをお近くの歯科医院で歯科医あるいは歯科衛生士にきちんと学ぶことです。そして、自分に合った正しい歯の磨き方を覚えて、それを毎日実践することが、歯を長持ちさせるためには一番重要かと思われます。

入れ歯になってからでも、残っている歯をよく磨くことは、たとえその歯がたった1本でも、歯の健康にたいへん効果があるものです。また、寝たきりになった方の嚥下のリハビリにも、歯ブラシを使用して口輪筋を刺激する方法があります。歯ブラシを口に入れて動かすことによる口の周りの筋肉のマッサージ効果なども期待できると考えられます。

半年に一度のチェックを

歯科医院には痛くなったら行くというのではなく、定期的に歯石の除去をしてもらいながら検診を受けることも重要かと思います。この頻度は基本的には最低半年に一回と言われます。しっかり磨けている人は、六か月後でもほとんど歯石がたまっていない場合もあり、特定の部位（磨き残し）のみのクリーニングですみ、ほとんど苦痛もないはずです。しかしほとんど磨けていない人が二～三年に一度の通院では、歯石もしっかりたまっているはずで、とるときの苦痛も倍増してしまうでしょう。これは他の治療にもいえることですが、早め早めに治療を受ければ痛くなく時間も少なくすみます。痛くなってからの通院より、痛くないときの通院の方が楽でしょう。

高齢化が進む中、全身と歯の関係についての研究もさまざまな方面でなされ、徐々に解明されつつあります。歯を早い時期に失うと呆けやすいとか、噛まないと学習能力が低下するとか。年齢のわりに若々しく見え元気でいらっしゃる方は、やはりご自分の歯がしっかりされているという印象を受けます。いつまでも健康であるためにも、歯を大切にしていただければと思います。

＊名古屋大学大学院医学研究科

歯の具合のわるいとき 飲みこみにくいとき

歯がわるくなると噛みづらく、食べたものの味もわるくなりがちです。食欲が落ちてやせたために歯茎もやせてしまい、入れ歯が合わなくなることもあります。困ったことになったらまず歯医者さんに相談して、具合をととのえることが大切です。私事ですが、90歳を越えてなお元気だった祖母は、ほとんど総入れ歯。でも何でもよく噛めて、おいしさも感じられたようで、いつも「入れ歯の具合がよいおかげ」と感謝しておりました。

入れ歯を使っていると意外なものがはさまって痛みます。たとえば胡麻、キウイの種、いちごの種など。カツなどのパン粉、ナッツ類も要注意です。胡麻はすり胡麻に、パン粉はごく細かい粉末状にするとよいでしょう。

厚い肉ならよくたたき、薄切り肉は折りたたんで厚切りのようにしたり、ヒレ肉やささみ肉を使うなどの工夫は有効です。また、前歯で噛みちぎるのが困難な場合も多いので、食べやすく一口大に切って盛るとよいでしょう。野菜も胡瓜なら切った後、うす塩をするとやさしい歯ざわりになりますし、キャベツは短めのせん切りにしてさっと熱湯をくぐらせるか、電子レンジにかければ、生のままよりいただきやすいようです。

歯の状態や咀嚼の度合に応じて料理に手を加えるときは、それぞれ素材のもつ味を楽しめるようにすることが大切。何でも一緒にしてしまうと味気なくなって、食欲も落ちてしまいます。食事はゆっくりと、お茶などを添えて水分の補給に気をつけながら、楽しくいただけるとよいですね。

◆筍の寒天寄せ

筍のかたいところは、うす味で煮てミキサーにかけ、それを寒天寄せにしてさいころ型に切り、上に銀あんをかけたら、ごちそうになりました。木の芽を添えて。

肩上千恵子・70代・千葉市

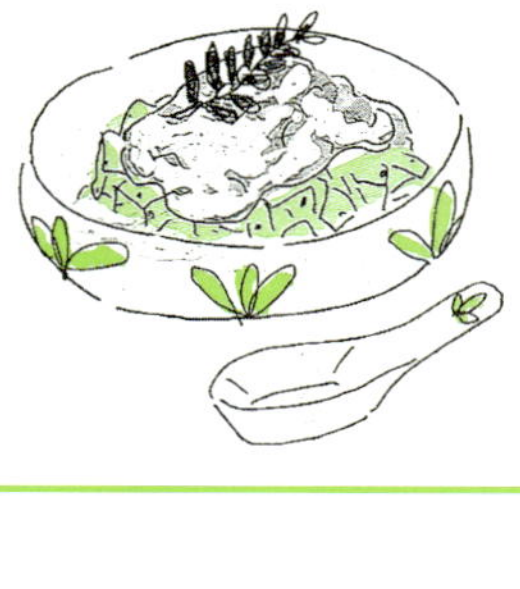

◇同じ大きさに

夫の病気の後、お野菜の切り方など同じ厚さ、大きさを好むようなので気を遣います。

武本ます子・70代・藤沢市

◇かくし包丁を

老人の来客には、よくかくし包丁をする。椎茸は裏側に細かく切り目を入れ、漬けもの、筍は横に切り目を入れる。

速水政子・70代・三重県

◇水分を加えて

じゃが芋は粉ふきより、ちょっとマッシュして牛乳を入れる。さつま芋も甘煮のままより、パイナップルなどと一緒にマッシュする。南瓜もバターを入れてつぶす。いずれも茶巾にしたり、のばしてスープにしても。玉葱、大根は丸のままほた煮風にしてとろりと食べる。

豊田玲子・60代・札幌市

飲みこむのがつらいときには、ゼリーで固めたものや寒天寄せ、茶碗蒸し、豆腐、卵豆腐など口あたりのよいものが喜ばれるでしょう。とろろ芋、ところてん、めかぶ、もずくなどの食材もおすすめします。材料に片栗粉をまぶす、あんかけにするなど、料理にとろみをつける工夫も大切です。

細かくしたものに、電子レンジ（または湯せん）で溶かしたゼラチンを加えて冷やし固めると、食べたとき口の温度で溶けて、いただきやすくなります。最近は、熱を加えなくてもかき混ぜるだけで、とろみがついて飲みこみやすくなる〝とろみ粉〟も市販されていますので、利用するとよいでしょう。きな粉や麦焦がしのような粉っぽいものや酸味の強いものは、むせやすいので気をつけましょう。

柔らかく仕上げるために

①葉ものの野菜は、繊維を切るように刻む
②繊維の多いかたいものは、小さく刻んでから煮る
③芋、大根、人参は厚めに切ってじっくり煮こむ
④肉はよくたたいて柔らかくする
　▽チャイニーズステーキ　96頁
⑤牛肉など、表面だけ焼いて薄切りにするのも柔らかい
　▽牛肉のたたき　96頁
⑥衣をまぶして肉汁を逃さず柔らかに
　▽鶏ささみのたたき風　94頁
　▽豚の生姜焼き　97頁
⑦炒めものは、茹でてから炒める
⑧餅などはのどに詰まりやすいので、あらかじめ小さく切っておく

（堀江）

◇青菜は幅も切っておく

入れ歯は前歯に力が入らないので、小さくして奥へ入れれば、結構いろいろ食べられます。不思議なことに、薄く切った胡瓜は逃げて食べにくく、少し厚めの方がぱりっとかめます。青菜のおひたしなどはせいぜい2㎝ぐらいに切り、先の広い葉は一度しぼったものがまた広がるので、あらかじめ幅を切っておきます。

高　美代子・70代・東京都

◇とり分けて追加調理

歯ざわりを大切にしたい。三世代分を料理するとき、野菜料理などはちょうどよい状態で私たち（主人、私、子ども）の分を出し、母の分は柔らかくなるまで煮ます。鯵の塩焼きなどは骨を丁寧にとり除き（あたり前のことですが切り身ばかりでは飽きます）、お肉は切り方で食べやすくするなど。子どもの離乳食を作るとき、とり分けて用意をしていたのと同じで、大人のものからとなので特別にすることは少なかったと思います。

野谷久仁子・50代・東京都

体にだいじな栄養素

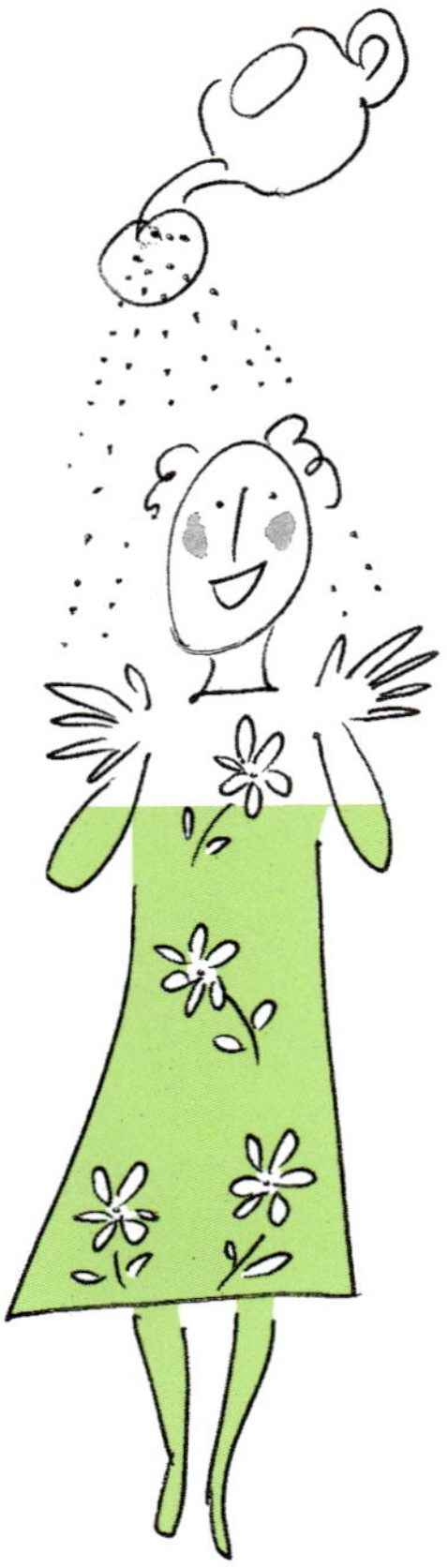

私たちは、食事から栄養素をとりこみ、一定の代謝を営むことによって体を作って機能を保ち、成長、生殖、身体活動などの生活現象を営んでいます。その元となる栄養素は、おもな役割により3つのグループに分けられます。

第1のグループは、体を作る材料となるたんぱく質、脂質、そしてミネラル。

第2のグループは、エネルギー源となる炭水化物（糖質および食物繊維）や脂質、たんぱく質。

第3のグループは、体の機能を調節するビタミンやミネラルです。これら以外に、体の60～75％を占める水が重要な成分であることは言うまでもありません。

これら栄養素の必要量は、まず、体の機能を維持するために最小限必要な量として実験的に測定し、その値に年齢、性、日常生活の強度の違い、個人差などを考慮して栄養所要量が得られます。この栄養所要量は、栄養の欠乏による病気を予防し、健康を維持するために摂取すべき量となります。

炭水化物とその働き

多糖類のでんぷん、二糖類の砂糖、そして単糖類のブドウ糖などの糖質と、食物

◆根菜の一夜漬け

大根300g、ごぼう150g、人参100gを5cmくらいの細切りにし、さっと湯がく。胡麻酢（酢大匙5、醤油大匙7、砂糖大匙3、炒った白すり胡麻40g）を合わせた中に熱いうちにつける。一晩おくと味がしみてよい。

浅田喜代・70代・船橋市

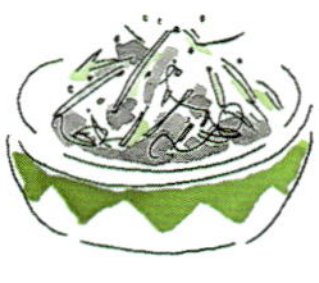

◆塩昆布

私は海藻類が大好きです。疲れがとれるような気がします。厚みのある利尻のだし昆布を四角く切って水で戻し、戻し汁ごと火にかけ、柔らかくなったら醤油を入れて煮ます。お酢を少し入れると早く柔らかくなるように思います。

仲　秀子・60代・佐倉市

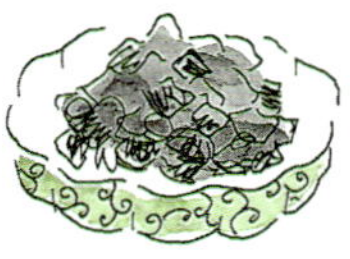

繊維を総称して炭水化物といいます。ご飯、パン、麺類の主成分であるでんぷんは、ブドウ糖が無数に連なってできています。でんぷんを食べると、消化酵素（α-アミラーゼなど）によってブドウ糖まで分解され、小腸から吸収されます。吸収されたブドウ糖は、体内でさらに分解を受け、最終的に炭酸ガスと水になる過程で1gあたり約4kcalのエネルギーを発生します。私たちは、このエネルギーを使って生命を維持し、活動するためのエネルギー源にしています。

食事から摂ったエネルギー量が消費量を上まわると、その一部は、まずグリコーゲンとして肝臓や筋肉に蓄えられたり、たんぱく質の材料となるアミノ酸（非必須アミノ酸）になります。そして過剰のエネルギーは、脂肪に変えられて皮下などに蓄積され、多量に貯まると肥満の原因となります。

食物繊維を見なおす

食物繊維は、ご飯のでんぷんなどと同じようにエネルギー源となる成分からできていますが、私たちは食物繊維を分解する消化酵素をもっていないため、直接それを分解して利用することはできません。しかし、摂取された食物繊維は大腸内の乳酸菌やビフィズス菌によって分解されて脂肪酸や乳酸を生じるため、私たちはそれらをエネルギー源（2kcal／g）として利用しています。しかし食物繊維に期待されているのは、エネルギー源としてではなく、最近わかってきた体にとって有害な成分を体外に排泄したり、排便を整えたりする役割の方です。たとえば、最近市販されているオリゴ糖や難消化性糖アルコールは、多量に摂取すると下痢を起こしますが、適度に摂ると便通を整えたり、カルシウムの吸収を高めるなどの作用を示します。

また食物繊維は、胃から小腸への内容物の移送を遅らせ、食物がゆっくり消化・吸収されて血糖値の急激な上昇を抑えるため、糖尿病の治療にも効果的です。また食物繊維には、腸内の有害物質をくっつけて体外に排泄する働きがありますが、同時に、カルシウムや鉄分などのミネラル類もくっつけて糞便として排泄させるため、

●わかめを頻繁に

食物繊維もカルシウムも多いわかめは、頻繁に使いたいもの。少し多めに戻し、ざく切りにして密閉容器に入れ、冷蔵庫に置いておくと気軽に使えます。

▽わかめの和えもの　119頁
▽里芋の鳴門煮　110頁

●昆布を気軽に

食物繊維やカルシウムなどが豊富なのはわかっていても、昆布を柔らかく煮るには時間も手間もかかります。刻み昆布は早く煮えるのが魅力（塩気のつよいものに注意）。炊きこみご飯の昆布も刻んでご飯に混ぜていただくとよいでしょう。

▽刻み昆布とさつま芋の煮もの　119頁
▽里芋ご飯　131頁
▽切り干しご飯　131頁

高齢者の適量(15～20ｇ／日)を超す多量(30ｇ／日以上)摂取には注意が必要です。

便秘の予防　食事を摂り胃の活動が始まると、反射的に大腸の活動が始まり、内容物が移送されて排便が促されます(胃―大腸反射)。しかし高齢になると、内容物を先に移送する機能が低下し、大腸での内容物の通過時間が長くなり、その間に水分がどんどん吸収されて頑固な便秘をもたらす原因となります。便秘を起こすと、大腸内で生じた有害物質が体内に吸収され、食欲不振などさまざまな障害をもたらします。食物繊維は、大腸を刺激して運動を高め、内容物の移送を促します。

便秘対策には、起床時に冷たい水や牛乳などを飲み、その刺激によって胃―大腸反射を誘い排便を促すことです。また、座った状態で屈伸して腹筋を刺激したり、お腹をマッサージして腸管の運動を促すことです。そしてさらに、野菜、くだもの、芋などに含まれるセルロース、ごぼうやキクイモに含まれるイヌリンなど水に溶けない食物繊維を多く摂ることです。これら食物繊維は、水分を多量に吸収してかさを増し糞便量を多くするだけでなく、腸管を刺激して排便を促します。

ナトリウムとコレステロールを排泄する役目も　一方、水に溶ける食物繊維で、わかめなどに多く含まれるアルギン酸は、食物中のナトリウム（食塩）をくっつけて体外に排泄するため、高血圧の予防に効果があります。また、こんにゃく、山芋、里芋中のマンナン、柑橘類やトマト、野菜中のペクチンなどの食物繊維は、小腸でコレステロールが吸収されるのを抑えるため、動脈硬化や胆石の予防に効果的です。

食物繊維を摂る目安は、エネルギー摂取量１０００kcalあたり約10ｇですが、その種類により役割はさまざまです。かたよらず、いろいろな食品からまんべんなく摂ることが大切です。さらに、バランスのとれた食生活、ストレスの排除、規則正しい日常生活、そして排便を習慣づけることが基本です。

●切り干し大根は「揉み洗い」か「茹で戻し」で

買いおきがきき、食物繊維や鉄分などミネラルも多く含む昔ながらの素材。長く水につけて戻すと甘みやビタミン、ミネラルが逃げてしまうので、手早く揉み洗いする程度に。柔らかくしたいときはつけ汁ごと茹でて調理します。茹で戻した切り干し大根は、酢のものにしたり、醤油を少しまぶして卵焼きに入れるのもおいしいものです。

▽切り干しご飯　131頁
▽切り干し大根のナムル　117頁
▽打ち豆と切り干し大根の煮もの　117頁

脂質とその働き

脂質とは、体を作っている成分のうち、アルコール等に溶け、脂肪酸を含み、体で利用される、（中性）脂肪、リン脂質、糖脂質、およびステロールの総称です。これらの脂質は、その役割によって貯蔵脂質（脂肪）と機能脂質（リン脂質、糖脂質、ステロール）に分けられます。

私たちになじみの深い脂肪は、グリセロールに脂肪酸が結合したもので、ついている脂肪酸の種類が違うと性質も変わってきます。その種類は大きく分けると不飽和脂肪酸と飽和脂肪酸の二つです。

不飽和脂肪酸　ナタネ油、オリーブ油、サフラワー油、コーン油、魚油など不飽和脂肪酸(分子中に二重結合を含む)を多く含む脂肪は、常温では液状(油)です。中でもリノール酸やリノレン酸など、多価不飽和脂肪酸は、脳の血管内で血液が固まって起こる脳血栓を予防するプロスタグランジンの材料として重要です。プロスタグランジンは体の組織、器官に広く分布している不飽和脂肪酸の一群で、血液凝固に関与するだけでなく血圧調整、胃液分泌など多くの機能に関係しています。不飽和脂肪酸を多く含む油は、空気中の酸素で酸化されやすいため、酸化防止剤として、また、活性酸素(10頁)をとり除く働きのあるビタミンEが添加されていることが多い。

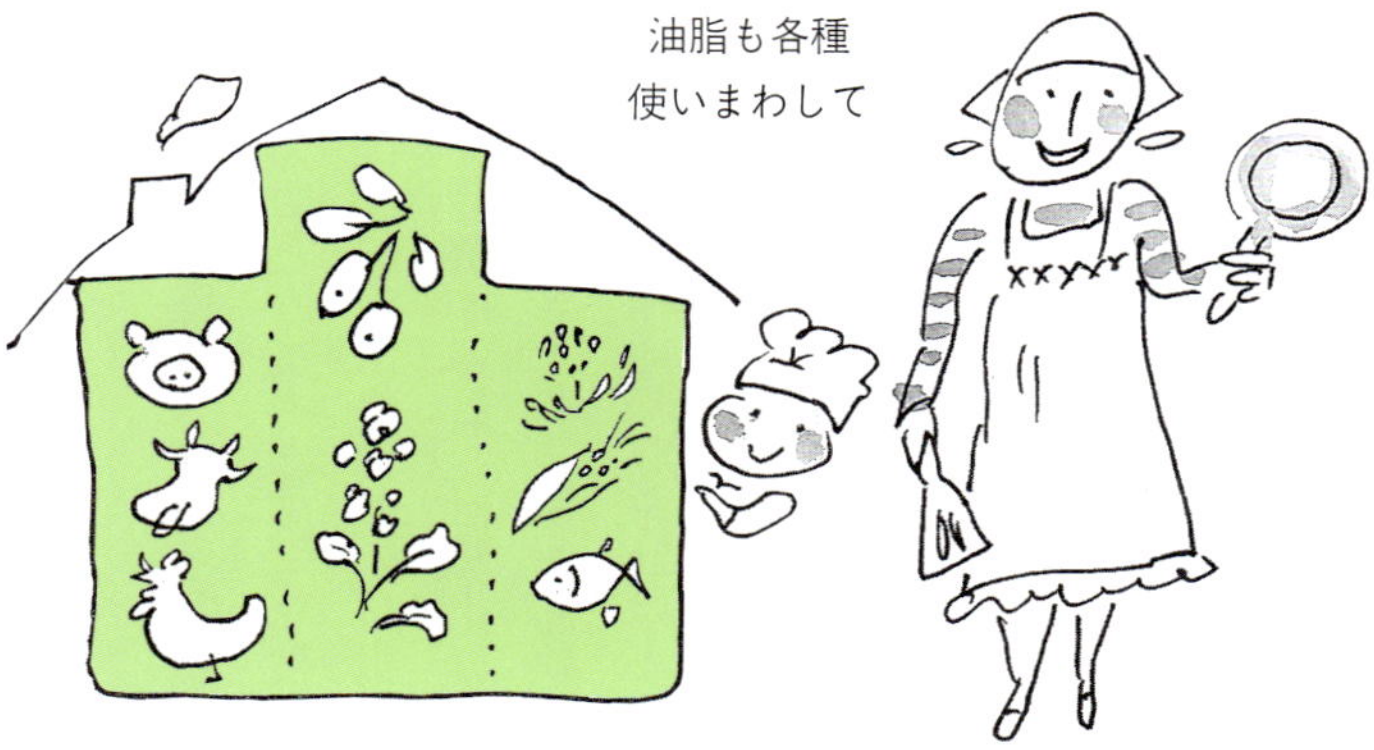

高齢者に必要な脂質の種類と量

高齢者に必要な脂質の量は、1日に摂る総エネルギー量の20〜25％を脂質のエネルギーで補うもので1日30〜40ｇです。その望ましい供給源の種類と割合は、概ね次の通りです。

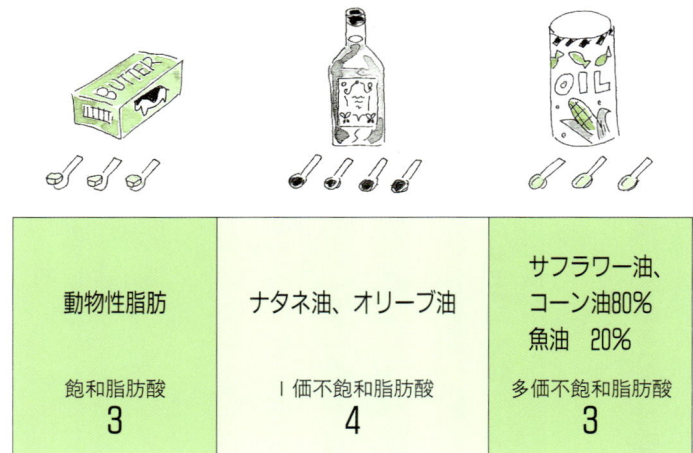

動物性脂肪	ナタネ油、オリーブ油	サフラワー油、コーン油80% 魚油　20%
飽和脂肪酸 3	1価不飽和脂肪酸 4	多価不飽和脂肪酸 3

飽和脂肪酸　分子中に二重結合を含まない飽和脂肪酸を多く含む動物性の脂肪は、常温では固形状(脂)です。マーガリンは、植物性脂肪に水素を添加して、固形状にしたものです。

　脂肪は、糖質やたんぱく質に比べ、1gあたりのエネルギー含量が高いため(9kcal／g)、少ない量でより多くのエネルギーを摂り体に蓄えることができます。そのため、同じ量のエネルギーを摂る場合、糖質から摂った場合に比べ、消化管への負担を軽くします。ふつうの人が体に蓄えている約10kgの脂肪を分解すると、計算上は数十日間食事を摂らなくても、必要なエネルギーを補うことができます。また適量の脂肪は、ビタミンA、D、Eなど油に溶けるビタミンの摂取や体内吸収を助けます。

　一方、リン脂質やコレステロールなどの機能脂質は、細胞膜や脳・神経組織の成分として、また、ビタミンD、副腎皮質ホルモン、性ホルモンなどの材料として必須の成分です。これらは、体の機能を調節するさまざまな働きがあるため、適度に摂ることが必要です。

過剰と不足　動物性脂肪の摂りすぎは、血中コレステロール値を高め、動脈硬化を起こすなど、生活習慣病の大きな危険因子となります。一方、植物油や魚油は、血清コレステロール値を下げる働きがありますが酸化されやすいため、細胞膜の機能を損なう原因になることもあります。とくにリノール酸を多量(30g／日以上)に摂ると、乳癌や大腸癌の発症、胆石の形成、免疫機能の低下、皮膚の老化などの原因の一つになることが知られています。

　国民栄養調査の結果をみると日本人の脂肪摂取量は、現在、約60g／日(このうちリノール酸は10g／日)、脂肪からのエネルギー摂取比率は約27％で、その約50％は動物性脂肪から摂られています。これらの量は、欧米諸国に比べとくに多いとはいえませんが、動物性脂肪の摂取量を減らすことは、生活習慣病を予防する点から重要です。

●卵は栄養豊富

卵は良質のたんぱく質、ビタミンA、鉄分などミネラルが豊富、しかも安価です。ドクターストップが出ていない限り、毎日1個は食べたい食品です。

▽落とし卵のくずあんかけ　114頁
▽ふわふわ卵のにらあんかけ　115頁
▽筍とばい貝の卵とじ　115頁
▽高野豆腐と桜海老の卵とじ　115頁
▽抹茶エッグノッグ　141頁

●豆製品に動物性食品をプラス

豆腐などに含まれる植物性のたんぱく質は、けずり節や肉などの動物性の食品と組み合わせると、有効に利用されます。

▽豆腐のステーキ　100頁
▽豆腐グラタン／豆腐と鰻の煮もの　101頁
▽豆腐と挽き肉の重ね蒸し　101頁
▽高野豆腐のサラダ　114頁
▽高野豆腐と桜海老の卵とじ　115頁
▽大豆と鶏の梅肉煮／大豆、じゃこのあめ煮　116頁
▽納豆炒飯　133頁
▽きな粉ヨーグルトドリンク　141頁

たんぱく質とその働き

たんぱく質は、筋肉、各臓器、皮膚、血液、毛髪、爪など、ほとんどすべての生体組織の主要成分です。骨もまた、コラーゲンというたんぱく質とリン酸カルシウムからできています。このほか、たんぱく質は、ビタミンなどの栄養素や呼吸でとりこまれた酸素を細胞に運搬したり、代謝に不可欠な酵素やホルモンの材料として、さらにまた免疫抵抗力を高める抗体の成分として、正常な体機能を維持するのに重要な働きをしています。

でんぷんは、ブドウ糖が無数に集まってできています。これに対してたんぱく質は、約20種類の違ったアミノ酸が、さまざまな量や比率で結合した栄養素です。またたんぱく質は、糖質や脂質と同じ元素の炭素、水素、酸素以外に、約16％の窒素(N)と少量の硫黄(S)を含みます。そのため、たんぱく質は糖質や脂質では代替できず、一定の量を毎日必ず食事から摂ることが必要です。

体のたんぱく質は、体重１kgあたり0.6～0.8gの割合で、日々一定の割合で分解され新しいたんぱく質と入れ替わっています。分解されてできたアミノ酸は、体のたんぱく質を作る材料として再利用されたり、糖質や脂質に変えられたり、または分解されエネルギーを生じます。食事からのエネルギー摂取量が不足すると、体のたんぱく質はふだんより多く分解されるだけでなく、食事として摂ったたんぱく質の多くも、分解されてエネルギー源として使われてしまいますから注意が必要です。

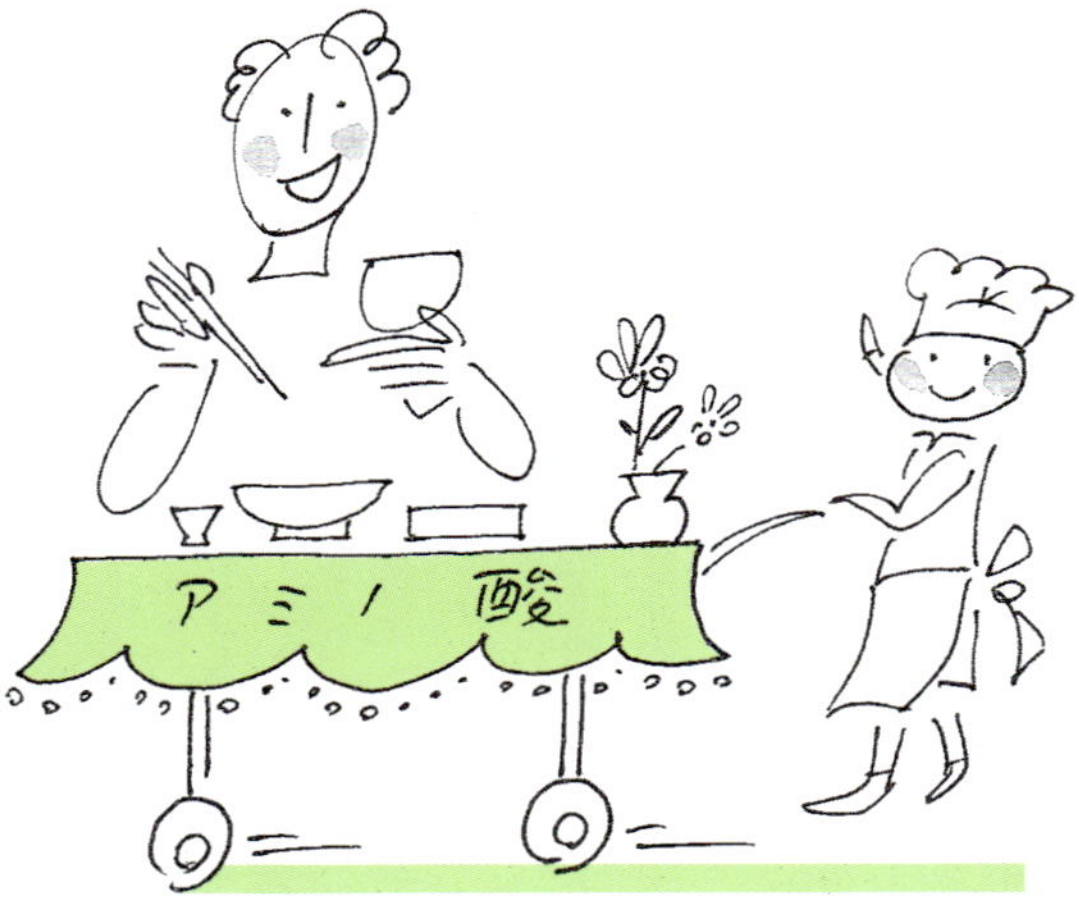

◆自家製　白和えの素

常時冷凍してあり、とても便利。ビニールの袋に薄く一回分ずつ凍らせます。もう一品何か簡単に作りたいとき、さつま芋、人参、椎茸を小さく切って煮るとすぐ煮え、白和えの素を解凍して和えるとお酒のおつまみにもよく、豆腐、胡麻が食べられて安心です。

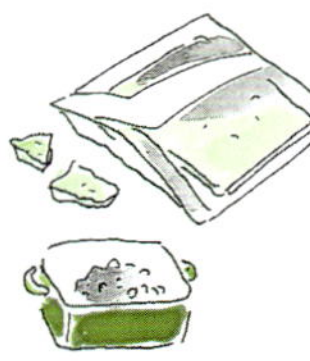

山口文子・70代・横須賀市

◆小鍋で作る一人分の胡麻豆腐

吉野くず粉10g、水100cc、練り胡麻大匙1、砂糖豆粒大、塩米粒大をよく混ぜ合わせ、弱火にかけて練り上げる。鍋底からすっと離れるようになればよい。カップケーキの型などに入れ、表面を平らにして、水を張ったボールに沈める。冷めたら少時冷蔵庫に入れてよい。数分間でできる。わさびを添えて供す。

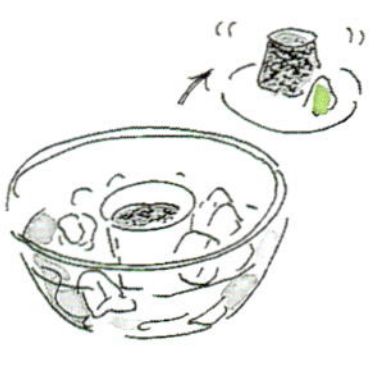

小川美知・70代・長岡京市

必須アミノ酸は9種類　たんぱく質の材料となっているアミノ酸のうち、リジン、メチオニン、トリプトファン、フェニルアラニン、スレオニン、ロイシン、イソロイシン、バリン、そしてヒスチジンは、私たちの体内では作られないため、必須アミノ酸と呼ばれ、必ず毎日の食事から摂ることが必要です。たんぱく質の栄養価は、この必須アミノ酸の含まれている量や比率で異なり、一般に、植物性のたんぱく質(豆類、穀類、野菜類)は、動物性たんぱく質(肉類、魚類、卵類、乳類)に比べ、必須アミノ酸の含量が少ないため、栄養価は劣ります。また、動物性食品の摂取量が減り穀類にかたよった食事が増えると、亜鉛の摂取量が減少し味覚を減退させますから注意します。

たんぱく質の適正摂取量は標準体重(＊)1kgあたり1.0〜1.2g　健康維持のために必要なたんぱく質の量は、一日の総エネルギー摂取量の12〜14%をたんぱく質から補う量です。国民の現在のたんぱく質摂取量は、平均で約80g／日（動物性たんぱく質比率…約50%）と望ましい状態にあります。たんぱく質は、不足すると身体のほとんどの機能を低下させますから注意が必要ですが、摂りすぎにも注意が必要です。たとえば、ふつうに生活している人が一日100g以上も摂ると、骨からカルシウムが失われる危険を増加させます。

＊標準体重(kg)＝身長(m)×身長(m)×22

ビタミンとその働き

体内で作られないか、作られても必要量に満たないため外部から食事として摂らなければならない微量の必須栄養素をビタミンと言います。微量で体の調子を整えます。ビタミンは、水に溶ける水溶性ビタミン(B_1、B_2、B_6、B_{12}、ナイアシン、C、葉酸、ビオチン、パントテン酸など)と、油脂に溶ける脂溶性ビタミン(A、D、E、Kなど)に分けられます。主なビタミンの作用、欠乏症、供給食品を左頁の表に示し

●キャベツは加熱して

生のキャベツはよほど細く切らないとおいしくいただけませんが、電子レンジで加熱すれば、かさが減り柔らかくなるので、ざく切りで大丈夫です。加熱によりビタミンCは減りますが、倍量食べればCは同じほど摂れて、その他の食物繊維などは倍量摂れることになります。和えものにするのに塩揉みの必要がないので塩分も減らせます。

▽キャベツとわかめの味噌マヨネーズ和え　108頁

●大根のビタミンC

酢を加えるとビタミンCの破壊を遅らせ、時間がたっても色や味が変わりません。

▽揚げ魚のおろし和え　93頁
▽きのこうどんおろしかけ　134頁
▽大根アップル　140頁

●人参は厚めに切って

人参を炒めものに入れるときは、薄切りでなく少し厚めに切り、あらかじめ電子レンジで加熱してから加えると、見た目は人参だらけにならずにたくさんの量をいただけます。炊きこみご飯に入れるときも厚切りに。ご飯が炊ける間に人参にも充分火が通ります。

▽人参とさやいんげんのサラダ　111頁

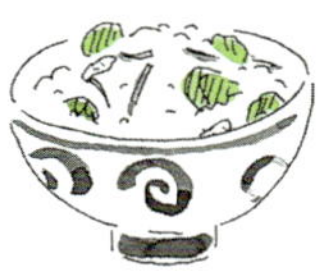

ました。

一般に水溶性のビタミンは、必要な量以上に摂りすぎてもその過剰分は尿に排泄されるため、体に大きな害を及ぼすことはありません。これに対して脂溶性のビタミン、とくにビタミンAやDを過剰に摂ると、肝臓や骨格に蓄積し害をもたらすことがあります。ただし、ビタミンEについては、今のところ過剰摂取の害は報告されていませんし、食事から摂った油や細胞膜を作っている多価不飽和脂肪酸が酸化されるのを防ぐ働きがあります。魚を食べ多価不飽和脂肪酸を多く摂っている私たち日本人は、ビタミンEの一日の必要量10㎎が不足しないように注意が必要です。

●南瓜は栄養たっぷり

カロチンのほか、ビタミンE、食物繊維も豊富です。電子レンジにかけるとかたい南瓜にも楽に包丁が入りますし、加熱するだけでもおいしくいただけます。

▽南瓜の煮もの 110頁
▽夏野菜のラタトゥイユ風 110頁
▽パンプキンスープ 127頁

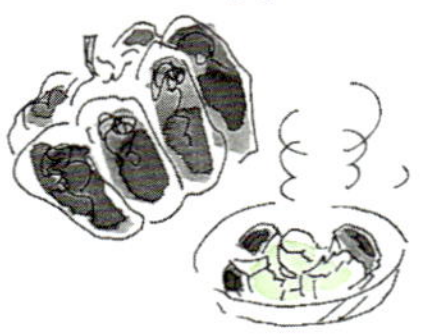

主要ビタミンの体への作用とその主な供給源

	体への作用と欠乏症	主な供給源
ビタミンA カロチン	皮膚や粘膜を健康に保ち細菌に対する抵抗力を増進。発育促進。夜盲症や角膜乾燥症の予防や緩和。ガンの予防。	バター、鰻、牛や豚のレバー、強化マーガリン、人参など緑黄色野菜、チーズ、牛乳
ビタミンD	カルシウムの吸収促進。虫歯や骨疾患(クル病、骨軟化症、骨粗鬆症など)の予防。	秋刀魚、鰯、鰹、鯖、鮪など、バター、強化マーガリン、牛乳、牛や豚のレバー
ビタミンE	不飽和脂肪酸、ビタミンA、カロチンなどの過酸化を防ぐ。赤血球の溶血を防ぐ。血行不良による手足の冷え、しもやけの緩和。老化予防。	胚芽油、綿実油、大豆油、落花生、牛や豚のレバー、牛乳、バター、えんどう豆、緑黄色野菜
ビタミンB_1	糖の代謝にあずかる脚気の予防。肉体疲労時の筋肉痛の緩和や疲労の改善。神経痛や関節炎、肩こり、眼精疲労、便秘の緩和。	豚肉、落花生、ハム、ベーコン、豆類、牛腎臓、鶏のレバー、牛乳、スキムミルク、緑黄色野菜
ビタミンB_2	口角炎、口内炎、皮膚炎、角膜炎などの予防。アミノ酸、脂質、糖質の代謝における水素伝達作用。	牛や鶏のレバー、干し椎茸、スキムミルク、納豆、鯖、チーズ、鶏卵、鰈、牛乳
ナイアシン	舌炎や皮膚炎の予防と緩和。胃腸病の緩和。	落花生、鰹、鮪、鯖、牛や豚のレバー、豆類、緑黄色野菜
ビタミンC	毛細血管、結合組織、骨などのコラーゲンの生成。歯茎からの出血予防。煙草のニコチン分解。しみ、そばかす、日焼けなど色素沈着の緩和。鉄吸収促進。	柑橘類、苺、トマト、緑黄色野菜、じゃが芋、さつま芋

ミネラルとその働き

私たちの体は、約20種類の元素で構成されています。とくに炭素(C)、酸素(O)、水素(H)、窒素(N)、硫黄(S)は、たんぱく質、糖質、脂質の成分として多量に存在します。これ以外の主な元素として、カルシウム(Ca)は歯や骨格の形成、そして血液の凝固、神経の伝達や筋肉の収縮に、リン(P)は骨格の形成、細胞の成分、身体活動のためのエネルギー産生に、カリウム(K)は細胞機能の維持、筋肉の収縮、神経の興奮や伝導に、ナトリウム(Na)は体内水分の調節などに重要な働きをしています。このほか、鉄(Fe)は呼吸でとりこんだ酸素を体中に運ぶ赤血球の材料として、亜鉛(Zn)は味覚を感知する機能の維持に、ヨウ素(I)はエネルギー代謝を司る甲状腺ホルモンの成分として、クロム(Cr)は糖尿病の予防に、それぞれ必須の成分です。

ミネラルの適正摂取量

カルシウムと鉄の不足に注意

ミネラルのうちカルシウムや鉄分以外の成分、たとえばマグネシウム、セレン、クロミウム、銅、マンガンなどの微量元素は、ふつうの食生活で不足することは比較的まれです。しかし、お年寄りに多い植物性食品にかたよった食事や、高度に精製された食品を長期間摂り続けた場合には不足しがちとなります。これに対して、カルシウム不足による骨粗鬆症と鉄不足による貧血は、高齢期に多い病気ですから積極的な摂取に心がけることが必要です。

●牛乳入りの和風料理と飲みもの

牛乳は毎日コップ2杯を目標に。朝食のとき、就寝前と習慣づけることも一案です。寝る前の牛乳は吸収もよりよくなります。苦手な方は、心してふだんの料理やおやつにとり入れましょう。

▽牛乳茶碗蒸しそぼろあんかけ　123頁
▽しじみの牛乳味噌汁　125頁
▽野菜と牛乳肉味噌　113頁
▽牛乳を使った飲みもの　141頁

高齢者が１日に必要なカルシウムの量は600〜800mgです。
カルシウムの供給源としては、下記のものなどが比較的手軽で便利です。

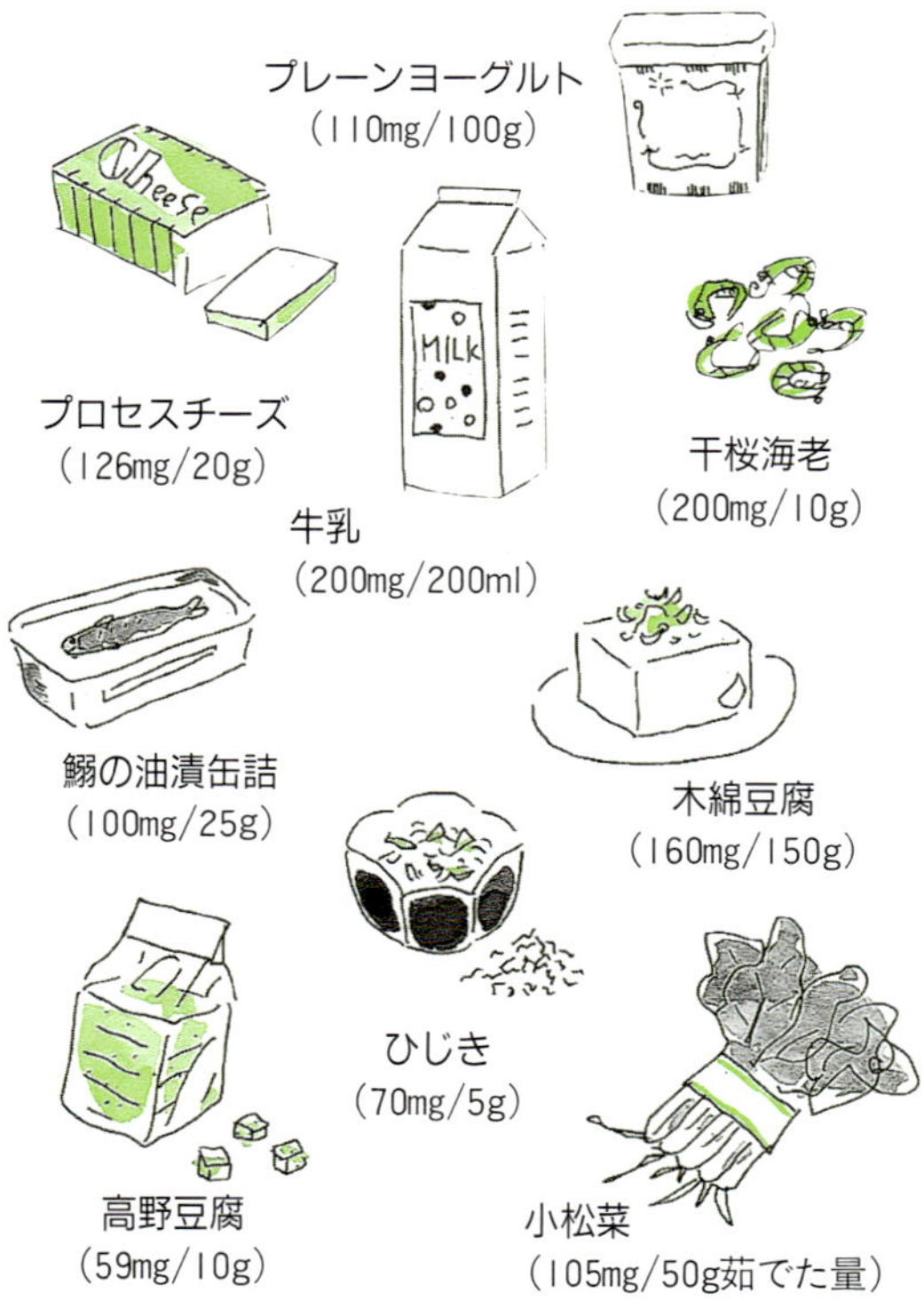

カルシウム供給源として便利な食材

骨粗鬆症《こつそしょう》の予防

骨の病気のうち、とくに高齢期に多発する骨粗鬆症は、骨を作っているコラーゲンたんぱく質とカルシウムなどの骨塩量が減少し、骨にスが入ったような状態になる病気です。ちょっとしたことで骨折を起こし、寝たきりの原因となります。

骨の重量は、20歳前後に最も高くなり、年をとるに従って減少し、とくに女性では閉経期以降に骨折が頻発します。その原因として、

①骨を作る細胞の働きを促す女性ホルモン（エストロゲン）分泌量の減少
②骨からカルシウムを溶かし出す働きのある副甲状腺ホルモン分泌の増加
③カルシウムが腸管から吸収されるのを助ける血清ビタミンD_3濃度の減少
④食事からのカルシウム摂取量の減少
⑤骨を作る細胞の働きを促す身体活動量の減少

などが考えられています。このうち、③～⑤は、日頃の食生活とライフスタイルの改善でとり除くことが可能です。

高齢期には、一日に600 mg以上のカルシウムを摂ることが必要ですが、平均的な食生活をしている高齢者の摂取量は、現在、400～500 mg程度です。一日に必要なカルシウム量を満たすには、どうしても、カルシウム量の多い牛乳や乳製品を心して摂る以外に方法はありません。

まず、バランスのとれた食生活に努め、牛乳や乳製品だけでなく、さまざまな食品からまんべんなくカルシウムを摂ることに努めます。そして同時に、カルシウムの吸収を妨げるウロン酸、フィチン酸を多く含む食品の代表である穀類にかたよった食事や、カルシウムを体外に排泄させる食塩、食物繊維などの摂りすぎに注意することです。また、食事として摂ったカルシウムが効率的に骨に利用されるには、骨格筋に対する適度な刺激（体重がかかる、運動をして収縮する）が同時に必要です。自分の身体状況に合わせて積極的に体を動かすなど、生活全体を見なおし、骨粗鬆症の危険因子（下の表）を一つでも減らすように努めることです。

想定される骨粗鬆症の危険因子

遺伝的素因	制酸剤の常用（アルミニウムゲル剤）
人種（白人＞黒人）	性腺機能不全（エストロゲン分泌低下）
性別（女性＞男性）	高穀類（ウロン酸、フィチン酸）
低体重（重力負荷）	高たんぱく質（100g/日＜：含硫アミノ酸）
運動不足（骨芽細胞刺激減少）	高食塩（＋4 mg尿中Ca/g NaCl摂取）
日光浴不足（寝たきり高齢者）	高リン（2,000mg/日＜）
各種ストレス	高カフェイン（高濃度5杯/日＜）
喫煙習慣	高食物繊維（30g/日＜）
アルコール中毒	低カルシウム
糖尿病（アシドージス）	低たんぱく質

高たんぱく質　たんぱく質を作っているアミノ酸（硫黄を含むメチオニンやシスチン等）が、体内で代謝され、硫黄成分が酸性を示す物質に変わって体外に排泄されるときに、カルシウムも一緒に失います。糖尿病でアシドージス（血液が酸性になる）になったときにも起こります。

高カフェイン、喫煙　骨を作る細胞（骨芽細胞）の機能を高める働きのあるエストロゲンの分泌量が減り、機能が弱まります。

貧血の予防には動物性食品を

年をとると、①痔疾や潰瘍による失血の増加、②食事中の鉄の吸収を助ける働きのある胃酸の分泌量の減少、③鉄吸収率の高い動物性食品（ヘム鉄…吸収率10～20％）の摂取量が減少、④鉄吸収率の低い植物性食品（非ヘム鉄…吸収率3～5％）の摂取量の増加などにより、鉄欠乏性貧血が増加します。食事面では、植物性食品にかたよらず、動物性食品の摂取量を高めるよう注意が必要です（35頁参照）。このほかに高齢者では、脳の血流が一時的に障害されて脳貧血を起こすことも多くなります。

食塩の摂取は一日10グラム以下に

私たちの体を作っている細胞は、その周囲を細胞膜でとり囲まれ、内側と外側から一定の圧力（浸透圧）が加わり、正常な形状と機能を保っています。その役割を担う細胞の内側の主な成分がカリウム（K）で、外側の主な成分がナトリウム（Na）で、Naの主な食事供給源は食塩です。体が必要とする以上に食塩を摂って細胞の外側にNaが増えて濃度が高くなると、細胞の内側とのバランスを保つために、本来は尿として体外に排泄すべき水分が血管内や細胞の外に溜まり、いわゆる「むくみ（浮腫）」を起こしたり、血圧を異常に上昇させます。

細胞の機能を正常に保つために必要な食塩量、すなわち尿や汗として失われる分を補う量は、一日わずか数グラムで足ります。このことは、パプア・ニューギニアの山岳地域に住む人々や南米のヤノアマ・インディアンは、一日の食塩摂取量は数グラムであるにもかかわらず、健康に何らの障害が認められないことからも明らかです。また、血圧の上昇をもたらす食塩の最少量は、3～5g程度です。これに対して、私たちは、毎日、体が必要とする量の数倍以上の食塩（10～15g）を摂っています。高血圧、心臓病、腎臓病などの生活習慣病を予防する上から、食塩の摂取量を可能な限り減量することに努めることです。また同時に、食塩の摂りすぎによる障害を軽くする働きのある、カリウム、マグネシウム、カルシウムなどを充分に摂

●鉄分の吸収をよくするとり合わせ

あさり、わかさぎ、ひじきなどに多く含まれる鉄分は、たんぱく質やビタミンCと一緒に摂取すると吸収がよくなり、効果的です。食後、お茶を飲む前にビタミンCの豊富なくだものやジュースをいただくのもよく、また、干しあんずやプラム、レーズンなどをいつも食卓に置くのも、手軽に鉄分が摂れるよい方法です。

▽わかさぎのフリッター　93頁
▽豆腐のグラタン　101頁
▽ほうれん草の中華風サラダ　106頁
▽蕪の煮びたし　107頁
▽ブロッコリーのあさりあんかけ　108頁
▽高野豆腐のサラダ　114頁

標準的に調理した1人前の料理に含まれる食塩量の目安

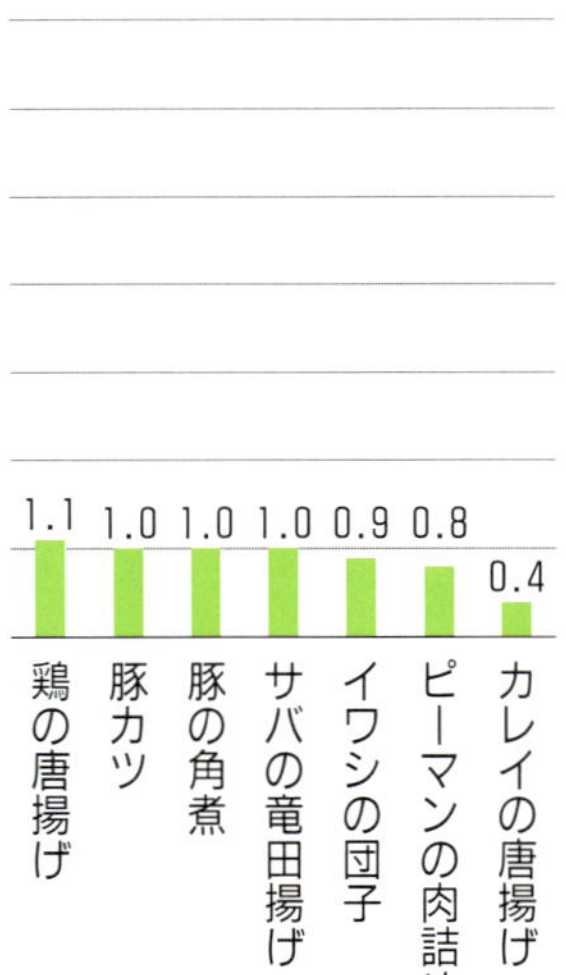

るように心がけることも必要です。

食事、とくに和食をおいしく食べるという点からは、適度に食塩を使うことは調理の上から不可欠ですが、健康維持の点からは、10～15ｇの食塩摂取は必要量を大幅に上まわる大過剰です。食塩は、あたかも麻薬のように、一度濃い味に慣れ親しむとうす味の料理をもの足りなく感じますが、私たちの舌にある食塩を感知する味蕾《みらい》細胞は、ごくふつうの味噌汁の食塩濃度（0.8～1.0％）のわずか1/10（若齢者）～1/5（高齢者）の食塩を感知する素晴らしい能力をもっています。調査によると、濃い味に慣れ親しんだ人がうす味の料理を摂ると、当初はもの足りなく感じますが、三～六か月でうす味にも慣れ親しめることがわかっています。健康維持のため、可能な限りうす味に慣れ親しむ努力が必要です。最初の目標は、一日10ｇまで減らし、その後7～10ｇまでさらに減らすようにがんばりましょう。

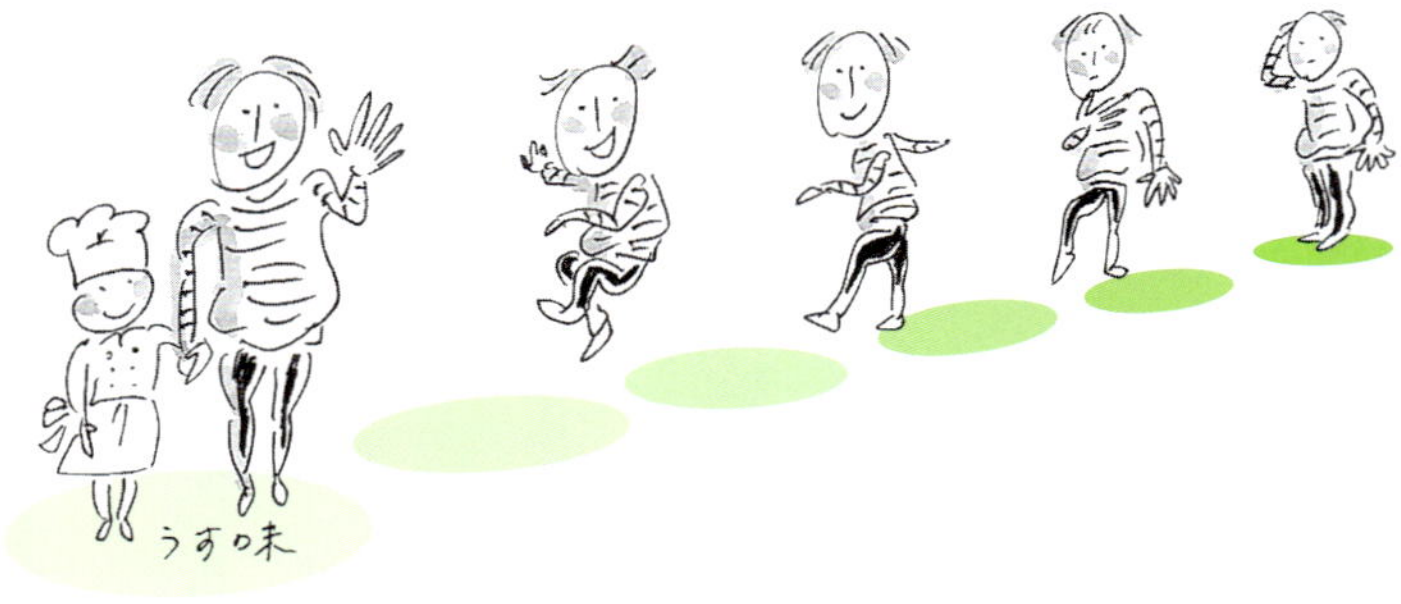

水分補給も忘れずに

私たちが一日に摂る水分の約80％は、ご飯を炊くときに使う水や野菜やくだものの水分など、食事中に含まれる水分に由来します。そのため、生活活動量が少なく食事の量が減ると、水分摂取量も同時に減ります。とくに高齢者では、脳の渇きを感じる中枢の機能が低下し、水分不足に陥っていてもそれを感じなくなることが多くなります。また周囲の人への気遣いや、夜間の排尿回数を減らすため、意識的に水分を摂る量を減らすことがあります。一日の尿量や発汗の有無などを参考にして、食事や食間のときなどに、時間を決めて少量ずつ頻繁に水分を摂ることが大切です。

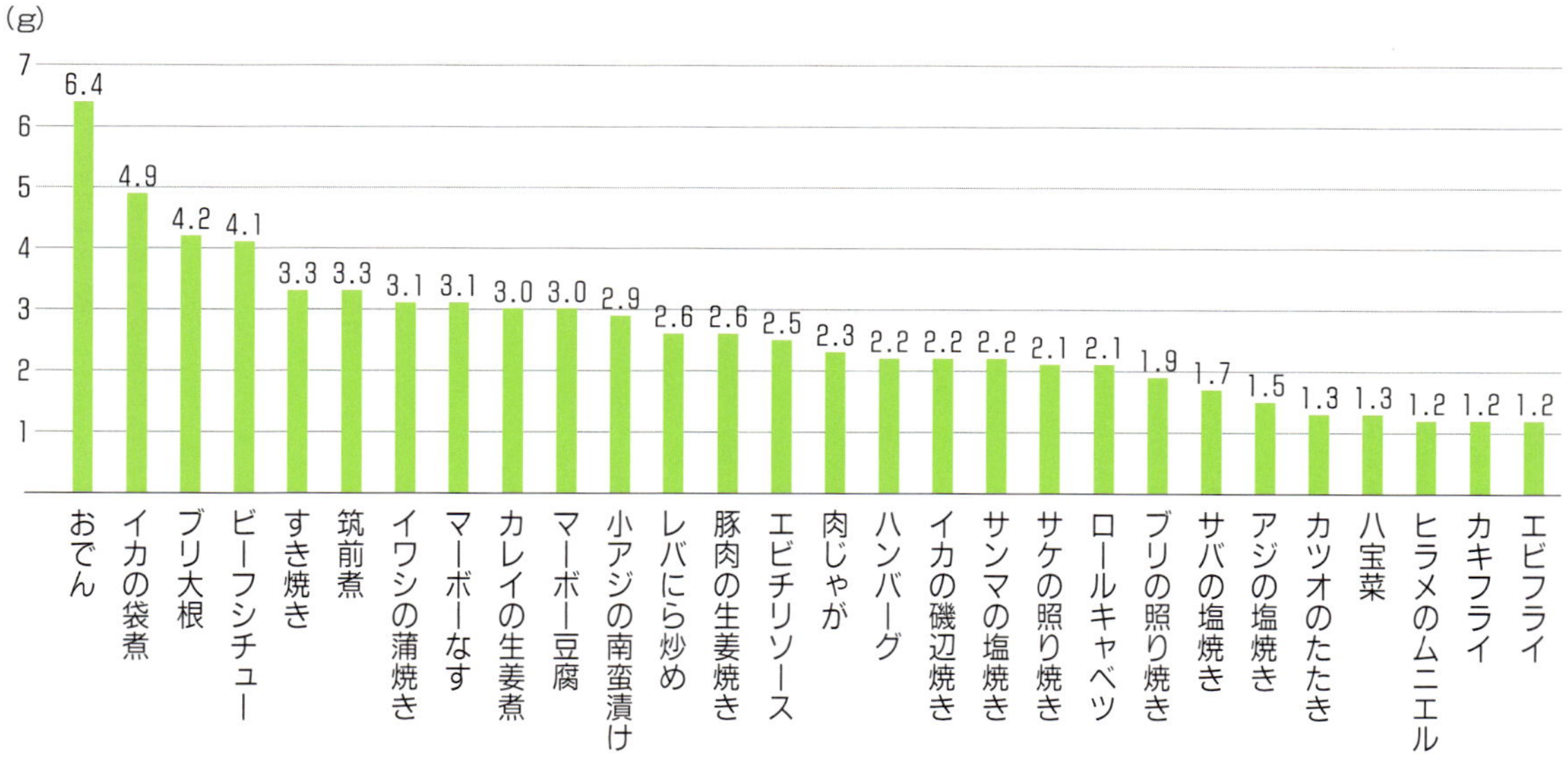

水分補給の目安は【食事＋コップ3杯以上／日】

食事からの水の補給量は、摂取エネルギー1000kcalあたり、500〜800ml程度です。食事以外から少なくとも一日にコップ3杯以上の水分を補給することが必要です。補給源としては、水、お茶、白湯、牛乳、果汁等以外に、ビタミンやミネラル類も同時に摂れる市販のスポーツ飲料を上手に利用することもよいでしょう。

健康な状態なら一日の尿量は1000〜1500mlですが、排尿のため、夜間に度々目覚めるような場合には、起床後から昼食までの間に目標量の約2/3を目安に水分を摂ります。水分を直接摂ると「むせる」場合には、水分の多い半流動の食べもの、寒天・ゼリー、アイスクリーム、シャーベット、ヨーグルトなどがよいでしょう。寝たきりの人には、一口大の氷片を口に含ませると、「むせる」ことなく水分を摂ることができます。牛乳は、水に比べ「むせる」ことが比較的少なく、栄養補給の面からも望ましいでしょう。牛乳が飲みづらい人には、乳成分量の少ない市販のコーヒー牛乳ではなく、牛乳に濃いめのコーヒーや紅茶、ココアなどを少量加え用います。

◇枕もとに水を

夜寝るところに水さしを忘れずに置く。

境田多美子・70代・高槻市

◇ポットを居間に

湯ざましをポットに入れて居間におき、母（80歳）は常時飲むように心がけている。

中井恵美・50代・京都市

◇しょっちゅうお茶を

私はお茶が好きなので、緑茶をとてもよく飲みます。ビタミンCも水分も補えると思います。

前田揚子・70代・横浜市

Q&A コレステロールについて

Q

総コレステロール250。医者の食事指導を三か月間、忠実に守りましたが下がらず、その後、薬をすすめられ飲んでいます。もっと運動や散歩をすれば下がるものでしょうか。卵は2〜3日に1個食べていますが、もっと食べてもいいでしょうか。

O・60代

A

コレステロール値が200mg／100ml程度までなら、卵の摂取をとくにひかえる心配はないのですが、230〜250mg／100ml以上の人は、できればひかえた方がよいでしょう。卵やバターをひかえていても、たらこやすじこなどの魚卵、モツの煮こみ、海老、肉類を平気で摂っていませんか。バターや卵を多く含む洋菓子類にも注意しなければ効果はありません。同時に運動（できれば少し汗をかく程度）をし、食物繊維を積極的に摂ることです。

Q コレステロールの善玉と悪玉は、食品成分表でどのように区別したらよいのでしょうか。

A・70代

A 食品を化学的に分析すれば区分は可能ですが、食品成分表からは区分できません。コレステロールは、善玉も悪玉も食べた後に体の中で一度分解され、再び善玉や悪玉に作りかえられるためです。

Q 「コレステロール」は脂肪に気をつけ、「中性脂肪」は糖分やアルコールに注意と解釈しておりますが、よろしいでしょうか。

T・70代

A 基本的にOKです。ただしコレステロールは、とくに動物性の脂肪の摂りすぎに注意。さらに積極的に体を動かすことにより善玉コレステロールを増やすと共に、コレステロールをくっつけて体外に排泄する作用のある食物繊維（こんにゃく、里芋、柑橘類、トマトなどの野菜）を積極的に摂りましょう。

調理済み食品や外食をとるコツ

調理済み食品、外食、そして健康食品は、正しい知識を持ってそれらを上手に利用すると、私たちの食生活を便利で豊かなものにする大きな可能性を秘めています。しかし一方では、誤った食生活の犠牲になる可能性をも高めています。

栄養素の含量はそれぞれの食品によりさまざまですが、何らかの量のたんぱく質、脂質、糖質、各種のビタミンやミネラルを含んでおり、何を食べても無意識のうちにさまざまな栄養素を摂っていることになります。しかし、ある特定の成分をとり出したり、食品を高度に精製すると、多くの場合、それ以外の栄養素成分はとり除かれてしまいます。不意のリスクを避けるため、加工食品や調理済み食品を買うときには、できれば、いつも同じメーカーの製品にかたよらないこと、高度に精製された単一の栄養素から成る製品を長期間摂り続けないことが望ましいでしょう。

また、外食を上手に利用するコツの一つは、いつも同じ飲食店にかたよらず、さまざまな店を利用してメニューや味つけのかたよりを防ぐことです。もし外食でメニューの選択に迷ったら、迷わず食品の数を増やせるメニューを注文しましょう。今日食べていない食品、ここ数日の間、自分が食べていないメニューを選び、摂取する食品の数を増やすことです。

呆けないために　食事の工夫で病気を予防

私たちの脳

　人間の脳は、約140億個の神経細胞からできていて、その平均重量は男性１３５０ｇ、女性１２５０ｇです。この脳神経細胞は、成人期以降、一日に約10～15万個の割合で減少し、60歳頃以降になると脳重量は約100ｇも軽くなり、脳の機能は低下します。

　私たちが一日に消費するエネルギーの約20％は、わずか１kg強（体重の約２％）の脳によって消費されています。脳活動の主なエネルギー源はブドウ糖（血糖）で、その代謝にビタミンB_1などが必要です。また、リン脂質やたんぱく質も、脳神経細胞を作っている重要な成分であり、ビタミンB_2、B_6、B_{12}、および葉酸は、神経を伝える物質の合成や分解に必須の栄養素です。

脳血管性痴呆の予防

　老年期に多い痴呆のうち、脳重量の減少が特徴的なアルツハイマー型の痴呆は、現在もその原因や治療法は充分にわかっていません。しかし、脳出血や脳梗塞により脳の血流が途絶え、酸素や栄養素の補給ができなくなって脳細胞が死ぬ脳血管性の痴呆は、正しい食生活により、弾力性のある丈夫な血管を作り、高血圧、動脈硬化、脳血栓を避けることで予防することが可能です。

高血圧の予防

　高血圧の予防には、まず、食塩の摂取量を一日10ｇ以下まで減らします。また同時に、カリウム、マグネシウム、カルシウムの多い食品の摂取に心がけます。水溶性の食物繊維で、わかめに多く含まれるアルギン酸は、食事中の食塩（Na）をくっつけて体外に排泄する作用があります。さらに、脂身の少ない良質の動物性や魚のたんぱく質を充分に摂ると、食塩の摂取量が比較的多くても高血圧が少ないことが、調査で知られています。その理由は、良質たんぱく質に豊富に含まれるメチオニン、タウリン、リジンなどのアミノ酸の作用と考えられています。ストレスの少ない、心豊かな日常生活が基本であることは、言うまでもありません。

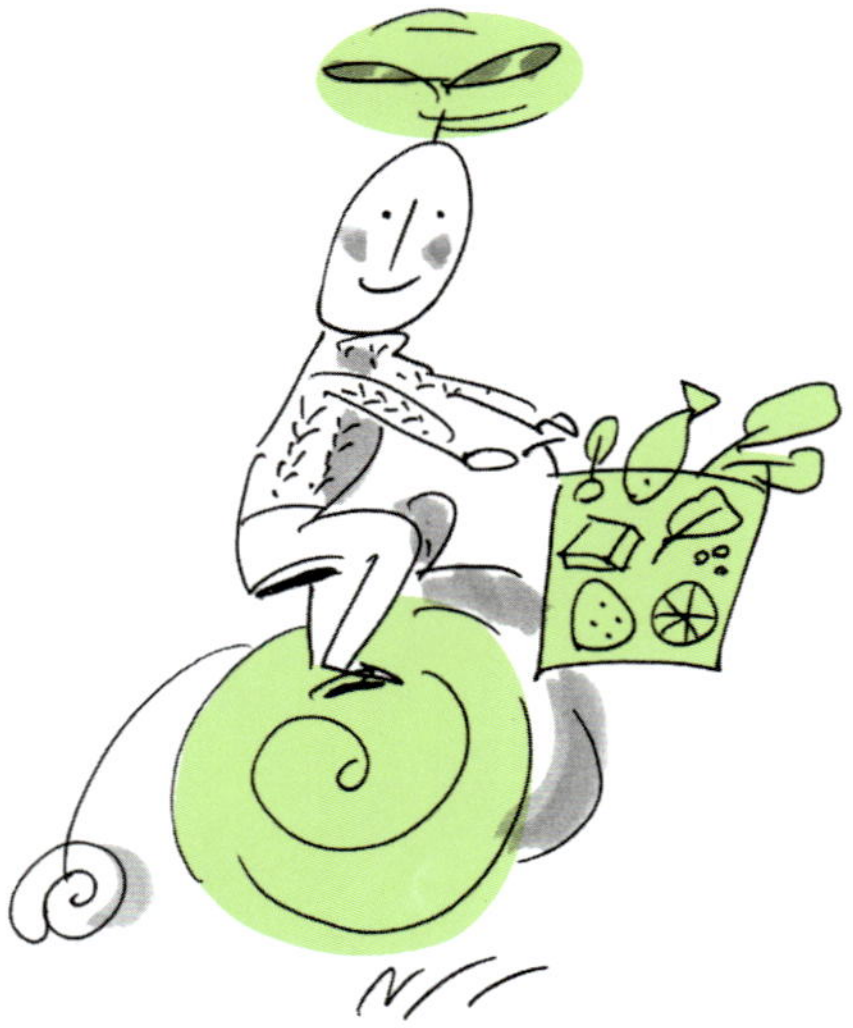

動脈硬化の予防

動脈硬化を予防する基本は、丈夫な血管作りにあります。脂身が少なく、血管を作る材料となるアミノ酸がバランスよく含まれる良質たんぱく質を充分に摂ることが必要です。また、消費量以上に食事からエネルギーを摂ると、体内でコレステロールが余分に作られますから注意します。コレステロールの多い動物性食品の摂る量を減らすことは当然です。このほか、水溶性食物繊維を豊富に含むこんにゃく、山芋、里芋、野菜類には、コレステロールを体外に排泄する作用（22頁参照）が、大豆たんぱく質には血中コレステロールを下げる働きがあります。

食事の摂り方も関係します。一日に摂る食事の総量が同じ場合には、食事の回数を一～二回から四回に増やすと、血中コレステロール値は低下します。ただし、食事の回数が増えると、食事の量も増えないように注意が必要です。油脂の望ましい摂取の比率など詳しくは『脂質とその働き』（23頁）をご覧ください。

脳梗塞の予防

しその実油には、α―リノレン酸という多価不飽和脂肪酸が豊富に含まれています。このα―リノレン酸から、エイコサペンタエン酸（EPA／IPA）やドコサヘキサエン酸（DHA）が作られます。これらは、血液の一部が凝固して脳血管を塞いで起こる脳血栓を溶かすプロスタグランジンの材料となります。しかしα―リノレン酸は、非常に壊れやすい（酸化されやすい）ため、魚からEPA／IPAやDHAを直接摂る方が望ましいでしょう。このほか、卵の黄身や大豆に含まれるレシチンにも、脳梗塞を予防する働きがあります。卵黄を摂ると血清コレステロール値を高めるという心配は、ほとんどないことが最近明らかにされています。

脳機能を高めるビタミン、ミネラルとその主な供給源

ビタミンB_1	豚肉、ピーナッツ、ハム、ベーコン、スキムミルク
B_2	肝臓、卵黄、豚肉、スキムミルク、緑黄色野菜、納豆、鯖、鰈
B_{12}	肝臓、肉類、魚類、チーズ、スキムミルク、卵、貝類 （このビタミンは植物性の食品には含まれていない）
ビタミンC	野菜類、くだもの類、ブロッコリー、苺
カルシウム	牛乳、チーズ、大豆、ブロッコリー、小松菜、小魚
亜鉛	魚介類、肉類、卵黄、豆類、牛乳、牡蠣、レバー、木の実
マグネシウム	ピーナッツ、スキムミルク、昆布、大豆、小麦、牡蠣、わかめ、赤しそ
鉄	豚レバー、しじみ、あさり、切り干し大根、高野豆腐、ひじき、 いんげん豆、わかさぎ、どじょう、ほうれん草、小松菜

注…量的に実際に摂ることが可能な食品に限定しています。

塩分ひかえて健康に

健康に歳を重ねていらっしゃる方は、これまでの食生活が間違っていなかった結果ですから、従来通りの食生活を続けられればよいと思われます。きっとそれは塩分ひかえめの健康にかなった食卓が用意されているのでしょう。

歳を重ねると、味に対する感覚は低下し、塩味についても感じにくくなるようです。味蕾の減少や入れ歯の装着によっても、味覚は衰え、濃く味つけしたものでなければ味を感じにくくなる傾向があります。また本人は味覚の低下に気づいていないため、知らないうちに塩分の濃い食事をとっていることになります。

塩分のとりすぎは、血圧が高くなったり、心臓に負担がかかったり、むくみが出たりと、体によいことは何もありません。病気を予防する食事指導や食事管理が大切ですが、個々の食習慣や嗜好は尊重しなければなりませんし、大幅な変更は感心できません。あれもダメ、これもダメでは長続きできないばかりか、無理じいすることによって抑うつ状態や自暴自棄をも招きかねないからです。ただ、うす味は習慣性のもので、続けているうちに徐々に舌が慣れてきます。

ある日、友人たちが久しぶりにわが家に遊びに見え、私は腕をふるってごちそうを作りました。中に、血圧が高くて医師から勧められた〝うす味〟を忠実に実行している人がいました。その彼が一口食べたとたん、「辛い」ともらしたのです。ごくうすい味つけで暮らしていると、ふつうの味つけでも辛く感じられるようになるのかしらとびっくりしました。

基本的には、うす味のものはたっぷりと、濃い味のものは少量を、食卓に出すのがよいと思います。また一つの献立の中で、甘辛味の煮ものには、酢のものや炒めものなどうす味のものを組み合わせるように心がけるとよいでしょう。食欲の落ち

◇三週間うす味を続けると

調味料を食卓に出さず、漬けものはそのままいただくなど、三週間うす味を続けるとその味が身につき、自分の味つけになると思いました。カレーライス、ピラフ、天ぷらにもできるだけソースなどはかけません。

小林スズ子・70代・奈良市

◇新鮮な魚は塩いらず

新鮮であることが一番だと思います。庭の畑で採れたトマトや胡瓜はそのままが一番おいしいと感じますし、自分で作った野菜が食卓にのぼる日は、幸せな気分になります。新鮮な魚は、塩をせず、素焼きにして柑橘類の汁と少量の醤油だけでおいしく、魚の甘みを感じます。

進藤紀子・60代・宮崎市

◇だしをおいしくとること

昆布とかつお節、または煮干しでとった、だしを使った煮もの、清汁、味噌汁はうす味の方がおいしい。

高橋尚子・70代・盛岡市

てきている高齢の方には、多少濃い味のものも食卓に並べた方が食欲が出るという場合も多いようです。

〝うす味〟にする工夫

①煮ものには、濃いめにとっただしを使ってこくを出す
（昆布・かつお節・煮干し・干し椎茸・干し海老などの他うまみの出る素材を使う）
②味は表面につける。中心まではごくうす味を含ませ、直接舌にあたる表面に味をつける。照り焼きも、表面に味をからめる
③こくを出すため、油で炒めてから煮る
④味にアクセントをつける
香辛料（辛子・胡椒・わさび・カレー粉）
香味野菜（三つ葉・青じそ・山椒・茗荷・ハーブ類・香菜）
薬味（葱・生姜・柚子など）
⑤香ばしさの助けを借りる（こんがり焼く・こんがり揚げる）
⑥酸味をつける。とくに柑橘類の酢はまろやかで香りもよい
（トマト、ヨーグルトなどの酸味も利用）
⑦食卓におく醤油は、だしで割る（習慣的に同じ量をかけるので）
⑧食卓におく醤油さしは、細く出るものにかえる
⑨汁ものは具だくさんにする(汁の量が減るので塩分がひかえられる)
⑩汁ものはなるべく一日に一回に。毎食汁ものを添えるとどうしても塩分過剰になるので、他の二回の食事には、お茶などの飲みものを添える

一つずつでは少しの効果でも、季節や料理に合わせて工夫し、うす味を心がけているとしぜんに慣れ、素材の味を楽しむことができるようになるでしょう。（堀江）

◇酸味をきかせて

酸味は塩味をひかえるのに役立つように思います。ホイル焼き、フライはレモンで、サラダはくだもの入りのヨーグルトを使って食べることができます。胡麻和えより胡麻酢和えの方が塩味がひかえられます。

高　美代子・70代・東京都

◇メリハリをつける

量を多くいただく味噌汁、煮もの、炒めものはできるだけうす味にするようにして、昆布の佃煮、きゃら蕗をちょっと添えます。

今渕よし・70代・札幌市

◇きちんと計量して

年をとるとから味にうとくなるので、友人の母上（90歳）はレシピ通りにちゃんと計って作っておられます。私は塩分計をときどき使用しています。

横尾祐子・60代・佐賀市

◇作りたてを

作りたてを食べると料理によっては、醤油、ソースなどなくてもおいしく食べられる。

松山節子・60代・横浜市

3

どれだけ食べたらよいでしょう

エネルギーは生活活動に見合った量で

私たちが一日に必要とするエネルギー量は、体温保持、呼吸や心臓の拍動などの生命維持に必要な基礎代謝量と、生活活動に必要なエネルギー量の和です。食事から摂取するエネルギーの適正な量は、原則として、それぞれの消費量に見合った量です。食品が体内で分解されて生じるエネルギー量は、炭水化物は4、たんぱく質は4、脂質は9kcal／gです。

食事から摂取するエネルギー量は、近年、徐々に減少傾向にあります。しかし一方の、エネルギー消費量は、職場のオートメーション化、交通手段の発達、そして日常生活での運動不足などにより大きく減少しているため、相対的にはエネルギー過剰による肥満の増加をもたらしています。肥満は生活習慣病の大きな危険因子となるため、自分の消費量に見合うエネルギー摂取が殊に大切です。

高齢者の約半数以上は、低いレベルよりさらに低い生活活動をしています。たとえば、完全に寝たきり、おもに自宅の敷地内で生活、自宅と近隣で生活、そして交通機

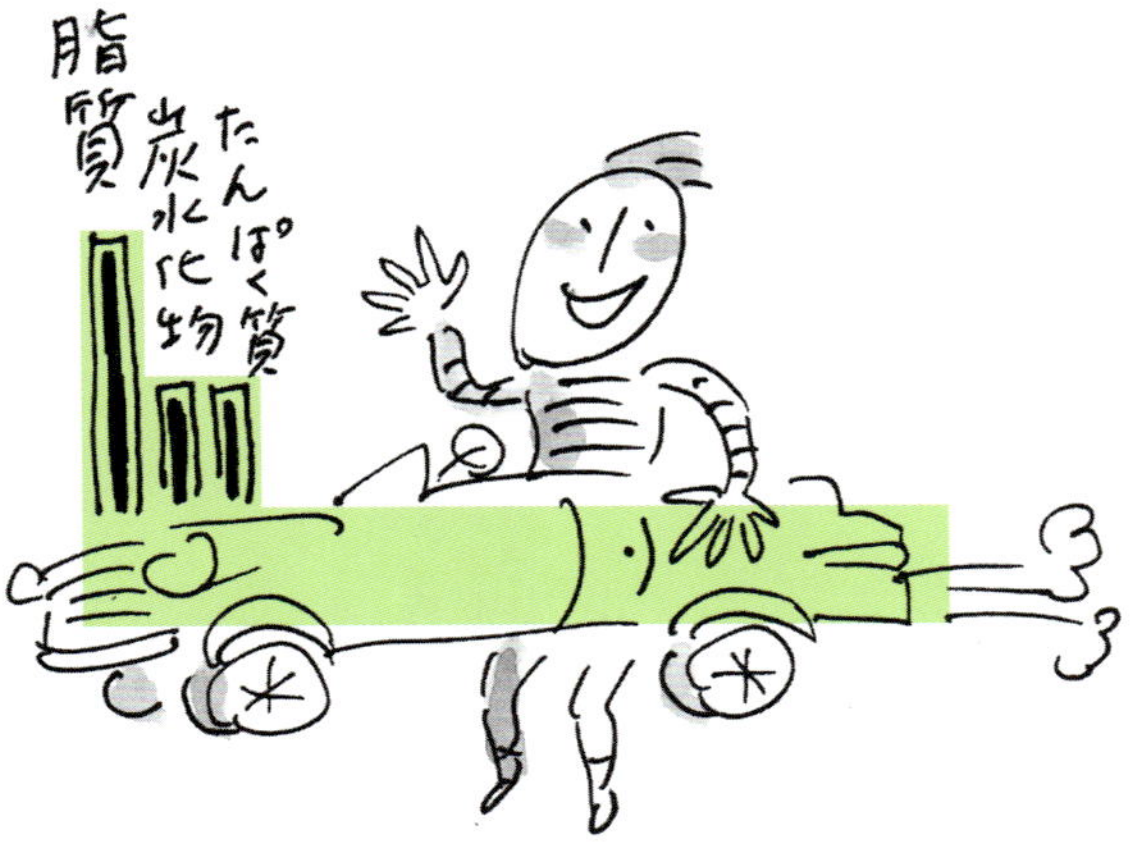

1日の睡眠、座位、立位、そして歩行時間が、それぞれ約8時間、12時間、3時間、および1時間くらいの、生活をしている健康な70歳代の高齢者が必要なエネルギー量は、1日あたり、男性は1500～1600kcal、女性は1200～1400kcalです。（生活活動強度"低い"。43頁参照。）

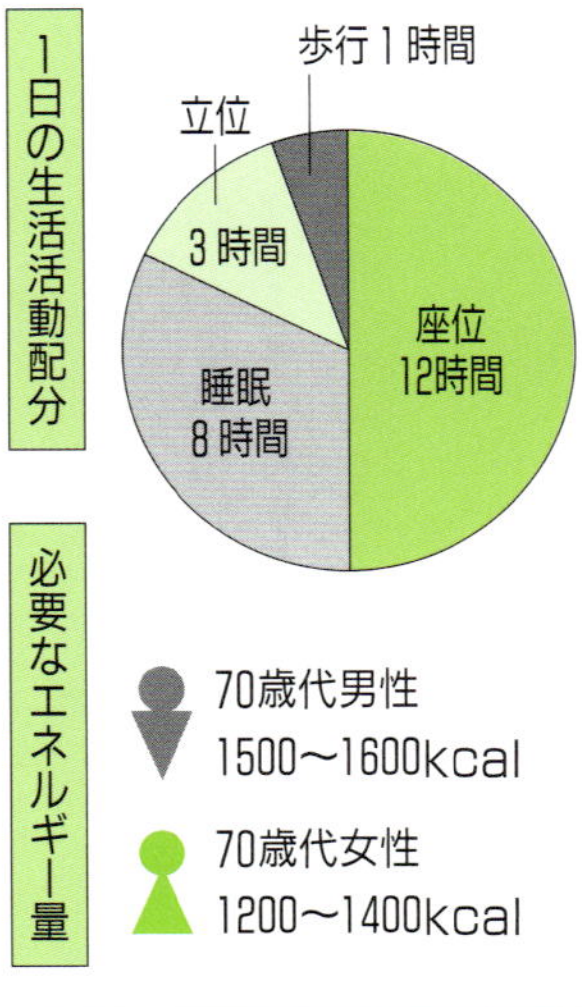

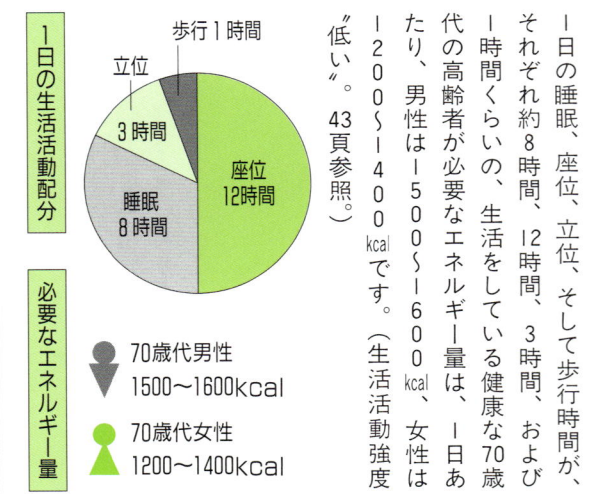

関を使って、ときどき近郊まで出向く高齢者の一日に摂る食事エネルギー量は、その人の生活活動の内容で大きく違ってきます。

また、年をとって生活活動の量が低下すると、エネルギーの必要量は減りますが、たんぱく質、カルシウム、鉄、ビタミンA、B_2などの必要量は減りません。年をとって糖質などエネルギーを多く含む食品を好んで摂るようになると、エネルギーは足りていてもほかの栄養素の不足をもたらすことが多くなりますから、注意が必要です。

不足しがちな栄養素　低栄養は老化を速める

エネルギーの摂取量はその消費量に見合っていても、動物性のたんぱく質、カルシウム、鉄、ビタミンAやB_2などの摂取量が少ない状態を低栄養と言います。

低栄養は、老化を一層速める大きな危険因子です。年をとると、病気を防ぐ免疫力が低下し、病気にかかりやすくなることはよく知られています。動物実験で調べると、従来から年のせいだと思われてきた体の機能の衰えの多くは、実は年のせいではなく、栄養状態がわるくなり起こっていることが明らかにされています。正しい食生活で良好な栄養状態を保つことは、老化を遅くする上で大切なことです。

これと反対に肥満や生活習慣病を抱え、エネルギーや動物性脂肪などの摂りすぎに注意しなければならない人たちも大勢います(約20%)。しかしこれらの人たちも、75歳くらい以上になって、嗜好のおもむくままに食事をすると、一般に、低栄養に陥る危険を抱えるようになります。

自分が、エネルギーや動物性脂肪の摂りすぎに注意しなければならないグループの一員なのか、動物性たんぱく質、カルシウム、鉄、ビタミンAやB_2などの摂取に積極的に心がけなければならないグループの一員なのか、よく知った上で食生活の改善にとり組むことが肝要です。

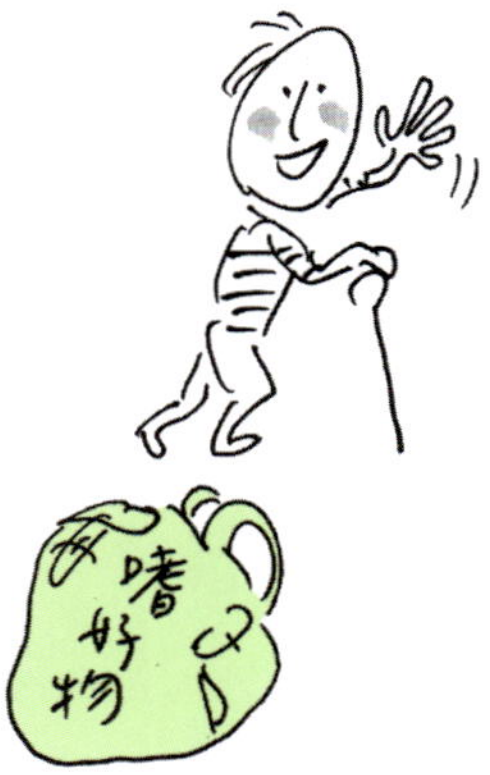

◆青菜とチーズ、納豆の和えもの（6人分）

ほうれん草または小松菜400gは塩茹でし水にとって絞り3cmくらいに切る。さけるチーズ2本は横半分に切って細くさいておく。ひきわり納豆2パックに添付のだし汁と醤油大匙1を加えて混ぜ合わす。しめじ1パックは石づきをとり、ほぐしてフライパンで酒大匙1、醤油大匙½をふりかけいりつけておく。全部を和え、炒り胡麻大匙1をひねってふりかける。

高木康子・70代・山口県

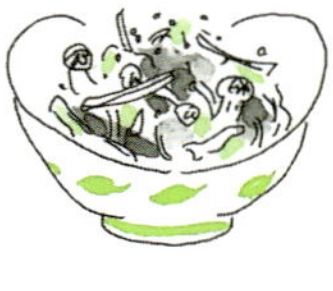

◇冷凍トマトで煮こみ料理

出盛りのトマトが余ったら、ヘタだけくり抜いて丸ごと冷凍。使うときは水でぬらして、両手で上下をはさんでちょっとひねると、つるりと皮がむけます。トマト煮こみ、ポタージュなど、鍋の中へそのまま入れると、じきに柔らかくほぐれます。皮むきも刻みものもなしで、完熟トマトのおいしさが手軽に味わえて、本当に便利です。

本山はな・50代・東京都

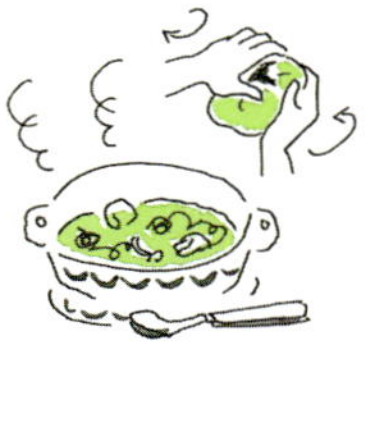

食欲不振は低栄養をまねく　食欲不振は、食事摂取量を減少させて低栄養をもたらし、肺炎など感染症の危険を高め、健康を損なう大きな脅威となります。食欲不振が続き、数か月で体重が5％以上減るような場合はとくに注意が必要です。医師に相談して原因を明らかにし、対策を考える必要があります。食欲不振の原因と対策として、以下のようなことが挙げられます。

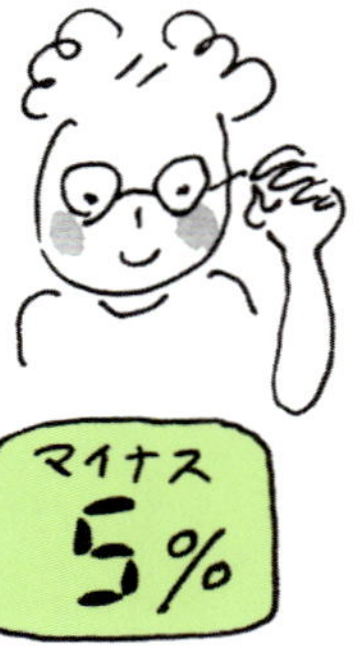

原因

①慢性疾病とその治療薬（ジキタリス剤や降圧剤、気管拡張剤、向精神薬、貧血治療薬など）の服用、感染症、癌などの病気
②生活活動量の減少によるエネルギー消費量の減少
③味覚を調節する働きのある亜鉛（動物性食品に多い）摂取量の不足
④歯の衰え、入れ歯が合わない、口腔内の炎症、ナイアシン、ビタミンB_2、B_6などの欠乏により、食べるときに痛みが伴う
⑤一人暮らしの寂しい食卓
⑥口腔内が不衛生となり味覚が低下している
⑦配偶者の死亡、心配ごと、家族内の問題や心配ごと
⑧慢性の便秘

対策

①簡単に自分でできる運動をとり入れたり、食べる場所を変えたり野外食などで雰囲気を変える
②健康のことを考えるあまり、食事が過度に制限され、そのことがかえってストレスを招いていないかどうか配慮する
③口腔内を清潔にし、湿したガーゼで舌苔をとり除き、歯肉のマッサージをする
④メニューを考え、料理の色彩を豊かにする。とくに赤色や黄色の食品を上手に利用

◇朝は食がすすまないけれど

70歳代になってますますやせてしまい、動きに息切れを感じるなど、体の故障もそのせいと言われました。1kg増やすのにたいへんな努力をしても、減るときはあっという間です。だいたい1200（夏）～1400（冬）kcalは摂れているはずなのですが……。夜の不眠症のため、規則正しい生活がなかなかできなくなりました。また、朝食がおいしくなく、季節によっては牛乳1杯というときもあります。胃が弱いので無理は禁物と思い、朝仕事の後に昼食をおいしくしっかり食べるようにしています。

斎藤日出子・70代・東京都

◆じゃが芋のチーズ焼き

じゃが芋を8㎜くらいの厚さに輪切り、フライパンに油をなじませ、芋の両面を少しこげめがつくくらい焼く。固ければ湯または水を芋の厚さの半分強くらい入れ、蓋をして蒸し焼きに。柔らかくなったら火をとめ、塩をパラパラとふり、スライスチーズを¼に切ったものを芋の上に一つずつのせる。チーズがとろけるとでき上がり。冷めてもおいしい。これだと80ｇのお芋がらくらく食べられる。

赤石明子・70代・旭川市

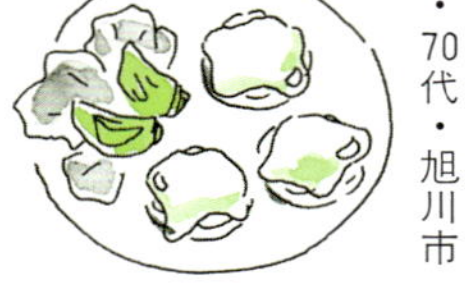

⑤好物の料理、季節の食べもの、珍しいもの、ふだんはひかえている香料や食べものを少し献立に加えて趣を変え、精神的なリフレッシュを促す

このほか、高齢者はさまざまな病気を抱え、その治療のために薬を長期間服用することが多くなります。それらの薬は、ときとして、副作用によって食欲を減退させるだけでなく、長期間服用し続けると、特定のビタミンやミネラルの吸収や代謝を障害します。その結果、食事から栄養素を充分に摂っていても、栄養素の欠乏をもたらしますから、注意が必要です。

低栄養が関係する症状　肺炎と床ずれ

抗菌剤などの治療法が発達した現在においても、高齢の寝たきり老人では肺炎が高い死亡率を示し、その背景には低栄養があります。また、長期の寝たきり状態では体の組織に酸素や栄養素が行き届かなくなり、それに細菌による感染が加わって床ずれが生じます。組織の再生や創傷面の回復には、たんぱく質やエネルギー源と同時にビタミンC、亜鉛、鉄、マンガンなどの補給が大切で、どちらもバランスのとれた充分な栄養素補給が必須です。

体重は健康のバロメーター

健康状態を知る方法として、体内の代謝状態を鋭敏に反映する血液や尿中の生化学的成分を測定する方法が最近広く用いられています。しかしこの方法では、特別な装置や専門的な技術や知識が必要で、私たちの日々の健康管理に不向きです。これに対して、体重の変化を日々観察することによりより早期に簡単に、生活習慣病（成人病）の危険因子である肥満や低栄養による瘦せすぎの発現を見つけることのできる、という確実な方法です。それぞれの身長に見合った標準体重は、下の式から簡単に計算できます。

健康で理想的な体格（その身長に見合った望ましい体重）をもっている人たちの身

身長に見合った標準体重（kg）

自分の身長（m）×身長（m）×22＝標準体重

±5%以内に維持したい

例　身長1m60cmの人の
標準体重は
1.6×1.6×22＝56.32kg
（53.5〜59.1kgを維持したい）

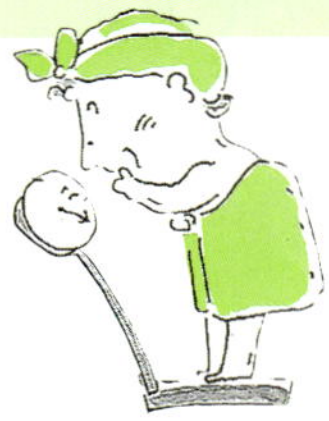

長と体重の間に「体重kg÷(身長m×身長m)＝22(標準体容量指数)」の関係があるという結果に基づいており、BMI(Body Mass Index…体容量指数)と言います。このBMI値は、肥満の程度を知る目安として使われ、実際に体脂肪量を測定した結果とよく一致します。脂肪は電気の流れを妨げることから、体に弱い電流を流し、その伝わる量から体脂肪量を手軽に推定する体脂肪計が最近広く普及しています。しかし肥満度の判定には、計算は面倒ですが、BMI値の方が手軽で確実です。

自分の体重が、標準体重の±10%以内、できれば±5%以内になるように、食事から摂るエネルギーの量、または、日常の身体活動の量を増減します。このほか、健康診断の血液データなども参考にし、自分の体の調子が最もいいときの体重を記録し、それを自分の標準体重にするのもいいでしょう。

◇食べるテンポに気をつけて

よく噛んでゆっくりと時間をかけて食べる習慣をつける、ことに肥満の人は早いように思う。まわりの人のテンポに合わせるのがエチケット……。

本荘美智子・70代・大阪市

日本人の食事摂取基準について

2015年3月

70歳以上高齢者の食事摂取基準と耐容上限摂取量

	推奨量		耐容上限摂取量
	男	女	
エネルギー 身体活動レベルI(低い) (kcal)	1,850	1,500	
たんぱく質 (g)	60	50	
脂肪エネルギー比率 (%)	30	30	
ビタミンA (μgRE)	800	650	2,700
*ビタミンD (μg)	5.5	5.5	100
ナイアシン (mg NE)	13	10	男300 女250
ビタミンB_6 (mg)	1.4	1.2	男50 女40
葉酸 (μg)	240	240	900
*ビタミンE (mgα-TE)	6.5	6.0	男750 女650
*ビタミンK (μg)	150	150	
ビタミンB_1 (mg)	1.2	0.9	
ビタミンB_2 (mg)	1.3	1.1	
ビタミンB_{12} (μg)	2.4	2.4	
*ビオチン (μg)	50	50	
*パントテン酸 (mg)	5	5	
ビタミンC (mg)	100	100	
カルシウム (mg)	700	650	2,500
鉄 (mg)	7.0	6.0	男50 女40
*リン (mg)	1,000	800	3,000
ヨウ素 (μg)	130	130	3,000
*マンガン (mg)	4.0	3.5	
セレン (μg)	30	25	男400 女330
マグネシウム (mg)	320	270	
*カリウム (mg)	2,500	2,000	
銅 (mg)	0.9	0.7	10
亜鉛 (mg)	9	7	男40 女35
*クロム (μg)	10	10	
モリブデン (μg)	25	20	男550 女450

*は目安量表記

2015年版改定の要点

「日本人の食事摂取基準」は、病気を予防し健康な毎日を送るために、どのような栄養素をどれだけ摂ればいいのか、その基準を示したものです。社会状況を反映しながら5年ごとに改定されてきました。

2015年版では脳卒中、心不全、腎不全などの原因となる、高血圧、脂質異常症、糖尿病、慢性腎臓病などの生活習慣病の発症と重症化の予防を重視した食事摂取基準となっています。

高齢化社会における栄養と健康

超高齢化社会における栄養の問題として、健康寿命の延伸や介護予防の視点から、過栄養だけでなく、後期高齢者が陥りやすい「低栄養」、「栄養欠乏」の問題が高まっています。

実際、高齢者では、健康維持のために必要なたんぱく質摂取ができていないとの事実も報告されています。また、ビタミンDは骨粗鬆症予防の観点から、カルシウム摂取量が少ない日本人にとって重要な栄養素です。

最近は栄養補助剤（サプリメント）が広く普及し、十分な知識がないままにそれらを利用する機会も増えてきました。その結果、エネルギーや動物性脂肪と同様に、ビタミン、ミネラルについても摂りすぎによる害を考慮する必要も増えています。そこで、多量に摂りすぎると害をもたらす栄養素については、摂っても問題を生じない上限量（許容上限摂取量）が示されています。

栄養素を摂る上で大切なことは、ある特定の栄養素だけを高濃度に含む食品や栄養補助剤に頼らず、できれば、あまり精製していないふつうの食品からまんべんなく摂ることができるといいでしょう。

厚生労働省「日本人の食事摂取基準（2015年版）」より抜粋

エネルギー所要量計算の仕方

エネルギー所要量の計算法が変わりました。

自分の身長に見合った体重を維持するための1日の目安量は、

「基礎代謝量(1)×身体活動レベル(2)」から計算できます。

(1)基礎代謝量＝基礎代謝基準値×身長(m)×身長(m)×22

基礎代謝基準値(51歳以上)：男性21.5、女性20.7kcal/1日・体重1kgにつき

(2)身体活動レベルにみた活動内容と活動時間の代表例

身体活動レベル	低い（Ⅰ） 1.50（1.40〜1.60）	ふつう（Ⅱ） 1.75（1.60〜1.90）	高い（Ⅲ） 2.00（1.90〜2.20）
日常生活の内容	生活の大部分が座位で、静的な活動が中心の場合	座位中心の仕事だが、職場内での移動や立位での作業・接客等、あるいは通勤、買い物・家事、軽い運動等のいずれかを含む場合	移動や立位の多い仕事への従事者、あるいは、スポーツ等余暇における活発な運動習慣を持っている場合
中程度の強度(3.0〜5.9 メッツ)の身体活動時間(時間/日)	1.65	2.06	2.53
仕事での1日当たりの歩行時間（時間/日）	0.25	0.54	1.00

例　身長153cmの女性の場合

①標準体重は？

1.53×1.53×22=51.5kg

②基礎代謝量は？

20.7×(1.53×1.53×22)
=1066kcal

③身体活動レベルは？

左表を参考に　低い(×1.5)

④エネルギー所要量は？

1066×1.5=1599kcal

ちなみにこの女性の身体活動レベルがふつうⅡならエネルギー所要量は

1066×1.75=1865.5kcal

mg《ミリグラム》=1000分の1g

μg《マイクログラム》=1000000分の1g

無理せず8㎏減量

杉山早苗・70代・関市

68歳のある日、狭心症のような発作が起こり、検査したところ医師から「原因はストレスか肥満」と言われてしまいました。当時私は身長157㎝、体重63㎏。「一年もかければきっと減るんだから」と気長に構えて始めたのが、次の2点です。

1．毎日30〜40分間歩く

さっさっと約2キロ歩きました。歩きやすい靴をはき、万歩計をつけて周辺の景色を楽しみながら往復で4000歩程度。持病(狭心症)のこともあり、必死に運動するのではなく、これくらいが自分の限界かと思います。生活の中で運動することを意識し、自転車で行っていた買いものもカートを引き、お腹や足の力をつけようと、浴槽につかったらひざをのばして両足を上げます。続けるためには無理なくできる状況を作ることが大切、お風呂は毎日入るので好都合です。おかげでタイトスカートがすっきりはけるようになりました。

2．油脂を減らす

「食べない、しない」と禁止したのでは楽しくありません。無理なく続けるために〝意識する〟程度にしました。

・フッ素樹脂加工のフライパンを使う
・オーブン料理の出番を増やす
・炒めものは朝食だけにする
・マヨネーズ、フレンチドレッシングは少量(回数ではなく)にする
・芋類と豆、豆製品を多くとる
・お菓子(和菓子)は午前中に食べる
・揚げものは極力減らす

◇朝食に必ず食べるもの(一人分)

ライ麦パン　½枚
　自家製ジャム(5割の砂糖)をつけて
牛乳(きな粉黒胡麻入り)250cc(＊)
野菜と卵の簡単な料理(左頁参照)
野菜かトマトの缶ジュース　½缶
　黒酢を大匙1入れて
くだもの(バナナかりんご)　½個
お茶と自家製梅干し(庭になる梅で)

＊内服薬のためビタミンKを含む納豆がご法度となり、代わりにきな粉ティースプーン山2杯、すり黒胡麻ティースプーン1杯を牛乳に入れて飲んでいます。牛乳だけで大方飲んで、残り少しのときに混ぜるので続いているのかもしれません。週一回はインスタントコーヒー入りのスキムミルクを飲みます。

昼食は麺類に芋類、保存食など補います。ティータイムは、夫と私が家に居るかぎり紅茶、抹茶、また庭のハーブをつんできてハーブティーを楽しみます。私の夢は温かいスコーンやクッキーなど手作りにして、甘いものを楽しみながらのティータイムだったのですが……。現実はきびしいです。

夕食は6時から、旬の味を中心に。年と共に食器に助けられて食卓にのせることが多くなりました。

コントロールの仕方を体得

体重の減り方は実にゆっくりでしたが、一年後には8㎏の減量ができました。

やせてみてわかったのは以前は「食べすぎだった」こと。私の場合、三度の食事は気をつけていたのですが、おやつのお菓子が余計でした。もう一つ、「医師に言われて始めたから成功した」とも思います。体に症状が表れていたので、忘れることなく、気持ちの中で意識し続けられたのだと思います。

朝晩に体重計にのることは習慣となり、少しの増減やお正月など食べる量が増える時期でもその後ちょっと注意すれば、元に戻るので心配する必要がなくなりました。

今も同じような食事スタイルを続け、適正体重を保っています。

野菜と卵の簡単な料理

大体次のような料理をくり返しています。

◆卵焼き風

・人参1本をすりおろし、炊きこみわかめ大匙½、桜海老少量、卵2個を入れて混ぜ、フライパンで焼く(蓋をして上側に火が通ったら、ポンと放り上げて裏返し少し焼く)

・にら1把をざく切り、しらす干しと卵2個を入れて混ぜて焼く(人参と同様に)。でき上がりに醤油を少しかける。

◆スクランブル風

・ピーマン4〜5個の横せん切りとしらす干しか、けずり節半パックほど入れて炒め、塩、胡椒で味つけし、卵を入れて炒りつける。

・少量の細切りベーコンを炒め、茹でて細切りにしたブロッコリーの軸も加え、イタリアンパセリと卵を入れて炒りつける。

◆目玉焼きに添えて(フライパンで)

・大豆もやし(200g)をカレー味で茹で(3分砂時計2回分)、ざるにあけ、細かく鋏を入れてポン酢醤油と白すり胡麻をかける。

◆スープ煮落とし卵

・白菜やキャベツをざく切りにし、スープ煮にして、卵をポンとそのまま割り入れる。

太りすぎ、やせすぎを防ぐために

元気に長生きするには、少し太めがよいといわれていますが、太りすぎは、高血圧や動脈硬化を悪化させ、心臓病、糖尿病、痛風などの原因にもなります。また腰や膝への負担を大きくして、体が動きにくくなり一層肥満するといった悪循環を招きます。体重を測って太り気味だったり、少し歩いただけで、膝などが痛くなる場合は、食事で次のようなことを心がけましょう。

・体を作る基本になるたんぱく質は減らさない
　野菜や海藻、きのこなどでかさを増やす
・味つけを薄くしてご飯はややひかえる(おかずの味が濃いと塩分過剰になるだけでなく、ご飯の量も増えてしまう)
・油、甘いもの、酒類はひかえめにする

一般には、75歳以上になるとやせていく人が多くなります。食事量が減って、必要な栄養が摂れなくなるからです。あまり動かないから、それほど食べなくてよいと考える方が多いようですが、人間は、寝たままでも、血液が流れ、内臓が動き、エネルギーを使っているのです。食べる量が減ると、ご飯と汁ものを先に食べ、おかずは残してしまいがち。それでは、たんぱく質やミネラルが不足し、体の調子をくずしたり、血管などがもろくなってしまいます。

食事の際には、魚や肉などのたんぱく質の多いものと野菜類を中心にして食べましょう。ご飯が食べられなければ、おやつにおにぎりやさつま芋を食べるなど、一回の食事量が減る分、おやつを内容のあるものにし、食事の回数を増やすのも一法です。また油を使った料理は、少ない量でエネルギーが摂れるので、マリネなどあっさり味の油料理を工夫するとよいでしょう。

体重が減ってくると、風邪や傷も治りにくくなり、肺炎を起こしたり、軽い病気でも回復しにくくなってしまいます。ときどき体重をチェックして、エネルギー不足にならぬよう自己管理しましょう。(堀江)

4

バランスよく食べましょう

雑食のすすめ

一日に摂る食品の数が減ると、栄養学的にバランスのくずれた食事になります。理想的には、一日に25～30種類の違った食品を摂ることが望まれています。その数が一日10～15種類になると、食事が関係した病気などの問題を生じます。まず手始めに、使っていない手帳などに、その日に摂った食品の数を、「正」の字を書いて一週間ほど記録します。次は、その一週間の平均値より5つ多い数を努力目標にし、目標値を高めていきます。

食品数の数え方　たとえば朝食が、ご飯1、豆腐1とわかめ1の味噌汁、鯵の焼きもの1に大根おろし1、葱1を刻みこんだ納豆1の場合、食品の数は7種類となります。もし昼食にもご飯と豆腐があった場合、それは数えません。

①同じ食品は、一日のうちに何回食べても1品目として数えます。

②外食や既製の調理ずみ食品などは、素材として使われている食品はできるだけ数えるようにします。

③素材として使われている食品がわからない場合は、全体を1品目として数えます。

④栄養素の補給にもなるマヨネーズ、ドレッシングなどは数え、使用量が極めて少ない調味料や香辛料は数えないようにします。

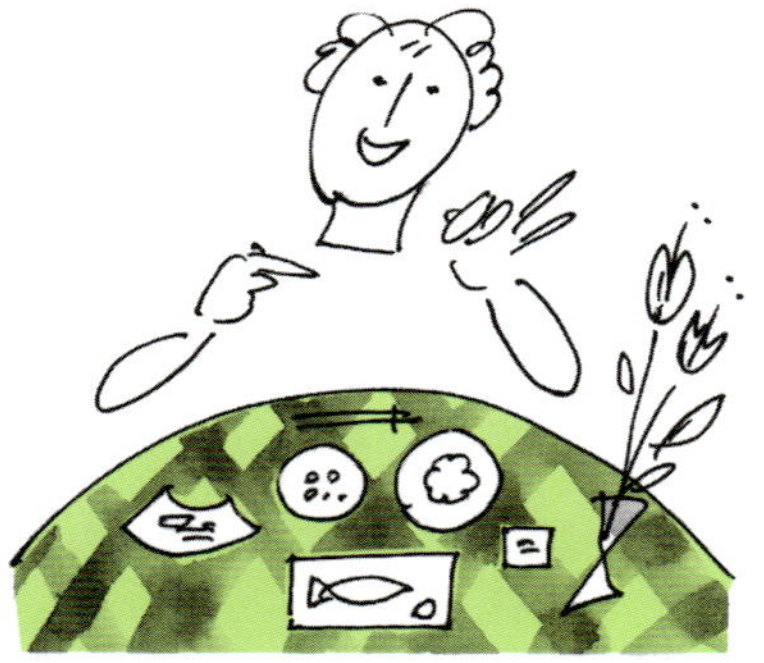

◆野菜のレモンかけ

手持ちの野菜にレモン汁、または酢をかけただけでも2～3日もつ。キャベツ、胡瓜、人参、セロリ、玉葱をせん切りにし、0.5％の塩をして20分おく。野菜がしんなりしたら水分をきってレモン汁(または酢)をたっぷりかけておく。好みのポン酢でいただく。野菜の不足している時に助かる。朝食によく利用している。

外崎琴江・70代・函館市

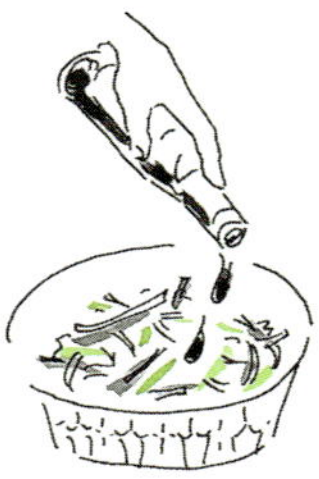

◆梅肉人参の作り方と利用法

人参300gはせん切り、梅干し4～5個は種をとりみじん切りにします。鍋に油大匙2を熱し、人参を炒め、砂糖小匙2と梅干しで味つけをします。

・レタス、胡瓜とドレッシングで和え、サラダに
・もやし、ひじきと胡麻酢で和えて、酢のものに
・玉葱、じゃが芋、ちりめんじゃこと卵でとじる
・大根せん切り漬けと切り胡麻、醤油で即席漬けに
・白菜、生姜と中華ドレッシングで中華サラダに

黒田玲子・60代・新潟市

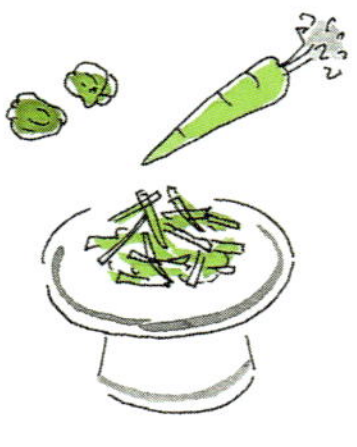

栄養摂取のチェック

①身体状況、活動量、ライフステージに対応した食事を摂っていますか？
（身長に見合った体重については「体重は健康のバロメーター」41頁参照）
②一日に摂った食品の数は25～30種類を満たしていますか？
③ご飯などの主食、肉や魚などの主菜、そして野菜などの副菜がありますか？
④動物性の食品と植物性の食品がありますか？
⑤間食がスナック菓子などにかたよっていませんか？
⑥食材料が加工・調理ずみの食品にかたよっていませんか？
⑦料理の調理法が煮ものなどにかたよっていませんか？
⑧適度に水分を摂っていますか？

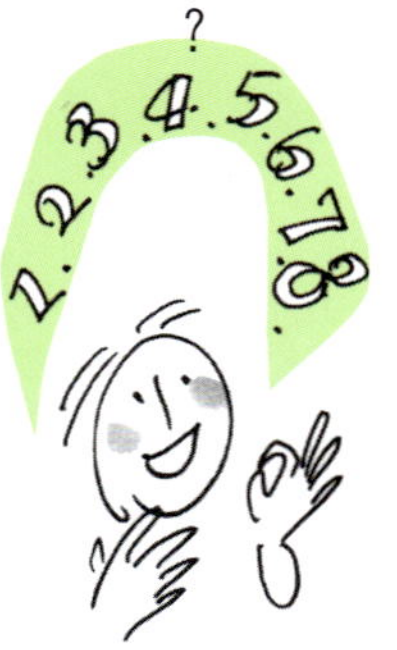

主食とは、ご飯、麺類、パンなど、主にエネルギー源となる糖質を多く含む食品です。60歳代の平均的な健康な男子の場合、ご飯では、茶碗に軽く2杯を一日三回食べる量がほぼ目安です。

主菜とは、魚介類、卵類、肉類、豆類など、血や筋肉など体を作る元となるたんぱく質を多く含む食品です。一日の総目安摂取量は、卵1個、魚の切り身1切れ、豆腐約½丁弱、鶏ささみ1切れ、牛乳1本、チーズ1切れ程度です。

副菜とは、野菜類、芋類、海藻類、くだもの類など、体内での代謝の潤滑油の役割を果たし、また血液や骨格の成分となるビタミンやミネラルを多く含む食品です。摂取量の目安は、芋類、野菜類、海藻類として約300g程度（これは鶏卵約6個分の重さです）、りんご約1個分の重さ程度のくだもの類です。

食べ方の目安としては『主食1、主菜1、副菜1の重さで、動物性食品3～4、植物性食品6～7の割合で。食品数は一食8種類以上に豆類を加えて』ぐらいの数え方でチェックするとよいでしょう。

◆乾燥パセリ

パセリ一束を洗って、太い軸をとる。水気をきって天板に並べ、100～120度のオーブンで15～20分、途中で表裏を返して全体を乾燥させる（オーブンを使った後の余熱利用でもよい）。軽く押さえて軸をはずし、瓶に入れて冷凍する。きれいな緑色のまま、いつでもサラサラと使えるので、サラダ、スープ、オーブン料理などにたいへん便利。

岡崎典子・60代・名古屋市

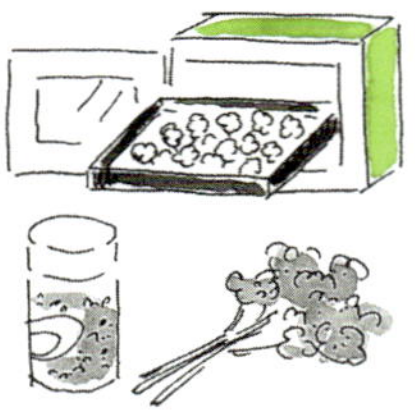

高齢者のための食生活指針

①低栄養に気をつけよう
《一か月に5％以上の体重増減には注意します》
②調理の工夫で多様な食生活を
《何でも食べていますか》
③副食から食べよう
《ご飯にかたよって食べていませんか》
④食生活をリズムにのせよう
《決まった回数で、規則正しく食べていますか》
⑤よく体を動かそう
《無理のない運動量を守って楽しく（下段参照）》
⑥食生活の知恵を身につけよう
《健康や栄養について勉強していますか》
⑦おいしく、楽しく食事を摂ろう
《一人でも多勢でも心豊かに食事を》

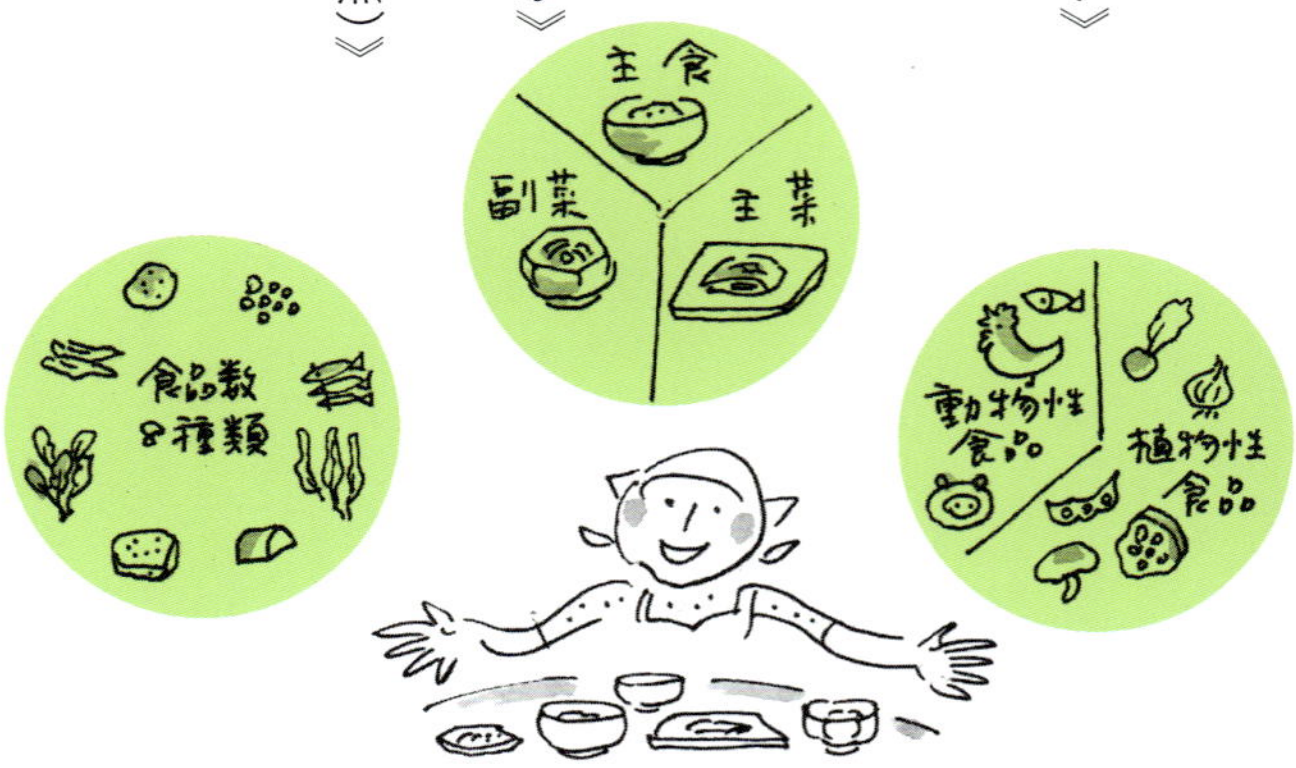

一食の食べ方チェックは〝おおらか藤田流…〟で

運動中の適度な脈拍

年齢	20歳〜	30歳〜	40歳〜	50歳〜	60歳〜
1分脈拍	130	125	120	115	110

（最大脈拍ー安静時脈拍）×0.5＋安静時脈拍

◇最大脈拍＝220ー年齢

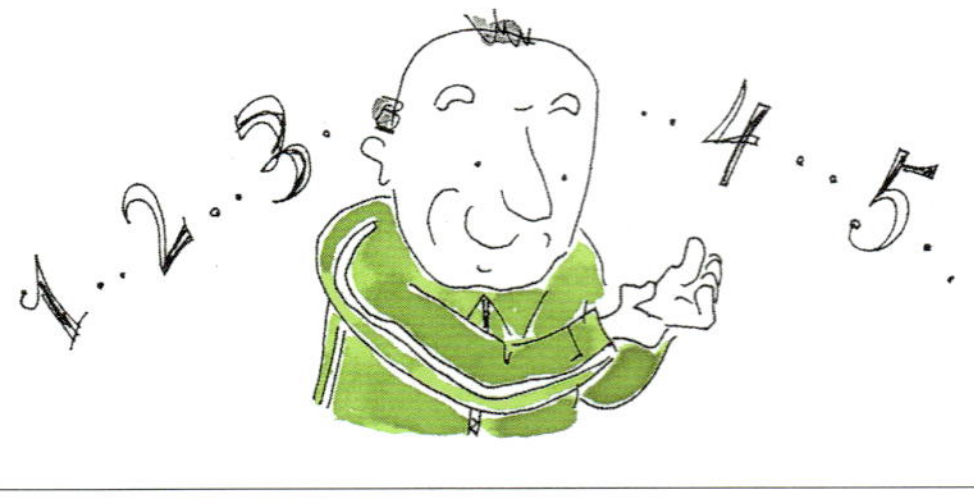

アンケートから 1

おいしく食べるライフスタイルを……

運動や体力作り、生活にリズムをつけることなど、心がけの数々をごらんください。〝健康な食欲〟をもつことは誰もの願いです。

◇早寝早起きで

体の老化と共に、しっかり食欲が出るように早寝早起きが大切と思います。内容は少々違っても、幼児の〝四回食〟のパターンが、老人にとってもよいのではないでしょうか。

（竹原千鶴子・70代・東京都）

◇習慣を変えて

昼食は簡単にすませ、夕食をたっぷりという食べ方がなかなか変えられずにおりましたが、高年になってやっと、朝昼夜を同じ重さにすることが習慣づき、体調にもよいことを実感しております。一汁三菜の食器がならぶ大きさのお盆を使っています。食器を先にならべ、それに見合うものをそれぞれの器に入れるという方向から献立をととのえることもあります。

（今渕よし・70代・札幌市）

◇配分が自然に変化

毎日外へ出ているときは夕食が重くなっていましたが、在宅日が多くなったこと、夕食にそれほどたくさんは食べられなくなったことなどから、三食の配分が自然と変わりました。野菜一日400gの目安量の配分は、朝・昼が120～130g、夕食で150gくらいです。この程度が無理なく自然な状態と思います。

（井上喜美子・70代・国分寺市）

◇とれたて野菜のありがたさ

家の南側に30坪ほどの畑（半分は花や樹木）があり20種類の野菜を作っています（ほうれん草、小松菜、ピーマン、大根、人参、にら、アスパラガス、豆、じゃが芋、ねぎ、にんにく、なす、三つ葉など）。とれたての野菜を即座に調理、このおいしさは最高の幸せと思います。

（谷口麗子・60代・帯広市）

◇簡単な運動を

私は低血圧症ですので、朝、床の中で乾布摩擦と、簡単な手足ブラブラと、屈伸運動をしてから起き、6時半からのラジオ体操をして（ときには15～30分の散歩をして）朝食をとるようにしています。

（小川嘉代子・80代・京都市）

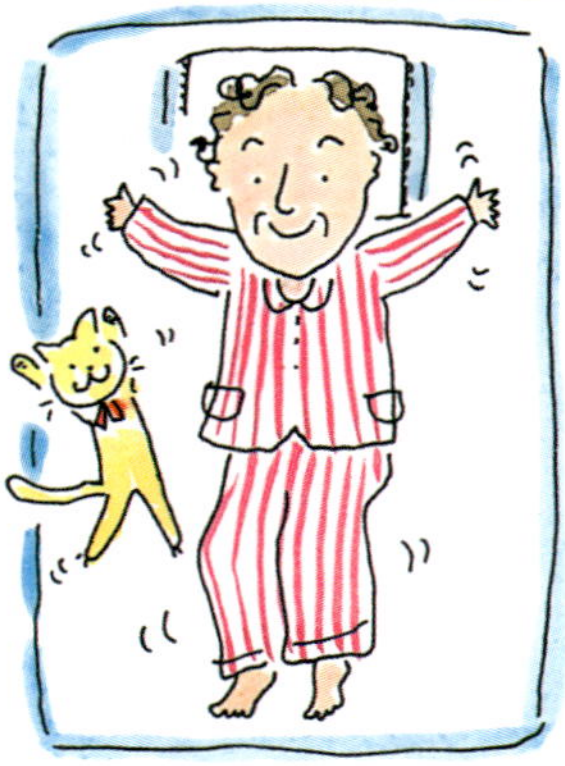

◇新しい料理にも挑戦

食欲もあり元気ですが、やはり嗜好が変わり、魚の主菜が増えて野菜がおいしく、目安量で充分と思うようになりました。夫も在宅するようになって四～五年、私は外出が週に3～4回ありますが、食事時刻は朝夕定刻を守ることができますので、健康につながっていると思います。料理は好きで、新しい調理法も次々やってみます。夫はなかなかOKを出しませんが、こりずに挑戦しております。

（宮田周子・70代・横浜市）

◇テーブルを美しく

母は十七年前に脳血栓で倒れて以来重度の障害をもっています。わずかに動く右手でも食べやすい食器（ごく一般的な食器）を選んだり、きれいに盛りつけた器をバランスよく配置したり、食卓に草花を添えたり、食欲をそそる工夫も楽しい毎日です。盛りつけによって食欲はかなり左右されると思います。

（佐藤秀子・50代・北海道）

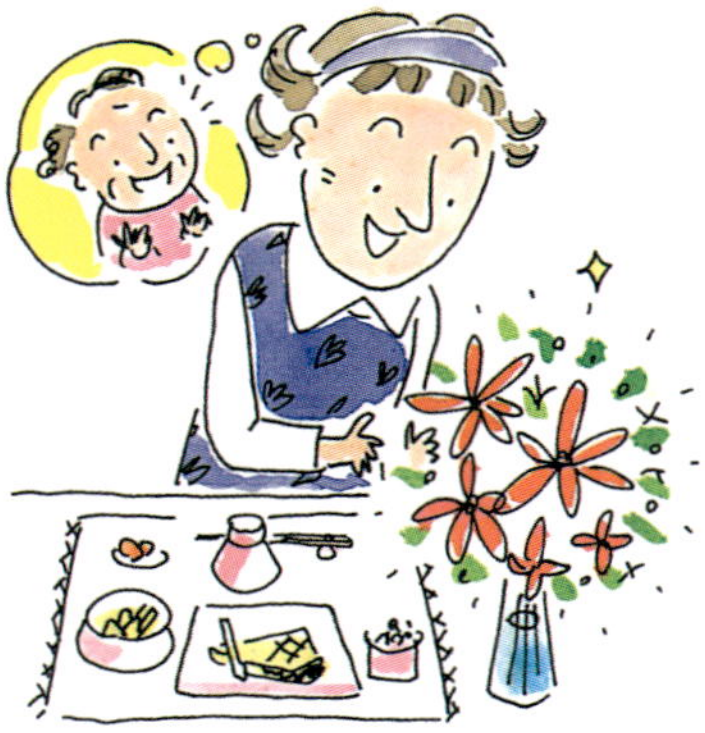

◇外気をとりこんで

母は晩年足が弱っておりましたが、少しでも体を動かす、外の空気にふれるなどして食事がおいしくいただけるように気をつけておりました。

（野谷久仁子・50代・東京都）

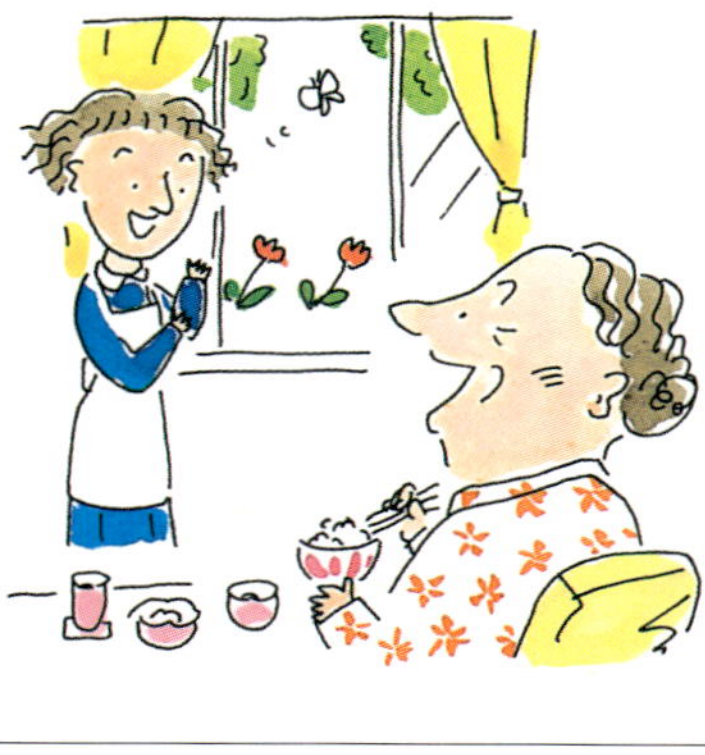

◇時間を守って

食事時間を決めて守るようにすると、同じ時間におなかがすくのでおいしく食べることができます。同居の母は84歳ですが、食事時間が30分も違うとすぐに調子がわるくなる（どうしてと言いたくなるほどてきめんに）ので、外出などで遅くなりそうなときや来客のときは前もって作っておき、間に合わせるようにしています。

（進藤紀子・60代・宮崎市）

実例でつづる

ふだんの三食を楽しく

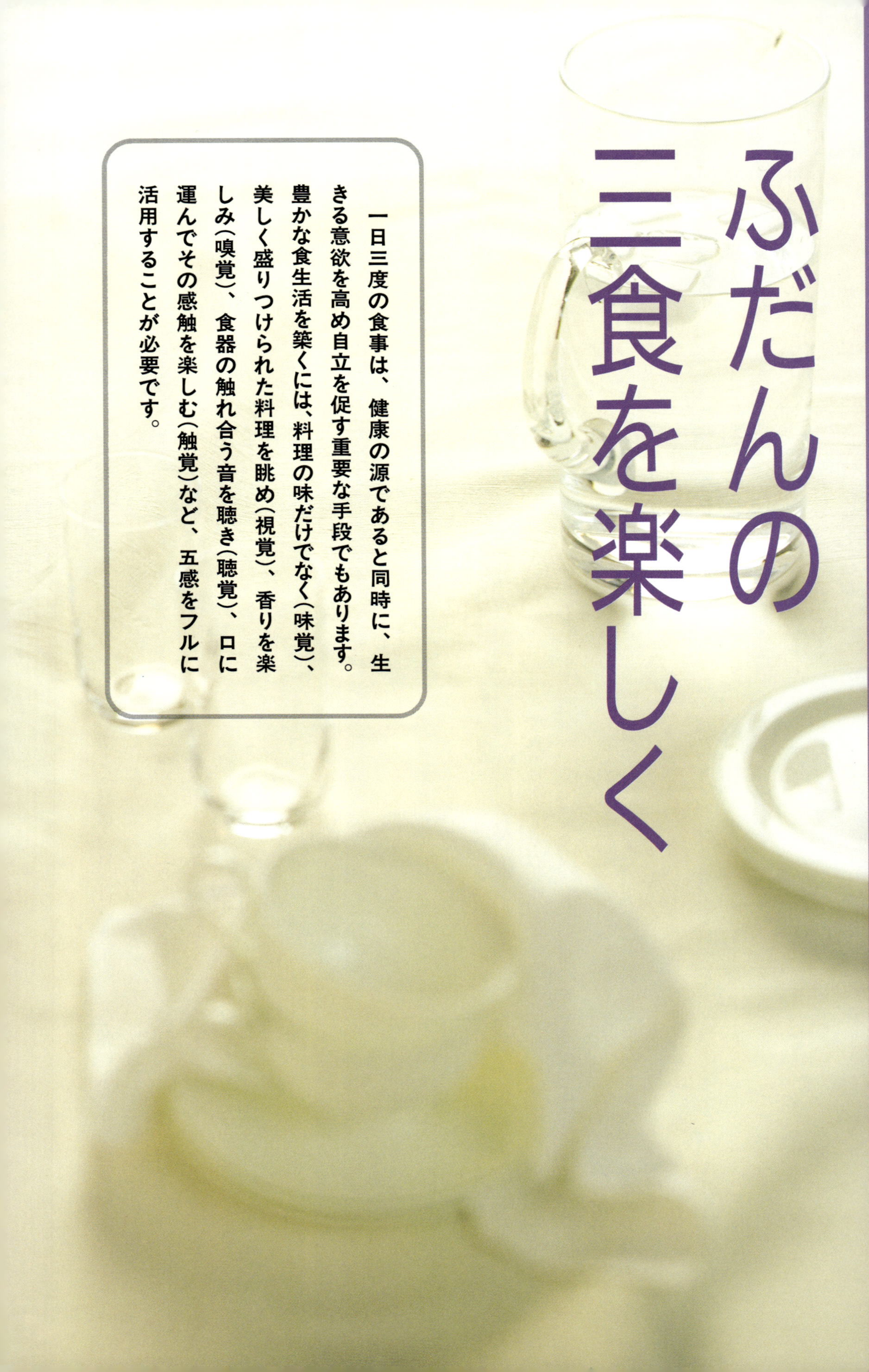

一日三度の食事は、健康の源であると同時に、生きる意欲を高め自立を促す重要な手段でもあります。豊かな食生活を築くには、料理の味だけでなく（味覚）、美しく盛りつけられた料理を眺め（視覚）、香りを楽しみ（嗅覚）、食器の触れ合う音を聴き（聴覚）、口に運んでその感触を楽しむ（触覚）など、五感をフルに活用することが必要です。

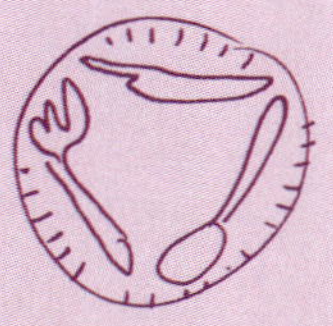

食べ方上手に

食事はなぜとるのか

「何をどれだけとればいいか」ということには注意をしても、「どのように食べるか（食事の時間、量、回数）」まで気をつけている人は、少ないものです。

望ましい食事のとり方の原則は、それぞれの生活スタイルにより違います。食事は、体の機能を保ち、活動に必要なエネルギー源である血糖（ブドウ糖）値を、いつも最適な状態（100 mg／100 ml前後）に維持できるようにとることです。

食事の回数は

年をとると、消化管、とくに胃の容量が小さくなり、一度にとることのできる食事量が少なくなります。その結果、次の食事まで血糖値を適切に維持することが難しくなります。このような場合、一日の食事は三回という考え方にこだわらず、四回食にすることも必要となります。

食事の時間は

たとえば、午後から体を動かしエネルギーを積極的に使っている方と、一日中テレビの前に座っている方では、エネルギーの使われ方が違います。食事からエネルギーを補う方法も当然違ってよいでしょう。前者では、朝食より昼食と夕食の量を増やした食事が、後者では三食とも同じ量の食事が望ましいことになります。

目安としては、起きている時間1時間あたり約100 kcal程度です。たとえば朝食が8時で昼食が12時の場合、朝食には約400 kcal程度の食事が適当です。また、12時に約500 kcalの食事しかとれなかった場合、適切な夕食時間は、家族より少し早めの5時頃となります。もしそれが無理な場合、4時頃に栄養バランスのとれた少量の間食をとり、その後、家族と一緒に夕食をとるなどの工夫も必要です。自分の生活に合わせ食事の時間や配分を決め、それを規則正しく守ることです。

食器について

わが国では古くから、食器は、それを使う人の体のサイズに合わせるという文化があります。たとえばお箸の長さは身長の約15%が、お茶碗の直径は8%で、高さは4%が最も使いやすいようです。家族それぞれが自分の体や好みに合わせた独自の食器を持ち、個々を大切にすることは豊かな食卓づくりに欠かせません。（藤田）

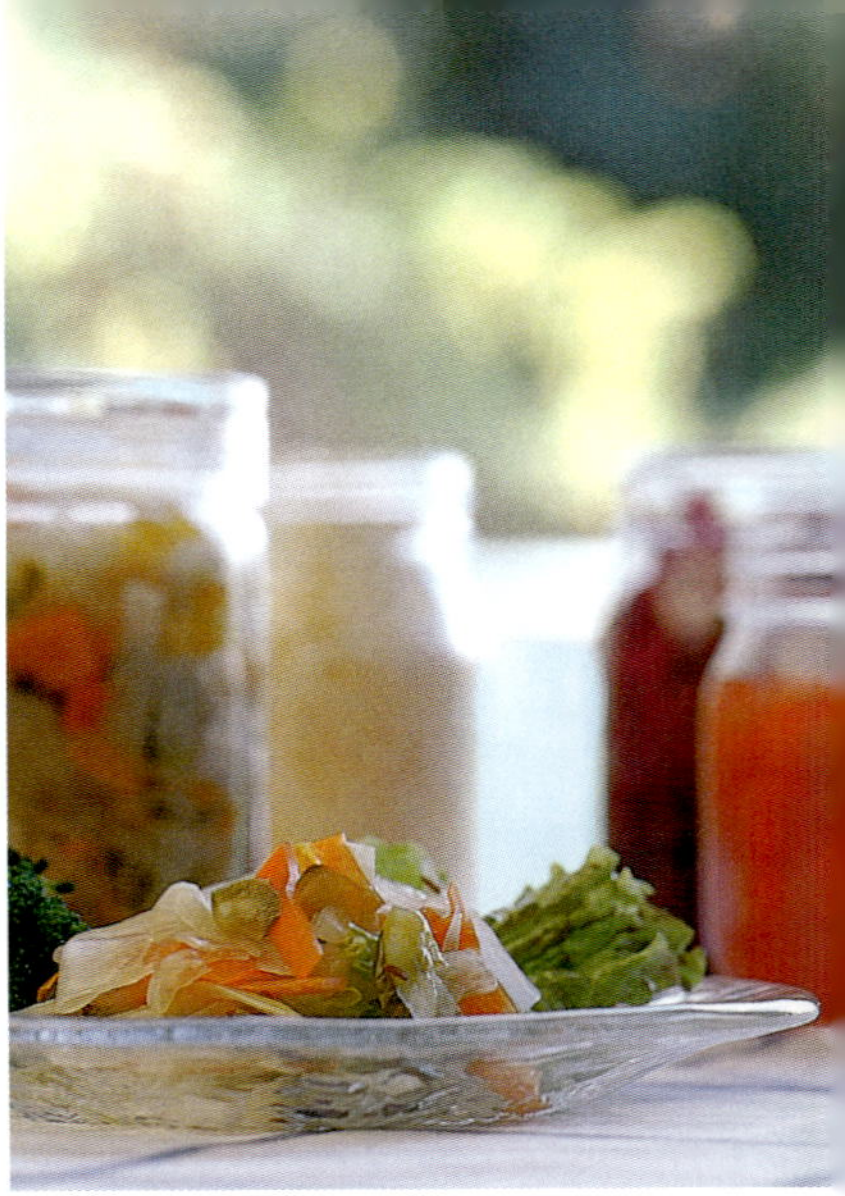

毎日決まったスタイルの朝食で一日を始める岡崎さん。「お台所でいろいろ工夫したり整理したりするのが、おっくうでなく好きです」という姿勢が食事をゆったりと楽しむ暮らしにつながっています。写真は朝食向きの〝野菜五品のピクルス〟（本文参照）

四十年続いているドイツ風朝食

岡崎典子・60代・名古屋市（夫婦二人暮らし）

息子二人が独立し、夫と二人暮らしになって五年が過ぎました。

年二回くらい血液検査を受け、血糖値、コレステロール、ヘモグロビンA1c、中性脂肪、血圧などを診ていただいて、心配な部分、安心な項目を確認し、食事内容も自己管理しております。「食品80キロカロリーのガイドブック」は座右の友です。

時間を守ってゆったりと

シニア二人の食事は、毎日決まった時間にとることを大切にしています。朝食8時、昼食は12時（二人共家にいる日）、お茶3時、夕食6時30分。大きなテーブルでゆったりと時間をかけ、多すぎる食器を使って楽しんでいます。

朝食には、トースト、牛乳1カップ＋コーヒー、チーズ1片、ハチミツ大匙1、くだもの（1〜2品）、ヨーグルト（大匙2〜3）が登場します。この6点の組み合わせは夫からリクエストされたもので、結婚以来毎朝楽しく、それはそれはおいしそうにいただいております。もとはといえば、ドイツ人の神父様が一年三六五日変わらず召し上がっておられたもの。これに冷蔵庫に常備してあるピクルスなど、酢味の野菜をつけ合わせます（左頁参照）。チーズは四十年前には種類が限られ、手に入りにくかったものですが、今はブルーチーズ、ゴーダチーズなど、いつも2〜3種用意しています。ヨーグルトは、ジャムやハチミツを混ぜたり、苺、桃など柔らかいくだものにかけたりしていただきます。

夕食は一週間のうち和食を五日、洋風を一日、中国風を一日。材料は、魚1・豆1・野菜4の割合で、たんぱく源の2倍の野菜を摂ることを大切にしています。和食の献立には一汁三菜あるか、副菜に甘味、鹹味《からみ》、酢味とあるかなどを見て、足りないものを増やします。洋風の日には、ホワイトソースを使ったものやパイも登場します。若い頃、フランス料理はホワイトソースとパイができれば一人前と教わって以来、何十年も作ってきたので、今でも気軽にこしらえます。

食事の重さのバランスは朝3・昼3・お茶1・夕3。食品数は主食と調味

	1日を10として考える割合	主食以外の食品数の目安を1日20として
朝	3	6品種
昼	3	6品種
お茶	1	2品種
夕	3	6品種

食べ方のバランス

料を除いて一日20品目と考えて、朝6品・昼6品・お茶で2品・夕6品を目安にします。「青菜60g、大豆と大豆製品80g、海藻2g、芋50g、心していますか?」と毎日自分に問いかけています。

手放せない三つの道具

結婚のときガスオーブンを購入、以来私の〝右腕〟のように使って、今三台目です。忙しさが増すと共に、次にスピードカッターを求め、パンこねから野菜刻み、肉ミンチ、ペースト、卵白の泡立てと使わない日はないほどです。そして60代に入ってから食器洗い機を入れました。作ることや招くことが大好きで、人の出入りが多く、八人分前後の後片づけがたいへんと疲れを感じるようになりましたので、便利に使っています。とても満足な三つです。

買いものは、歩いて15分のところに個人店の入っている昔からのスーパー、30分のところに安売りのお店、45分のところにちょっと高級品も揃えているおしゃれなお店があります。一日の予定、仕事量、運動量などを考えながら、楽しんでこの三店を歩いて買いものをします。

ニュースを見ていますと、農薬、二酸化炭素、ダイオキシンなどの環境問題、また「崩れていく一日三食」という食生活のことなど、気になることは多々ございます。身近なところで、学ぶ姿勢があればいくらでも勉強できるものと思います。その努力が少しでも社会をよくする風になれば、と願っています。

朝食に合う酢味の野菜

やわらかな口あたりの合わせ酢が、野菜の味を引き立てます。100gの野菜が簡単に摂れます。

[野菜五品のピクルス]

材料

大根(またはキャベツ、蕪)
玉葱(いつでも入れる)
セロリ(　〃　)
人参(　〃　)
胡瓜(または色ピーマン)
（以上）計 500g
＊旬の野菜を中心に自由にとり合わせてよい

塩 大匙2/3～1 (塩揉み用)
(冬は材料の2％、夏は3％が目安)

合わせ酢

水 カップ1/3
酢 カップ1/3
砂糖 カップ1/3
（以上）同かさずつ合わせる

ベイリーフ 1枚
キャラウェイシード 小匙1
＊じゃが芋やトマトのように塩揉みできない野菜の場合は、塩小匙1を加える。

作り方

野菜を刻んで塩をふり、軽く揉んで絞る。
鍋に合わせ酢の材料を煮立たせ、絞った野菜を入れて火を通す。その度合は「胡瓜の緑色が失せるくらい」が目安。火を通すと日もちもよい。
容器に入れて冷蔵保存。

合わせ酢の量について

〝いつものおいしい味〟に仕上げるには、合わせ酢を次のように、野菜の絞り汁の量と同量を目安にして作るとよい。
【野菜絞り汁の量】＝【水＋酢＋砂糖(かさ)】
例 【絞り汁150cc】＝
合わせ酢【水50cc＋酢50cc＋砂糖50cc】
＊絞り汁は目安にするだけで、合わせ酢には使わない

旬の野菜単品でも作ります

[紫キャベツのピクルス]
美しい紅色のザワークラウト風。

[じゃが芋のピクルス]
3～4㎜厚さの短冊切り、さっと茹でて漬ける。

[ミニトマトのピクルス]
皮を湯むきして丸ごと漬ける。

昼食をしっかり、夕食は軽く

村川協子・60代・岡山市（夫婦二人暮らし）

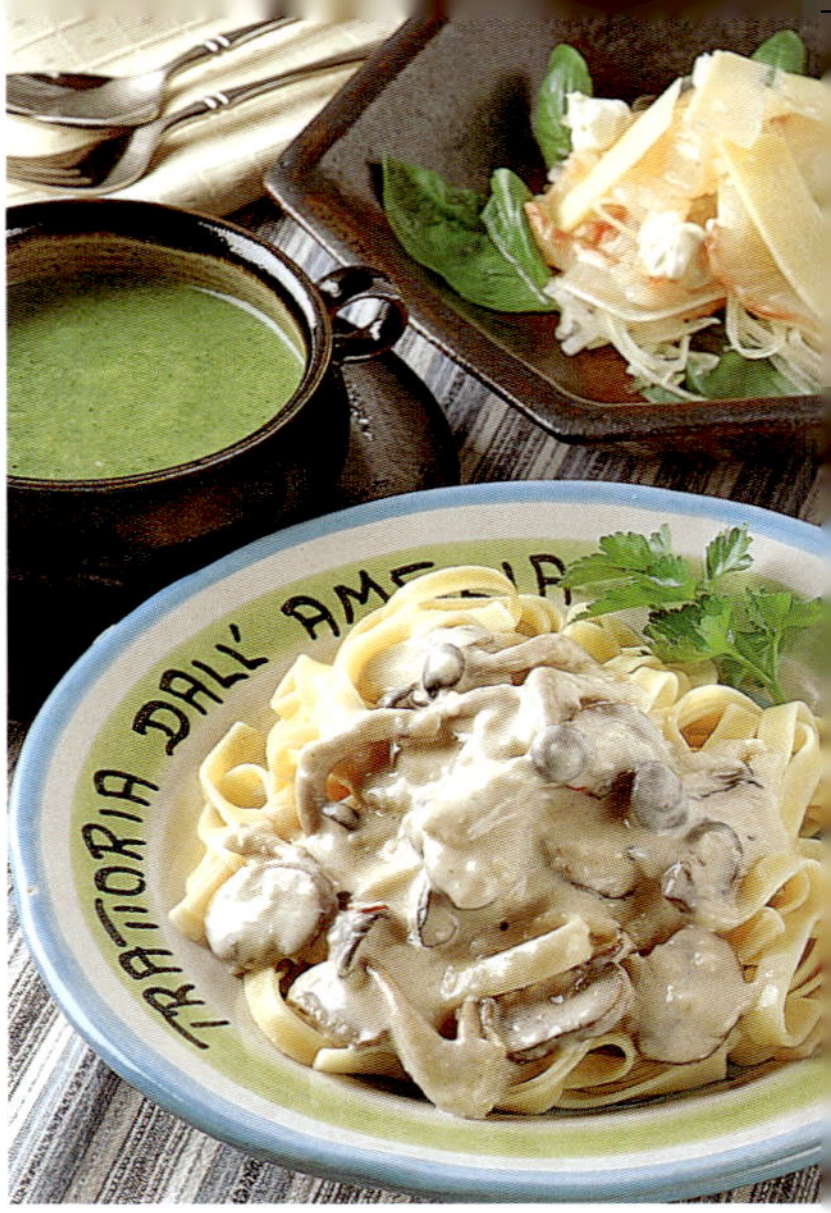

かつて家庭看護をしていた頃の食生活の工夫が、今の暮らしにも役立っているという村川さん。「手早いことがモットーですから、その陰でなすべきことには時を惜しまず、手を惜しまず、楽しいひとときです」。写真は左下の表1日目の昼食（上）と夕食（下）

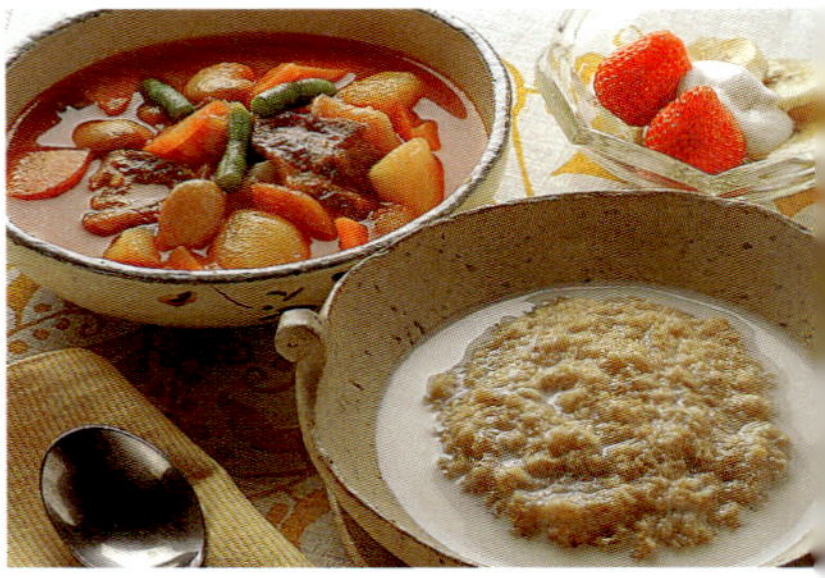

住居の東南に位置するダイニングキッチンは私どもの健康の源です。来訪客と語りつつ食卓を囲むのもこの場で、心と体のエネルギーの泉といえましょうか。私は二人の子育てに続いて約十三年間の老人看護を経験しました。自宅療養で舅姑が自分の部屋とダイニングとを食事のたびに往復する時代から、二人の食事を運ぶ時代（寝たきり三年半）もありました。あれから二十年が過ぎ、自分たちが老齢期に入ろうとしている今、私が心していたいと思いますのは、

・自分のことは自分でする
・あまりまわりを頼らない
・好奇心をもって味、香り、彩りの観察を
・食べもの、着ものを美しく
・無理のない運動をゆっくり、自然に
・失敗をありのまま助けてもらう
・多くの感動を忘れず、読み書きをこまめに

といったことです。

思い起こせば、高齢の両親は食事だけが楽しみな日々、お見舞いの来客も多い中で、おいしい食事がすぐできるように、柔らかく温かいものを出せるようにと、下ごしらえに手をかけるようになりました。チーズやピーマン、牛肉が苦手など好き嫌いの多い両親でしたが、嫌いなものを除外するのは親切ではないと思い、体によいものは何とかして食事にとり入れました。粉チーズをそれとわからないように朝のスープに入れることから始め、「おいしい」と食べてくれるうちに、いつか塊のままのチーズでも食べられるようになりました。その他、経済も栄養もバランスよく考え、ちょうど食べきれるくらいの量を盛りつけ、目先を変えたり、ときには庭で食事をして気分を変えたり、また病気でない限りあまり特別扱いしないことなど……、もう大分忘れましたが、私が自分のシニアの生活を想うとき、そこにはこのような経験が影響していることを感じます。

買いすぎ、摂りすぎを防ぐために

現在、わが家の献立や食材（左表参照）は若い時代そのままのようですが、エネルギー量は一日1500kcalを目安に、塩分と脂質を控え、糖分も摂りすぎないように注意します。朝は鉄分とカルシウムを必ず摂り、昼を少々重く、夜はなるべく軽くしています。週に一～二回夫がパンを作り、焼きたてをいただけることもあって、二人共パンが大好きです。オートミールやパスタ

も含めて米飯以外のものを主食にすることが多く、それが「昼食をしっかり、夕食は軽く」を実行しやすくしているのかもしれません。夕食は落ちついた雰囲気で彩りもよいようにと心を配りますが、そんなにどっさりはいただかないのが、すっかり習慣になっております。

目下、卵料理に使う卵は一人半個としています。茶碗蒸し、卵とじなどその量でちょうどよく、スペイン風オムレツなどは1切れが卵半個分の量になるよう切り分けます。卵は料理のつなぎや衣、またケーキにも使うので、これでだいたい一週間に二人で15個の消費量となっています。

動物性たんぱく質を摂りすぎないためには、1切れの重さを計って覚えておくとよいと思います。たとえば、鰯のマリネは1匹を開いて40gと覚え、朝食には片身2枚をサラダに添える、焼豚ならスライスしたもの2枚（約30g）でよい、というように。

買いものは、一週分から半月分ぐらいをいつも夫と二人でまとめ買いします。帰宅後すぐ私が食材を計量し、夫がレシートに記入（一か月の食費と摂取量検討のため）、そして魚肉、野菜共に半調理して保存場所へ収納します。買いものに行く回数はだいたい週に一回ですが、必ず半調理の時間のとれる日を選んで行きます。ときには使いきる日をつくり、その日は少々食材が欠乏しても冷凍保存のものや乾物を利用して内容を補います。

料理、買いもの、掃除……と元気に家事をするのは楽しく、また徒歩50分の教会往復もよい運動になります。そのほか週に一度、夫と二人で泳ぎに出かけます。平泳ぎで1500メートルを45分で泳ぎ、呼吸器をめいっぱい使って、頭の中が空になるせいか泳ぎながらいい知恵が湧くこともあり、とても楽しみなリフレッシュタイムです。夫もプールのどこかで悠々と泳いでいます。夕食直前に帰宅して、その夜は二人共熟睡、翌朝気分爽快で目覚めます。

食欲は体調にもよるので、生活リズムを自然のうちに守り、心身共に健やかに過ごしたい。高齢化社会となっても一人一人の老人が自分の体調に気をつけて、毎日を感謝のうちに平穏な心で過ごすお互いでありたいと思います。あのアメリカのグレンさん（98年77歳で宇宙飛行）のように、希望と夢をもって地球を観察したい、その心で！

3日間の献立

朝	パン　ピーナッツバター 牛乳　コーヒー　グレープフルーツ グリーンサラダ アスパラガス　蕪の葉　レタス 鰯のエスカベーシュ　玉葱　パセリ	焼きたてワッフル　レバーペースト 牛乳　コーヒー　グレープフルーツ さっぱりピクルス 蕪　玉葱　カラーピーマン　カリフラワー 鰯のエスカベーシュ　玉葱　パセリ	パン　トーフミールのペースト 牛乳　コーヒー　グレープフルーツ 温野菜サラダ 卵　キャベツ　玉葱　セロリ　パセリ 鰺のマリネ　玉葱
昼	スパゲッティきのこクリーム きのこ3種　生クリーム　オリーブ油 白身魚のカルパッチョ 鯛　玉葱　ルコラ　チーズ　サワークリーム スープ スープ　ブロッコリー　玉葱　セロリ	三色温ずし 鮭そぼろ　炒り卵　海苔 清汁 だし　豆腐　わかめ　春菊 和えもの 小松菜　ピーナッツバター	和そば 油揚げ・椎茸甘煮　山芋　海苔　葱 サーモンソテー　甘酢漬け　南瓜 和えもの ほうれん草　胡麻 金時豆の甘煮
お茶	アイスボックスクッキー 紅茶	蒸し芋のバター焼き ほうじ茶	赤芋きんとん　金柑甘煮 抹茶
夕	オートミール・牛乳 豆入り野菜スープ 白いんげん　豚肉　じゃが芋　人参 苺とバナナのヨーグルトソースかけ	ブルスケッタ　パン　トマト　バジル ミネストローネ 茹で豆　トマト　玉葱　セロリ　パスタ りんご	ご飯　豚汁　鯖塩焼き　おろし大根 煮もの　結び昆布　印籠煮 きんぴら　大根皮　人参　黒胡麻 ぶどう

青文字は前もって作っておくもの

一か月の調理法パターンを活用して

岡田幸子・60代・高知市（夫婦二人暮らし）

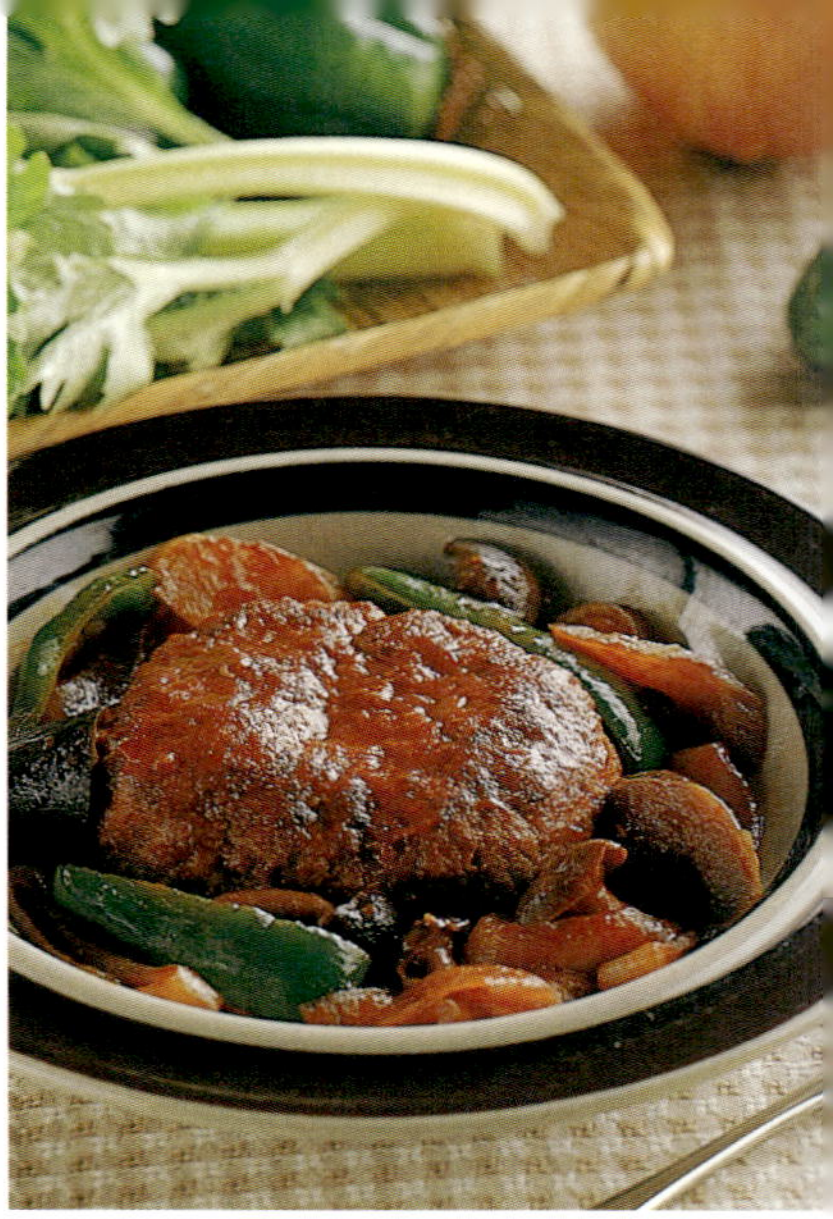

ふだんの日の献立は曜日ごとに夕食の主菜を焼きもの、煮もの……と調理法でふり分け、さらに4週間の変化をつけたパターン（左表）を利用している岡田さん。「シニア二人のわが家ではハンバーグは野菜と一緒に煮こむ〝煮もの〟になりました」（写真）

住み慣れた東京を離れ、夫の郷里であるこの地に暮らすようになって十三年になります。夫は30代から血圧が高く、私は減塩とバランスのよい食事を、と努めてきました。効果は目に見えてあらわれ、二十年来、毎年の検診結果はほとんどが正常値で、五年前には夫の主治医から「よい食事をしているんですね」と言っていただいて、本当にうれしいことでした。

夕食の献立は左のような一か月サイクルの調理法パターンを作って活用しています。メニューが片寄らず、変化がつき、毎日あれこれ悩まなくてよいので、気が楽です。献立を先に決めて買いものに行った時期もありましたが、思い通りの品物がなくて困ることが度々。この表くらいの心づもりですと、店先で融通がつきやすく、私にはピッタリの方法でした。

今の暮らしに合わせて

シニアの生活となった現在、実際の献立記録をみますと、揚げものの回数が減り、手早くできる焼きものや生ものが増えています。以前ほど台所に長時間立っていられず、野菜の煮しめなど副菜に手をかけると主菜は簡単な料理になってしまうので、どのお料理に重点をおくかを考えるのも大事なことと思えてきました。この調理法パターンは、外出や買いものなど、曜日ごとの予定に応じて縦列を入れ替えられるので、たとえば「自由」の日を一日設け、もともとレパートリーが少なかった蒸しものと炒めものを同じ曜日（隔週で）に変更しようかしらと考えています（表下参照）。

年をとると思ってもみなかった体の衰え、変わり方を経験します。家事一つとっても家族が多かった頃より単調になったはずですのに、同じ時間で六、七分通りしかこなせなくなりました。健康面では、夫は四年前、脊髄性小脳変性症と診断され、現在は前立腺肥大も加わりました。私もここ数年、中性脂肪が増え、狭心症の発作も経験しました。どうして？食生活には昔以上にあれこれ気をつけているのに……と思ったこともありましたが、若いときはもっとできたのに、もっと元気だったのに、とは思わないようにしようと決めています。体の変化を素直に受容し、いろいろな能力を内輪に見積もって、故障を起こさないようにと気をつけています。そうしていると、心にかかる負担が軽くなるような気がします。

1か月の調理法パターン（夕食の献立の参考に）

曜日	日	月	火	水	木	金	土
調理法	ご飯もの	焼きもの	煮もの	蒸しもの	揚げもの	生もの	炒めもの
第1週	炊きこみご飯	網を使う	魚介	肉類	天ぷら	魚介	洋風の味つけで
	和 鯛めし かやくご飯 秋刀魚めし 洋 パエリア ピラフ 中 中華ちまき	魚 肉 油揚げ 生揚げ	シチュー スープ煮 味噌煮 カレー煮	重ね蒸し （豚　白菜） 蒸しささみサラダ （人参 胡瓜 錦糸卵）	魚介類 野菜 ちくわ肉詰め かき揚げ （ちくわ 蒲鉾 玉葱）	刺身 たたき 酢じめ（鯵　鯖） 醤油漬け（鰯）	ガーリック炒め （魚介　野菜） ベーコン炒め （じゃが芋　人参）
第2週	どんぶりもの	フライパンを使う	肉類	魚介	パン粉をつけて	肉類	中国風味つけで
	魚 蒲焼き （鰻　穴子　鰯） 天ぷら 肉 そぼろ メンチカツ 親子	鍋照り焼き ピカタ パン粉焼き 餃子	すき焼き 肉じゃが シチュー 煮こみハンバーグ ロールキャベツ	酒蒸し ワイン蒸し 松前蒸し	魚のフライ チキンフライ 芋コロッケ 豆腐 （チーズをはさむ）	牛たたき 生ハム	牡蠣ソースで （豚挽き肉　春雨） 塩味で （豚　榨菜　ピーマン） 味噌味で （豚　白髪葱）
第3週	すし	オーブンを使う	魚介	挽き肉	片栗粉をつけて	鶏・魚（湯引き）	魚介を使って
	巻きずし 押しずし ちらしずし	ミートローフ グラタン （茄子　挽き肉） （オニオンスープ） いわおどり	ちり鍋 （豆腐を主にして） おろし煮 （揚げてから） おでん	卵巻き蒸し いが蒸し コーン蒸し 焼売	たつた揚げ 南蛮漬け 豆腐 （揚げ出し）	わさび醤油で （いか　胡瓜） 重ね漬け （ささみ　レモン） オイル漬け （塩鮭　玉葱）	海老のチリソース 八宝菜
第4週	麺類	ホイルで包む	肉類	卵	素揚げにして	野菜を主にして	卵・豆腐を使って
	和 鍋焼きうどん 鯛素麺 スパゲッティ （きのこ　海苔） 洋 スパゲッティ 中 炒・冷・温	オーブンまたは フライパンで （魚切り身　玉葱 マヨネーズ　レモン）	紅茶煮 さっぱり煮 チキンロール 肉団子トマト煮 ドライカレー	茶碗蒸し 小田巻き蒸し 卵豆腐 空也蒸し	あんかけ （魚に野菜あん） （わんたんに甘酢あん） つくね （鶏と魚を3：1で）	マリネ 山かけ 大根おろし和え	芙蓉蟹 麻婆豆腐 炒り豆腐

週ごとの変化のつけ方は材料別、味つけ別、調理器具別などいろいろです。
料理名を書きとめておくとそこからも発想が広がります。

今の暮らしに合わせて考えた新パターン

曜日	日	月	火	水	木	金	土
調理法	揚げもの	自由	焼きもの	煮もの	蒸しもの・炒めもの	ご飯もの	生もの
予定		生協宅配日 届いた品物で急に変更することがある	主人デイサービス デイサービスの昼食の献立と重ならないように	書道（隔週で）	主人デイサービス 蒸しもの、炒めものはレパートリーが少ない	茶道（隔週で）	買いもの

体の〝年齢〟に合わせて楽しく

奥本民代・70代・横浜市（夫婦二人暮らし）

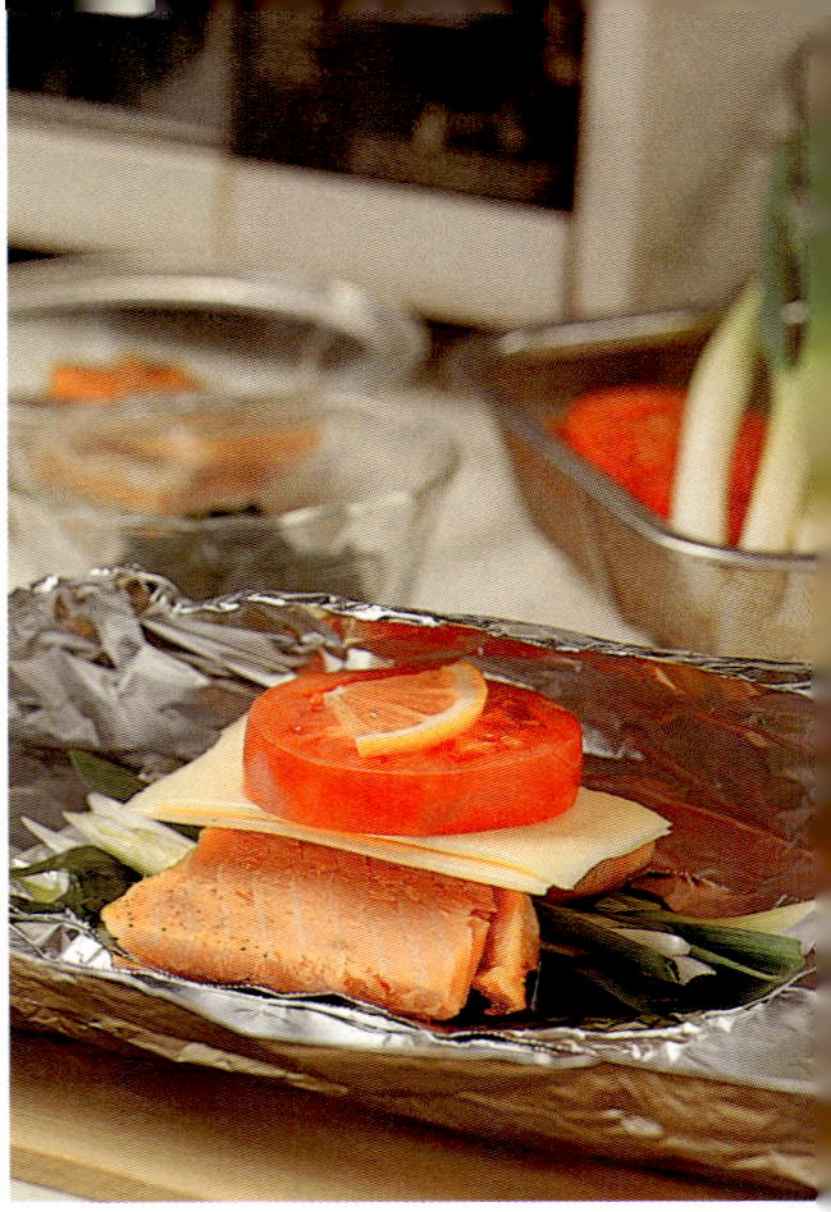

ホームヘルパー養成講座に長年かかわってこられた奥本さん。「私が外出していても、夫一人で食事用意ができるように工夫しています。食欲や嗜好は日によって違うので、そのとき食べたいものを選べるようにと、冷凍品や常温保存食品も活用します」（写真はオーブントースターで温めるだけの、鮭のホイル焼き）

自分の体をよく知ることが大切……早く老化したところ、それほどでないところと老化の速度は体の部分によって違います。私は若いときからひざに故障があり、歯も部分入れ歯です。でも視力は近視ながら本を読むこと、字を書くこと、パソコンなど機械の使用には不自由しません。また「食いしんぼう」でおいしい料理を作りたいファイトもあります。自分を直視して老化したところは無理しないよう、まだ残っている機能は充分に使って楽しく生活したいと思います。

娘がわが家に来てお料理してくれたとき、その味つけ、切り方、素材の固さなど口に合わず、せっかく作ってくれたのにと思いながら、全部は食べられないことがありました。好みの料理を自分で作れる現在を感謝すると同時に、お年寄りと共に生活する若い主婦の、老人にも子どもにも配慮して食卓をととのえることのたいへんさがよくわかりました。食べることは一生続きます。自分なりの努力や工夫で、できる限り自立して生活したいものと思います。

買いものは配達を利用

ひざを痛めてから、重い荷物は持たないように注意しています。福祉グループのお手伝いなど、ボランティアの場では一日中立ちづめの企画でも参加したいので、ふだんの暮らしでひざを大事にしています。その術の一つとして荷物運びは〝配達サービス〟を買うことにしました。外出したついでに、デパートの催しものなどで楽しみながら買うこともありますが、重いものを持って帰るようなことは、まずありません。

・近所の店で…野菜は品物を見て選び、配達を頼みます。くだものは、みかん、メロンなど保存のきくものは箱で買い、苺、ぶどうなどは外出の折に買って帰ります。

・共同購入…「生協」「大地を守る会」などに一週間単位で肉、魚、一部の野菜を注文。冷凍、冷蔵の状態で宅配してくれます。冷凍品専門の業者にも月に一度届けてもらいます。勝手口から二、三歩のところにある物置に古い冷凍冷蔵庫が置いてあり、私が留守のときでも入れてもらえるようにしています。

・デパートの通信販売…レトルト食品（カレーなど）、季節食品（芋など）を箱で買います。

・夫に頼むもの…牛乳は、夫が近くのスーパーに買いに行きます（週一回くらい）。

夫婦各々の〝こうしたい〟を大事にして

お互いの生活を楽しむため、食事支度の負担を軽くしたいと思い、私が食事時間に帰れなくても夫一人で食事ができるようにしています。まな板、包丁を使うことは私がしておき、電子レンジやオーブントースターで温めるのは夫が自分でします。夫も物の置き場所がわかっていること、ある程度選ぶ楽しみがあることがポイントだと思います（左参照）。

庭仕事と囲碁を〝晴耕雨碁〟で楽しむ夫は、朝は4～5時起き、昼食11時、夕方5時には夕食にしたいというペースで生活しています。相手に合わせようとお互いが無理するのでなく、それぞれを認め合い、共に在って楽しといえる暮らし方を探し求め、大切にしていきたいと思います。

夫が自分で食事を用意するために

下ごしらえしておく野菜、半調理品など、わが家でよく作るものとその置き場所は次の通りです

◇冷蔵庫の目立つところに

［半調理した主菜］ オーブントースターで温めるだけで食べられるもの
・ホイル包み焼き…魚、きのこ、野菜などホイルに包んで
・鰻の蒲焼き……市販の一串に酒を少量ふりかけて
・粕汁のグラタン…ご飯の上に粕汁の具をのせて（焼味噌の香り）
材料は生でも食べられるもの、加熱ずみのものを使います。
タイマーつきの小型天火として操作が簡単なオーブントースターは、夫も手軽に利用します。ふかしたさつま芋もここで再加熱すると、水分がとんで一層香ばしくなります。

［野菜の一鉢］ そのままで食べられるもの
・煮もの……筑前煮、大根のあら炊き、こんにゃくピリ辛煮など
・和えもの……たたき胡瓜、もずくと小葱、茹でたまま（ソース別皿）など
野菜を料理するのは難しいらしいので、何か一皿用意しておきます。

［野菜を素材で］
・キャベツ……せん切りにしておく
・青菜類……茹でて切っておく
・サラダ菜、しそ…庭からとってきて洗っておく
肉や魚と合わせたり、すぐに食べられる魚肉類の素材缶と一緒に和えたり、包んだり。

［薬味］ ひと味添えておいしく
・小葱……小口切りにする
・茗荷……刻んでさらす
買いおきの納豆、冷凍茹でうどん、即席味噌汁などに。

◇物置の棚に

［レトルト食品］ カレー、クリームシチュー、グラタン、赤飯など
［缶詰］ 魚の水煮缶、鰯油漬け缶、牛肉大和煮缶など
夫はこの常温保存品の棚から、その日食べたいものを選ぶこともあります。私も気が楽です。

◆置き場所について

冷蔵庫内は常に奥まで見通せるようにしておきます。
牛乳のように夫がきっと探し出すとわかっているものは、少々見えにくいところになっても困りません。
冷凍品もご飯、茹でうどんなど、夫がよく使うものは庫内のわかりやすいところに。ご飯ものは夫用（170～200g）、私用（100～120g）と二通り作って冷凍しています。

アンケートから 2

わが家の買いもののスタイル 運動と楽しみと……

食品の買いものは、誰が、いつ、どんなふうにしていますか? 体はもちろん、気持ちにも負担がかからないように工夫しているようすがうかがえます。

◇拡大鏡を携えて

週3回、朝のうちに買い出しに行き、近くのスーパー、朝市など利用する。原材料や賞味期限など、よく確かめて買うために、拡大鏡も手さげ袋に入れて買いものに行く。表示の見えにくいものは買わない。

（森永ミツ子・70代・山口市）

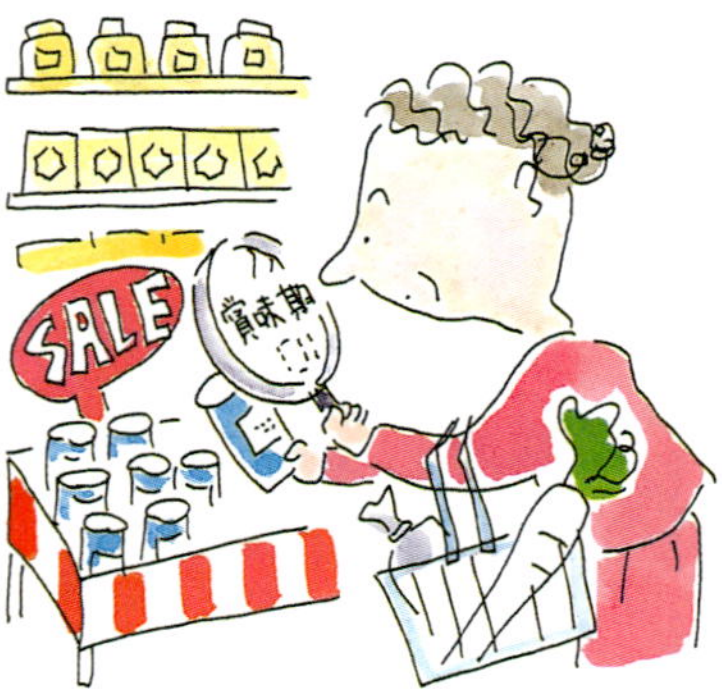

◇手に持てる量を

家に残っている物をメモしてから出かけ、ダブって買わないように気をつけます（年をとると忘れがちなので）。週に3～4回、なるべく歩きたいので両手に持てる範囲の買いもの量です。一週間に一日、冷蔵庫片づけデーを設けています。

（上村寿枝・70代・西宮市）

◇遠くの店まで

週に3～4回、近くにも店はありますが、片道20分かけてショッピングカートを引いて出かけます。健康のためスポーツシューズを履き、大股でさっそうと行きます。帰りは荷が重くて、ノタノタいたしますが……。

（柳田レイ子・70代・鹿児島市）

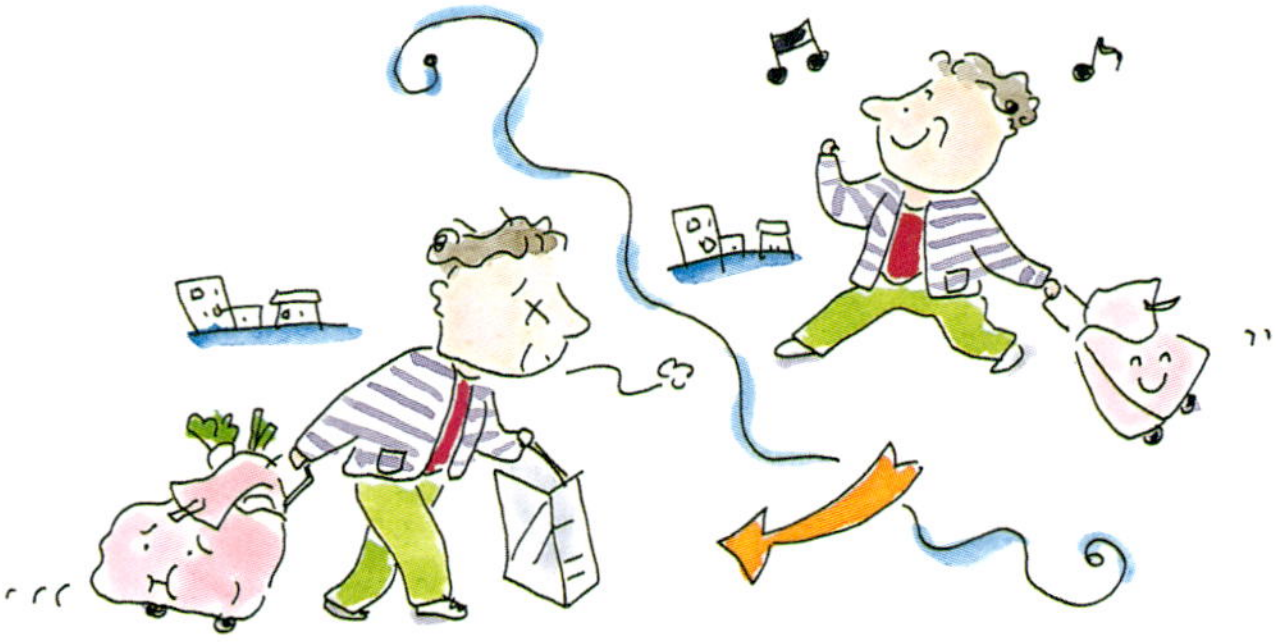

◇カートは楽です

私は歩くことを心がけていますので、片道15分のスーパーに週に4～5回は行っております。30分歩くのも目的です。新しい魚の入る時間をみはからって出かけます。買った品物を手で持つのは少しきついので、手で引く車を持って行きます。とても楽に運べてよいと思います。

（二木あい・70代・富山市）

◇自転車に積んで

買いものは主婦の大きな喜びの一つです。近頃は重いのが苦手になりましたが、自転車に積んで週に4回くらい、買ってきます。

（大谷利子・70代・東京都）

◇なじみの店で

八百屋、魚屋など、行きつけの店を決めている。急なとき、買いものに行けないとき、病気のときなど、配達が頼める。

（大保直子・60代・大分市）

◇息子と分担して

買いものは息子が週に一度、車で連れて行ってくれます。旬の魚、野菜など、もうそろそろ出る頃ではと思うものがあるときは一緒に出かけますが、簡単なものは買ってきてもらいます。でもめずらしいものがあったときは、やはり出てきてよかったと思います。また途中で足りなくなったものがあるときは私が出かけ、なるべく歩くようにと思っております。

（佐藤キサノ・80代・北見市）

◇主人が運動を兼ねて

定年後は主人がほぼ毎日、運動を兼ねて少しのものでも歩いて買いに行ってくれます。二人一緒のときは重いもの（ショッピングカート）を引いてくれます。日曜日に長男の車でスーパーへ行き、だいたい一週間分の牛乳、調味料、酒類など買います。そのほかの野菜、くだもの、魚類は平日、市場の小売店で買います。

（森永トミ子・70代・北九州市）

◇二人で毎日

だいたい二人で出かけます。散歩を兼ねてできれば毎日（とくに買う予定がなくても）と思っています。スーパーなどは、ふだん見すごしているものがこんな所にある、と見てくるだけの日もあり、そういう場合は少し足をのばします。私が外出する日は、メモを渡して主人一人で買いもの。ただしメモしてある物以外は、何がそばにあろうと（どんなお買い得品でも）買ってきてくれません。

（竹原千鶴子・70代・東京都）

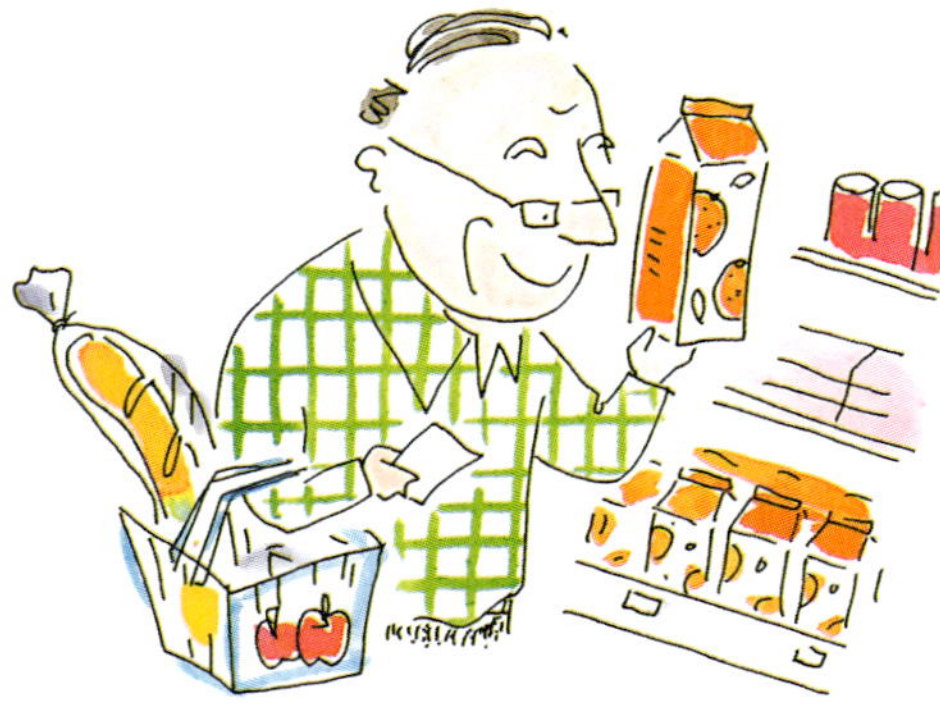

◇夫の受持ち範囲が広がって

夫もスーパーの買いものがだんだんできるようになり、重いもの、わかりやすいものは買ってきてくれます。見立てがむずかしい魚、肉類はいやがりますが、野菜も少しずつ範囲が広がってきて、私は助かっています。分量は二日分ずつくらい、また大きい単位のものは避け、小分けのものを選びます。買いすぎ、使いすぎ、食べすぎにつながらないよう、また無駄にせず、適量を守るようにと考えています。

（宮田周子・70代・横浜市）

◇多少思い通りでなくても

買いものは週に2～3回、運動を兼ねて（片道15分）。夫は自宅で週に四日仕事、私は週に三日は外出するので、特売日などは夫が買いに行ってくれる。買いもの好きな夫なので助かっている。調味料その他、メモを渡して買ってきてもらう。買ってきたものが多少思い通りでないことがあっても注文はつけないのが私たちの不文律。

（目抜笑子・60代・北海道）

◇プラスα（アルファ）の食費

一日の副食物費の予算をオーバーしそうになると、「お金はあるけれど予算がない」と言って守ってきました。昨年病気をして生協の個人宅配を頼むようになったら予算が守りにくくなり、考えてしまいましたが、もう73歳ですし、あまり予算にとらわれず、たまたまよい食材をみつけたときは求めて、「食べる楽しみ」を味わいたいと思うようになりました。その分どこかで帳じりを合わせなくてはなりませんし、もちろん「バランスのよい食事」は念頭におきますが……。年をとりますと食事を「いかに楽しくおいしくとるか」ということがとても大切なような気がします。

（荒川幸子・70代・仙台市）

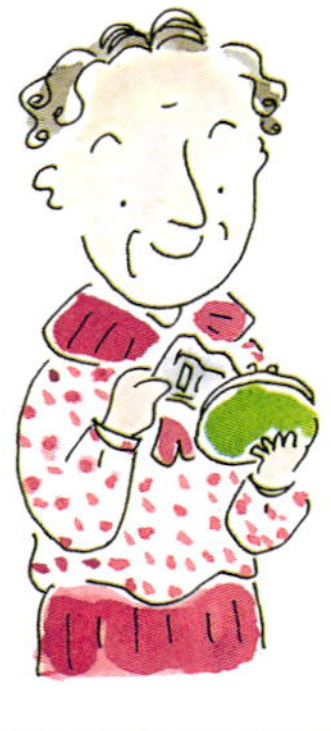

◇地域に助け合いの組織を

近頃は郊外型のスーパーが増え、商店街の八百屋さんや魚屋さんが店を閉じて、お互い声をかけ合うこともなく寂しくなりました。シルバーカー（手押し車）を押して、歩道橋や地下道を渡り買いものに行くのを見かけますが、足が不自由になったらできないでしょう。地域の若い人に買いものを頼みたい、また自分で商品を見て買うのも楽しみなので、ときには連れていってほしい……無料でなくとも少しの負担で助けてくれる人が、これから必要になってくるのではないでしょうか。

（大島三千代・60代・香川県）

〝家庭料理〟の先達、沢崎梅子さんの助手をしながら料理の腕を磨いた塩見さん。その経験が今も食事作りに、くりまわしに生きています。

一人で暮らす私の〝くりまわし〟

塩見富枝・70代・藤沢市

材料を無駄なく使いきることは、一人暮らしの食卓でむずかしいことのひとつです。使いきれない量の野菜を前にして、鮮度を長持ちさせる方法を考え、常備菜を作り、味に変化をつけ、ときにはご近所にお分けするつもりでたくさん作ったりもします。いろいろな方法を組み合わせて上手にくりまわそうと考えるのは、お料理するのと同じくらい楽しい時間です。

〝便利なこと〟は、まるで生きているかのように、暮らし方や嗜好の変化につれて変わってきます。今、私の好みにあって具合よいと思うことを、材料ごとにまとめてみました。

蓮根

皮はむかずに、たっぷりの水（酢を数滴入れて）**につけて、冷蔵庫へ。**

酢ばす（常備菜）にして瓶で保存すれば、一週間はもちます。浸け汁はたっぷり用意し、材料が汁から出ないようにします。瓶の蓋をするときに、ラップをかけてから密閉します。

ごぼう

湿らせた新聞紙でくるみ、ラップで巻き、冷蔵庫で立てて保存。

ごぼうは泥つき2本入り袋を買い、きんぴらごぼうや細いささがきにして、酢を加えた湯で茹でて冷凍したり、少し多めに煮ものを作って天ぷらにします。冷凍のきんぴらごぼうは、自然解凍なら味が変わらないことを発見しました。

大根・人参

すぐに葉を切り落として、切り口をえぐりとり、下にして冷蔵庫で保存。切り口に水分がつかないように気をつけます。

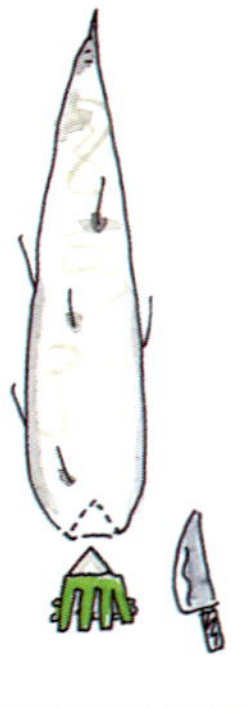

大根は一度にたくさん使うお料理（おでん、田楽、**五目煮豆**（★）、大根ステーキなど）のときに購入します。葉は菜めしやおひたしに。

人参は傷みやすい先端を切り落とし、両端から使います。せん切り人参はカロチンの吸収をよくするために少しの油で炒め、塩、胡椒、色止めの酢をたらしてパーシャルへ。4～5日大丈夫ですから、小鉢の天盛りやサラダ、和えものに便利に使っています。

お正月用の人参は11月末から丸のままポリ袋に包み、冷蔵庫に入れておきます。これを調理すると、不思議なことに色よく華やかに仕上がります。

塩見さんがよく作る★印（上段参照）の料理

一人暮らしでも、素材を無駄にすることなく、おいしく食べきることができる、便利な分量（一単位）です。

大根入り五目豆

- 大豆……1袋（300g）
- 大根……300g
- 人参……中1本
- ごぼう……半本（約100g）
- こんにゃく……2/3枚
- 里芋……中3個
- ちくわ……小2本
- 昆布……20g
- 煮干し……10尾
- 酒、塩、醤油、砂糖

ドライカレー

- 牛挽き肉……200g
- 塩……小匙1/3
- 酒……大匙1
- セロリの葉、細い茎……100g
- 玉葱……150g
- 人参……70g
- りんご……1/4個
- スープの素……1個
- カレー粉、醤油……各大匙2½
- 砂糖……小匙2
- バター、小麦粉……各大匙1
- 水……大匙2
- パセリ（みじん切り）……少々
- サラダ油……大匙1強

青菜

小分けして、湿らせた新聞紙に包み野菜室へ。

青菜は一回に食べる量が少ないので、そのつど茹でています。

胡瓜・セロリ

湿らせた新聞紙で巻いてポリ袋に入れ、なり口を下にして冷蔵庫へ。

胡瓜はお漬けものや塩揉み、また斜め薄切りのせん切りにして、太巻きの具にすると口あたりが柔らかいように思います。炒めて豚肉の生姜焼きのつけ合わせにしてもおいしいです。

セロリは太い茎、細い茎、葉と分けて調理しています。太い茎は炒めもの、シチュー、サラダに。細い茎と葉は、冷凍できる**ドライカレー（★）**や常備菜の**佃煮（★）**にしています。

このドライカレーはトーストにのせたり、胡瓜やレタス、チーズと一緒にサンドイッチに、と活躍します。

茄子

常温（冬季）・冷暗所（夏季）でそのまま保存。

茄子は調理すると量がぐっと減ります。縦2つに切って、1cm厚さの小口切りにし（厚さに切りこみを1～2本入れておくと食べやすい）、それをグラタンやスパゲッティのソースに使います。**茄子と海老の煮もの（★）**は、お互いに味を引き立て合っておいしいのでよく作ります。

キャベツ

外葉から使うときは、出てきた芯を削り、水でぬらして、全体をポリ袋で包み冷蔵庫で。

キャベツはスープの素入りの湯で茹でると、ロールキャベツ、サラダ、和えものが一段といい味になるように思います。茹でた湯はスープにしていただくこともあります。

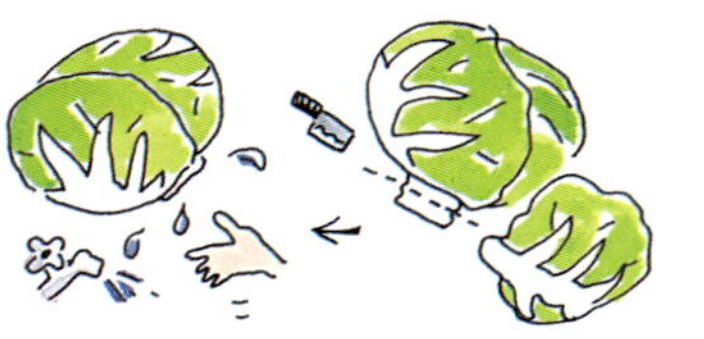

筍

茹で筍もさっと一度茹で、かぶるくらいの水につけて冷蔵庫へ。一週間は大丈夫。

真空パックのものもよく買います。錦卵、炒り豆腐、**グラタン（★）**、八宝菜、肉まん、炒飯などどんな料理にも合うので、一人でも充分に使い切っています（筍が好きなのかもしれません）。煮ものが残ったら天ぷらにしています。

ふだんの食事は、一日30品目摂取を心に留め、毎日食べたものを日記に記録しています。食事作りは毎日のことですから、ときにはお料理する元気がでないこともあります。そんなときは無理せず、長年おつき合いしている近所のお惣菜屋さん（食堂）に届けてもらったり、娘が訪ねてくれれば〝お互い毎日ご苦労さま〟の気持ちで店屋ものもいただきます。

セロリの葉の佃煮風

セロリの葉、細い茎……100g
かつお節（だしがら＋新品大匙1）……適宜
醤油……大匙2½
酒、味醂、だし……各大匙1
砂糖（かくし味）……小匙⅔
サラダ油……小匙1

茄子と海老の煮もの

茄子……300g
海老（ブラックタイガー）……4～6尾
だし昆布……マッチ箱大2枚
煮干し……6尾
水……2カップ
酒、醤油……各大匙1½
砂糖……大匙⅔
味醂……大匙1

筍グラタン

茹で筍、人参……各50g
鶏肉……100g
海老（ブラックタイガー）……3尾
塩（鶏肉、海老の下味）……1％弱
酒、バター……各少々
玉葱……100g
干し椎茸……中2枚
マカロニ（または茹でうどん）……30g
［あればマッシュルーム缶……小1缶
〃　ほうれん草ソテー……適宜］
小麦粉……大匙2
バター……15g
牛乳……300cc
水（マッシュルーム缶の汁も加えて）……100cc
スープの素……1個
胡椒……少々
サラダ油……大匙1½

魚

味噌漬けでパーシャル、酢〆にして冷凍庫へ。

切り身に塩をして、味噌（だし、酒、醤油、砂糖入り）をぬりラップでぴったり包み、さらにポリ袋に入れます。パーシャルだと10日後でもおいしい。**味をつけて茹でた海老（★）**もパーシャルで、一週間は大丈夫。

冷凍できる**〆鯖（★）**は押しずし、にぎりずし、いろんな甘酢和えに重宝します。鯖ずしをクール宅急便で家族に送ったりもします。

挽き肉

50g、30gずつにして、胡椒をふり冷凍庫へ。

肉屋で100gずつ買い、手でふれないようにポリ袋の外側から分けます。防腐効果のある胡椒をふりかけて、ラップで包みます。炒め挽き肉（みじん切り野菜入り）も塩、胡椒してから冷凍。コロッケ、オムレツ、即席ミートソースなどに。

豆腐

酒少々入れて茹で、そのまま冷やし冷蔵庫へ。（中火よりやや弱火で。浮き上がった後、動き出してから30秒ほど待つ）

豆腐は3～4日はもちますが、なるべく早く使うようにします。肉団子や白玉団子に混ぜこむと柔らかく（材料100gに豆腐100gが目安）、口あたりがよく食べやすいです。

みかん

皮を細かく刻んで冷凍庫へ。

庭になるみかんの皮に食物繊維やビタミンCが含まれていると思うと、簡単には捨てられず、「**ドーナッツ風揚げボール（★）**」を考えました。以前は子どものおやつ、お茶菓子でしたが、高年になって揚げたてを朝食に食べています。

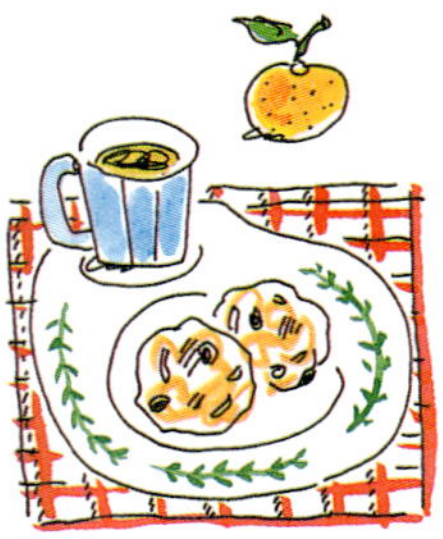

ご飯

酢飯にするとご飯がたくさんいただけます。

ご飯は1合ずつ炊き、その日に食べる分をとって、残りを熱いうちに**酢飯**（★合わせ酢）にしタッパーに移します。冷蔵庫で保存すれば3日目でもおいしいまま。食が細くなりがちな夏場は2～3日に一度おすしにしています。〆鯵と海老で棒ずしを作りしっかりラップで包めば、さらに冷蔵庫で3日はもちます。

他に常備菜の酢ばす、椎茸の甘辛煮、冷凍のかんぴょう、海老、青みで五目ずし。高野豆腐を煮て、かんぴょう、椎茸、錦糸卵で太巻きずしに。

だし

昆布（9枚）、腹だけとった煮干し（12尾）、けずり節（6g）で濃いめのだしを一度に3カップ作り、酒少々を入れて冷凍、パーシャル、冷蔵で保存。

だしは味噌漬けの味噌や酢〆のつけ汁にかくし味として、炊きこみご飯も味に深みが増します。昆布はマッチ箱大に切ってあり、だしがらは乾かしてさき、庭の蕗と佃煮に。けずり節は猫のご飯になっています。

海老の味茹で

海老（ブラックタイガー）……10尾
水……2カップ
酒……大匙2
味醂……大匙1
塩……小匙¼
薄口醤油……小匙1
（保存用漬け汁）
海老茹で汁、甘酢……各大匙3

〆鯖の漬け酢

酢……1カップ
だし……大匙½

すし飯の合わせ酢（米1合分）

酢……大匙1½
砂糖……大匙1弱
塩……小匙⅗
だし……小匙½

ドーナッツ風揚げボール

小麦粉……100g
ベーキングパウダー……小匙1
卵……1個
牛乳……大匙2
味噌……小匙⅔
砂糖……大匙1½
レモン汁……½個分
コアントロー……少々
みかんの皮（みじん切り）……大匙2
りんご（薄いせん切り）……¼個
人参（すりおろす）……大匙2
レーズン（刻む）……50g
白胡麻……大匙3
グラニュー糖（最後にまぶす）……適宜
揚げ油

一つの鍋がいくつもの味に

一つの鍋でたくさん作って、いろいろに味をかえて飽きずに食べきる、おいしいコンソメシチューです。これは母が英国人宣教師に習ったもの。深鍋にたくさん煮こんでおき、味をかえるときは必要な量を別鍋に移します。

ベース

コンソメシチュー

〈1人で3日くらい楽しめる量〉

- 牛バラ肉シチュー用（3cm角切り）……300g
- 塩……小匙2
- 胡椒……少々
- 玉葱（1/4個みじん切り、残り六つ割り）……400g
- 人参（5cm長さにし、縦半分に切る）……200g
- じゃが芋（四つ割り）……300g
- セロリ……適宜
- スープの素……2個
- ベイリーフ……2枚
- 塩、胡椒……少々
- サラダ油

①牛肉に塩、胡椒をしてよく揉みこみ、20分ほどおく。その間に野菜を用意。
②中深鍋にサラダ油を熱し、みじん切り玉葱を少し透き通るまで炒め、牛肉を入れて火が全体にまわるように炒める。油を足し人参、玉葱、セロリを炒め、スープの素を入れて、胡椒をふる。
③蓋をして、強火で2〜3分蒸し煮する。汁気がなくなったら、ベイリーフとたっぷりの湯を入れて、煮立ったら中火にする。
④あくを丁寧にとったら、表面が動く程度の弱火にして煮こむ。途中でじゃが芋を加え、じゃが芋が柔らかくなったら味をととのえてでき上がり。（所要時間は、全部で約2時間）

味に変化をつけるために

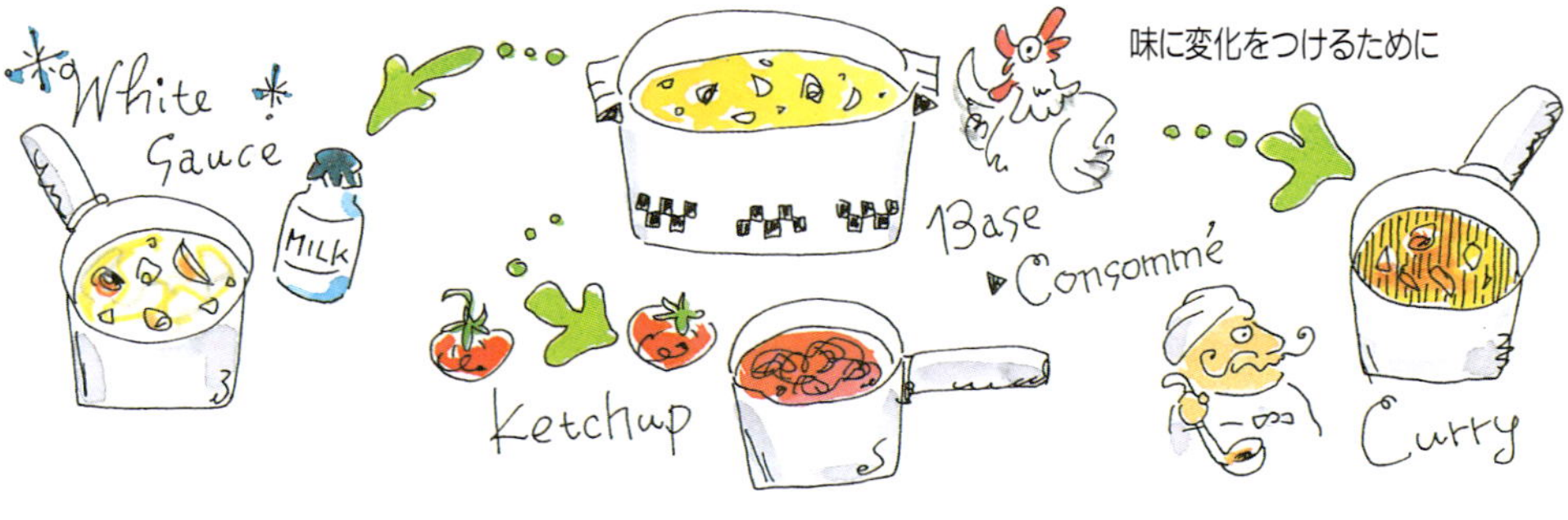

カレー味

別鍋にバターと粉でブラウンソースを作り、コンソメシチューを入れて混ぜ、カレールウを少し足します。玉葱のスライス炒めを足すと一層おいしくなります。

ケチャップ味（ビーフシチュー風）

別鍋にブラウンソースを作り、コンソメシチューでのばします。トマトピューレ、ケチャップを半量ずつ加え、かくし味に砂糖（カラメル）を少し加えて味をととのえます。

ホワイトソース味（クリームシチュー風）

別鍋にホワイトソース（冷たい牛乳を一気に入れる簡単な作り方）を作り、コンソメシチューでのばします。海老を加えても。

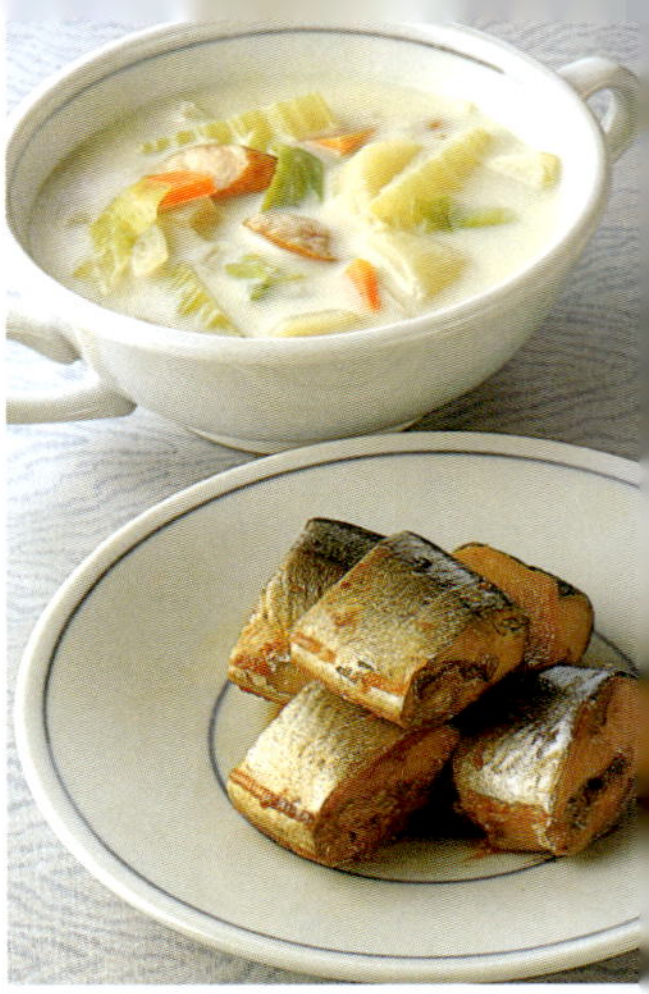

単身赴任の経験はあるものの、料理は退職してから見よう見まねではじめた水口さん。今では「妻が留守の日は、冷蔵庫のカゴに用意された〝昼食セット〟を温めたり、スープや簡単な煮つけ（写真）は自分でも作ったり」と。

妻がいない日の〝適当スープ〟

水口成則・60代・東京都（母・夫婦の三人暮らし）

お金を出せばその道何十年のプロの料理を味わうことはできる。主婦業何十年の家内はそれなりの経験による勘で、味つけがある程度のレベルに達している。そこにいくと退職してからの男の料理は所詮同じようにはいかないのだから、留守の際の一食分だけ作れればよいと思っている。そのとき一番困るのが味つけ。刻みものは何とかできるし、炒める、焼くのも苦にならない。が、醤油大匙何杯とか塩何gとかがどうも難しい。そこで調味料は全て少なめに入れておいて、足らなければ後から適当に追加すればよい、と割りきって作ることにした。

家内は、週に一度の当番制などといっているが、とんでもない。自分の食事は何とかするし、食器洗いは引き受けるが、家内が家にいるときは、家内のおいしい料理で晩酌ができればそれが一番。いつまでも今の状態が続くことを心底願っている。

秋刀魚の筒煮　妻から教わったもの。秋刀魚はうろこもなく、内臓も出さず、扱いやすい。秋刀魚2尾（約300g）を洗って頭と尾をとり去り、3cmの筒切りにする。薄切り生姜と酒½カップ、味醂・醤油各大匙3を煮立てた中に入れ、中火の弱でゆっくり煮る。

自分流適当スープ　95歳の母が、おいしいといつも言ってくれる。野菜を4～5種類（セロリ、人参、玉葱、キャベツ、じゃが芋など）、適当に切って水と鍋に入れ、煮立ったらスープの素（またはだしの素）を入れる。ベーコンかソーセージ（またははんぺんか蒲鉾）などあったら1種加えればなお上等。塩、胡椒（または味噌）を適当に入れ、最後に牛乳をコップ1杯入れ、ときには卵1個を入れてかきまわして終わり。

いつか当番制に…

〈妻〉水口佳子・60代

夫が退職して四年目。当初はどうして夫だけ定年？と不公平感がありました。私も衰えを感じているのに、相手の都合を気にしてお昼のことを考えてと、こちらは仕事が増えたのです。友人から聞いていた通り、慣れるのに二年はかかったような気がします。料理はほとんどしない夫でしたが、私の台所仕事をのぞいたりテレビの料理番組を見たり、次第に興味をもち始めました。この頃は私の留守中、夫が義母の食事も作るようになり、急な外出時も安心です。

今のところ私がいないときにしかしませんが、週に一度でいいから当番制でも夫の調理した食事がいただけるようにならないかしら、というのが私の夢です。

手がけた食事は殊においしい

風間　亨・70代・東京都（夫婦二人暮らし）

母が逝った後、介護の疲れから体調を崩して家にいることが多くなった私は、毎日の食事作りに参加するようになりました。午後お茶の時間がすむと、米とだしの用意、青菜洗いをしておきます。妻が台所に立つ5時には私も一緒に電気釜を仕掛け、鍋に湯を沸かし野菜を茹で始めます。加減が難しくすぐ柔らかくなってしまい、また青菜をとる冷水の用意を忘れてあわてます。途中雨戸を締めてまわり、門灯をつけて新聞をとり、食卓をととのえて6時に食事、ゆっくり食べて7時から食器を洗って乾燥機へ。床を拭き生ゴミを堆肥用のバケツへ入れ、流しを洗って食器を戸棚へしまいます。料理は野菜の皮むきから始め、大根の千六本に挑戦したり、近頃胡瓜の蛇腹切り、トマトの湯むきもできるようになりました。自分が手がけるとなぜかよけいおいしくて、煮干しのだしがらも食べてしまいます。わが家の食事がおいしいのは食品を選び、だしをよくとり、塩味を薄くしてある故と知りました。また毎食食べものの目安量を守って食卓にのせることが、健康を維持するのに如何に大切かもわかりました。

それにしても昔の人は、不便な寒い台所でよく働いたものだと感心します。今は床暖房で、お湯が出て、器械もいろいろ入り、あっちでピッピ、こっちでピピピ、圧力鍋がシュウッ、電子レンジがチンで、あっという間に火が通って、隔世の感です。

じゃが芋のレンジ焼き　芋小1個を洗って器に入れ、蓋をして電子レンジで加熱（途中で裏返す）。皮をとり、熱いうちにスライスチーズをかけて、パセリをのせる。

牡蠣ワイン蒸し　牡蠣約100gに塩、胡椒をしてフライパンで両面を焼き、白ワイン大匙1をふり、身がふくれるまで煮つめる。

やっと〝あ・うん〟の呼吸に

〈妻〉風間佑子・70代

これまで私が幼児食の講師として泊まりがけで出かけるときは、夫のためにたくさんの料理を準備し、肉・魚には赤、卵・豆には黄色、野菜には緑のテープをつけ、赤と黄を1種ずつ、緑は2種を選んで食べるようにと念を押していました。しかし最近は考え直し、夫も自分でできるようにとふだんから一緒に作ることにしました。器具の片づけも含めて、調理時間は約1時間。説明しながら手伝ってもらうので、時間がかかります。仕上げに魚を焼き、煮ものを温めて、味噌汁をお椀によそってテーブルに出すとご飯も出てくる…、今では自然な動きで流れるようになりました。

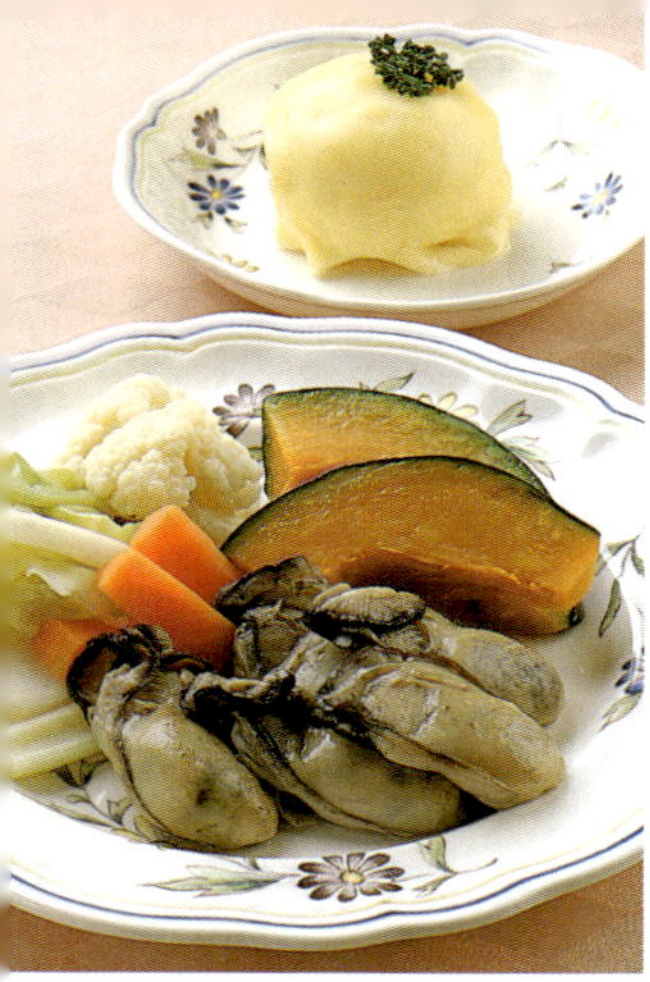

最近台所での出番が増え、「妻が仕事で泊まりがけのときは、三食自分で用意します」と79歳の風間さん。その献立は

朝食　パン　ミルクティー　目玉焼き　ほうれん草ソテー　じゃが芋レンジ焼き（チーズ　パセリ）・写真

昼食　ご飯（胚芽米）　納豆（青海苔）　ししゃも（大根おろし）　さつま芋レンジ焼き

おやつ　ヨーグルト　果物

夕食　ご飯　かりかりじゃこ　味噌汁（わかめ）　牡蠣ワイン蒸し（南瓜レンジ焼き　ピクルス）・写真

目白サロンと高輪亭

田中一成・70代・東京都（一人暮らし）

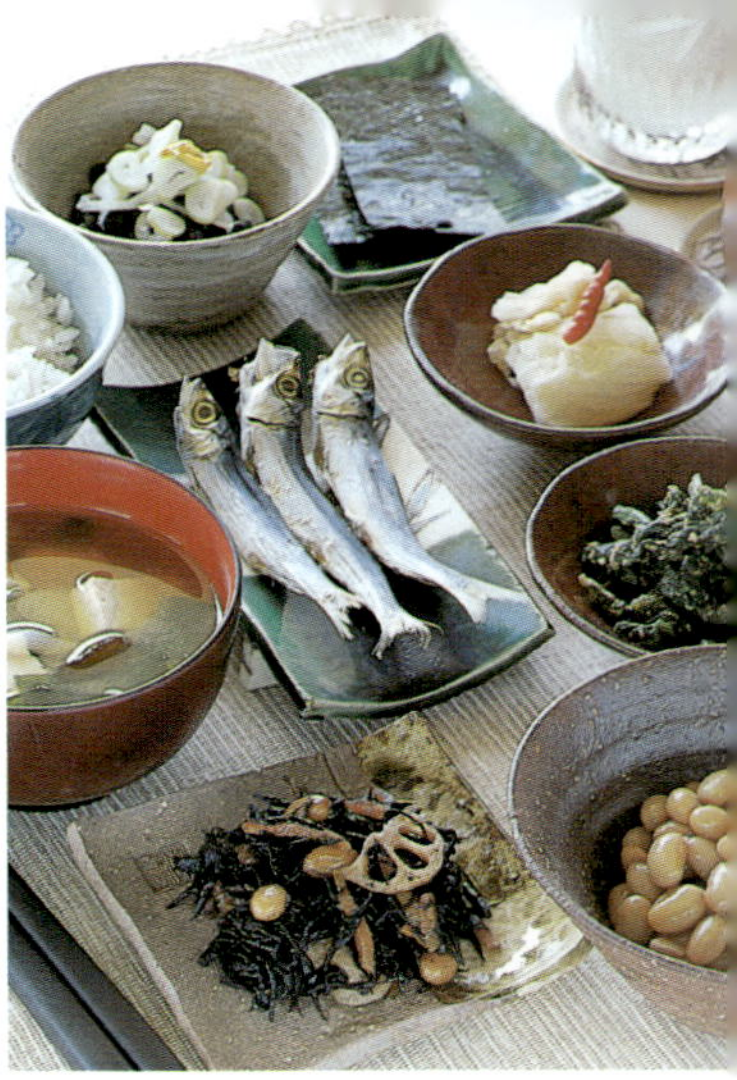

「急に一人暮らしとなって落ちこんでいたとき、幼なじみの集まる〝目白サロン〟に助けられました」と田中さん。今では、ご飯、味噌汁、めざし、煮豆他数種のおかずの朝食（写真）を自分でととのえ、〝ま・ご・は・や・さ・し・い〟（左頁参照）をチェックポイントにしています。

妻に先立たれ、それまで三五年間の自動的に朝ご飯が出てきた暮らしが一転して、六年が過ぎようとしています。家事について全く知らなかった私でしたが、やってみればできるようになるものだと思うこの頃です。しかし、それは一人になって楽しく食べるのがほんとうにむずかしく思われたときに支えてくれた多くの友人があっての今日であり、この間の経験から、心も身体もノーマルに過ごすためには、一は健康、二は人と人との温かいつながりではないかと思うにいたりました。

日頃から健康診断を欠かさなかった家内が、担当医がかわったとたん余命わずかと宣告され、「残る三か月を大切に」と思いながらも私自身が看病のストレスに負け、大腸から出血し入院する始末でした。妻の葬儀の後で、挨拶に出た私を見て、旧友は〝たいへんだ、お化けが出てきた〟と思ったそうです。定年をとうに過ぎ、消耗しきった男が突然一人とり残された後は悲劇というか、まさに奈落の底です。そのとき私のできる家事といえば、家内が入院前夜に教えてくれた、炊飯器と洗濯機のボタンの押し方ぐらいでした。

中村君に誘われて

私が打ちひしがれていたとき、同じ境遇にあった友人で園芸家の中村恒雄君が家に来ないかと誘ってくれました。そこは玉川学園で小原国芳先生によく叱られた同窓生仲間が、東京・目白にある彼の家に集まり、食事を共にし談笑する会でした。男性5～7名、女性4～6名で、女性のほうが少ないのですが、食事と会話が中心なので常にリード役は女性です。

この〝目白サロン〟で得たことは、まず料理の初歩として、

1ご飯は保温器でなく、冷凍庫で保存する
2ひとり者には冷凍野菜が手軽で有用
3野菜の煮ものはうす味で煮て、一度冷ますと味がしみてよい

など、すぐ実践に役立つものばかりでした。また、男性の一人が内科医でしたので、

1老人は毎朝大豆を食べるとよい
2毎日少なくとも一万歩以上歩くこと
3血流をよくするため水分を多く摂ること

なども教わりました。ご飯の保存は冷凍がいいと聞いて、早速冷凍庫に入れたら、大きな煉瓦になってしまい、どうにもならなかったり、豆を煮ても柔らかくならず、圧力鍋を使えばこれまたふくらんですごい量になったなど、数々の失敗を重ねながら、

皆の励ましの中にあって、私も次第に元気になってきました。

楽しい会話が心の糧となって

料理はどうする、皿洗いは云々…というこれらの知識は、もちろん私にたいへん役立ちましたが、私を立ち直らせたものは、幼なじみが食事中にしてくれる懐かしい昔話でした。はじめはただ、黙って聞くだけでしたが、やがて皆の笑いと語らいの中に入ることができるようになりました。心のこもった食事もさることながら、楽しい食事中の会話が真の栄養と心の糧となり、新たに生きる活力を育んでくれたと信じています。

この目白サロンは月一回ぐらいの食事会と年2～3回の小旅行会の集まりですが、中心の中村君は毎回部屋中に花を活け、女性たちは手作りの料理を両手に持参してくれます。この美しい思いやりとやさしさから、私をはじめ多くの友が、〝老い〟に立ち向かう力を得ています。

友情の輪を広げて

このような温かい集まりの輪を住んでいる地域に広げたいと思うようになった頃、旧制高校時代の友人が癌で言葉を失いました。彼を中心に自然とわが家に人が集まるようになり、私のマンションの一室が最近は〝高輪亭〟と呼ばれています。男ばかりの集まりなので、目白サロンのような花も華やかさもありませんが、掃除も準備もせずに、いつでもオープンできる無作法性が売りものです。

食べものと飲みものは各自持参が約束ですが、釣り上げた魚を持ちこむ者、両手に飲みもののみの者あり、その多様性でまた話が弾みます。楽しかった宴の後、高輪亭のオヤジは汚れた皿と残りものの巨大な山に茫然自失！　いつも残飯整理に数日を要し、目白サロンの合理性と比べ、女性の力の偉大性をかみしめています。

■身体によいものと聞いて、
朝のメニューに組み入れている材料

ま…豆（大豆　納豆）
ご…胡麻（すったもの）
は（わ）…（わかめ）
や…野菜（玉葱など）
さ…魚（鰯）
し…椎茸（きのこ）
い…芋（じゃが芋）

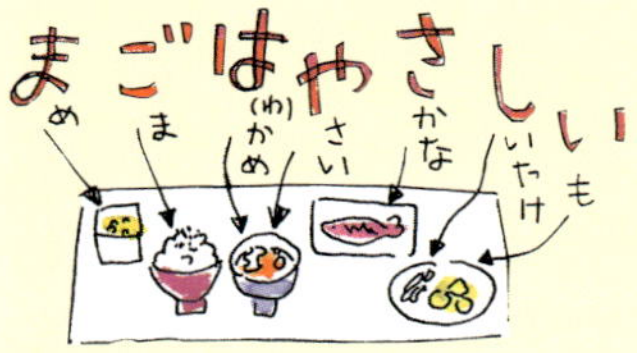

●朝食（右頁写真）

実だくさんの味噌汁を作っている間にご飯を解凍するので、5～6分で用意できるようになりました。くだものをよく食べてビタミンの不足を補っているつもりです。

●昼食

通りを隔てた前が会社なので、お昼は自宅に戻ってうどんやそばを食べます。洗う手間を考えて、土鍋に野菜たくさんの鍋焼きを作り、そのまま食べています。

●夕食

夜は歩いて12～13分の娘の家で一緒に食べます。この娘から、塩分は控えた方がよい、水分をよくとれ…など、健康への注意が入ります。

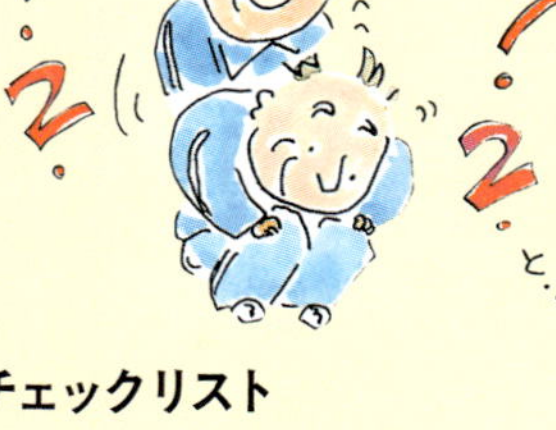

健康チェックリスト

1気は充分か？
2よく寝たか？　充分休養したか？
3 1万歩歩いたか？
4ストレッチ運動はすませたか？
5食事の量はすぎないか？

おいしく食べられる暮らし方を

肩上千恵子・70代・千葉市（一人暮らし）

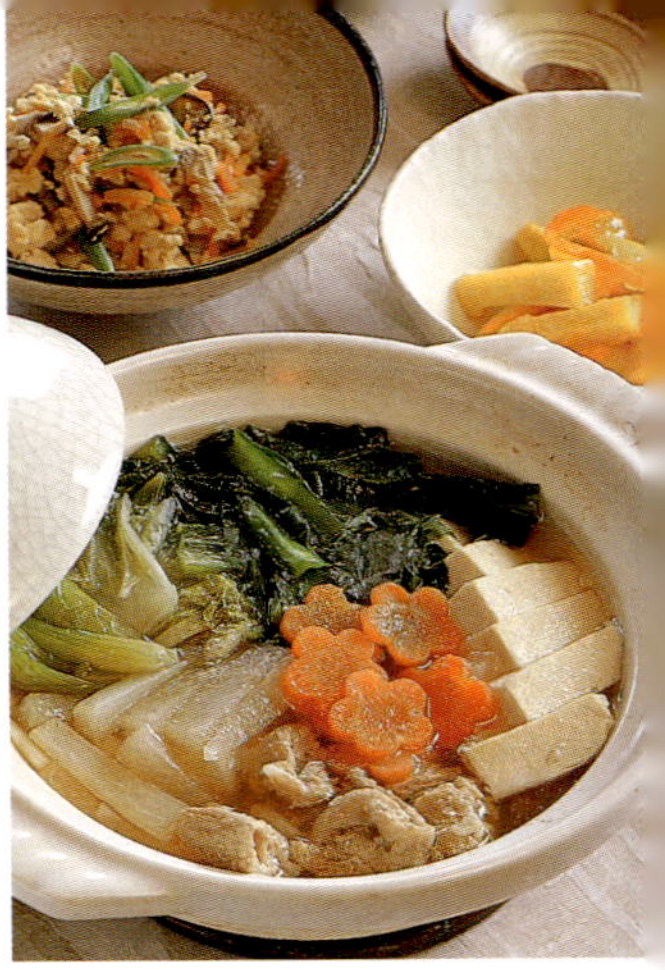

「〝半本〟〝¼個〟と切った野菜を買うのにも慣れてきました」と一人暮らし四年目の肩上さん。今は一汁一〜二菜の献立にたくさんの食品数を盛るという食べ方をする日が多くなりました。（写真は大根鍋、炒り豆腐、さつま芋のマーマレード煮）

子どもたちが次々に独立して何年ぶりかに二人の生活になったとき、気のゆるみがときどき〝ごめんなさい〟の食事になり、それでもゆるされていました。シニア二人の食事は主婦だけで考えるのではなく、ときには二人で協力して台所に立つとまた違った楽しさが味わえるのでは、と今になって思うのですが、それができずに一人の生活になってしまいました。

朝は明るくなるとじっとしていられず、庭に出ます。もう二十年も前からアスパラガスを育てており、三月末から六月いっぱい、毎日のように収穫できます。ポキンと折ると汁がしたたり落ちるみずみずしさ、昨日5㎝だったのが今日は15㎝と伸び具合をみるのも楽しみで、朝一番にする仕事です。五月から七月には、キイチゴも毎朝とれます。それほど広い庭ではありませんが、そのほかパセリ、しそなど少しずつほしい野菜が育っており、うれしく食卓にのせています。

起床してから庭、門前の道路、公園など外掃除を一時間以上してから、7時30分に朝食です。いつもおいしく食べられます。

昼食は、在宅の日は麺類が多く、外出する日はお弁当をもって出かけます。ときには友だちと外食をすることもあり、外食費の予算を月に四〇〇〇円とっております。

お茶の時間は決めておりませんが、ひと仕事終わったときの熱いお茶は疲れがとれます。夏でも熱いお茶と和菓子が最高です。

夕食は、肉より魚の方が多くなっています。三食の中では一番、食べすぎないように注意しています。

一日の目安量と献立の工夫

私はよく動く方なので、エネルギー量を一日1500kcalとし、食材の目安量（表参照）は成人女子とあまり変わりませんが、穀類（160g）と脂肪が少なくなっています。脂肪を10g以内におさえるのは、少しきつく感じます。朝のトーストはマーガリンなし、サラダのドレッシングもノンオイルにして、スープに入れる野菜も炒めないで煮ます。油脂を目安量におさえるため、私の献立から天ぷらがなくなりました。

外食するときでも目安量を頭に入れて注文します。塩分とカロリーの高いことが気になるので、そば汁などおいしくても全部飲まず、揚げものは衣をはがして食べます。

カルシウム、ビタミン類（とくにE）を大事に思って、献立に低脂肪乳、チーズ、大豆、青菜を組み入れるようにしておりますが、一日30品目、一週間50品目を目指して買いものをすると、残りものが多くなり古

	乳・乳製品	卵	肉・魚	豆・豆製品	野菜・芋	果物	穀類	油脂	砂糖
朝	200〜210g	卵 ½個 (25g)			100g		食パン 1/12斤 (粉35g)		
昼			肉・魚 30〜40g	70g (10gは味噌で)	100〜150g	100g	麺 (75g)	10g	20g
夕			肉・魚 70〜80g		150〜200g (どこかで海藻)		ご飯110g (米50g)		
合計	200〜210g	25g	110g	80g	400g	100g	160g	10g	20g

献立例
トースト・牛乳 卵料理（またはシーチキン） 茹で野菜のサラダ・くだもの
（在宅日） うどん・スパゲッティなど （外出日） ご飯の弁当 *昼食には常備菜を利用
ご飯・汁もの 肉か魚の料理　野菜の煮もの （または青菜のおひたし）など

目安量の三食の配分と献立例

くしてしまいます。一人の食生活はむずかしいです。買うときはためらわずに最小単位を選ぶようになり、庭の小さな野菜にも助けられております。

料理教室の講習から

現在、2か所の公民館で月一回ずつ、小さい料理教室をしております。季節感を盛りこんだ一献立を講習しますため、私のふだんの食事の中でその試作をします。首をかしげたりうなずいたりしながらいただき、次へのステップとしておりますので、一人でも楽しく食事ができます。この講習用の献立十数年分がそのまま〝私のレシピ〟となりました。主菜、副菜、副副菜、汁の組み合わせで、ときには食後のお菓子も書き入れて、ファイルに入れてあります。数も多くなったので、材料別の索引を作りたいと思っています。

家族のいた時代は食事の形を一汁三菜としてととのえてきましたが、今は一汁二菜になったり、炊き合わせ、シチューなどひと鍋でできる料理に、おひたしやサラダをつけていただくことが多くなっております。お皿の数は少ないのですが、ひと皿ひと鍋の中に多くの食材をとり合わせておいしくいただき、一人だからこそ健康への配慮を、と思っております。

私も含め老人は我慢づよいのと、少しぐらい具合がわるくても病院まで一人で行くのがたいへん（日中若い人が家にいない家庭が増えている）なことから、手遅れになることがあります。近所づき合いの大切さをつくづく思います。

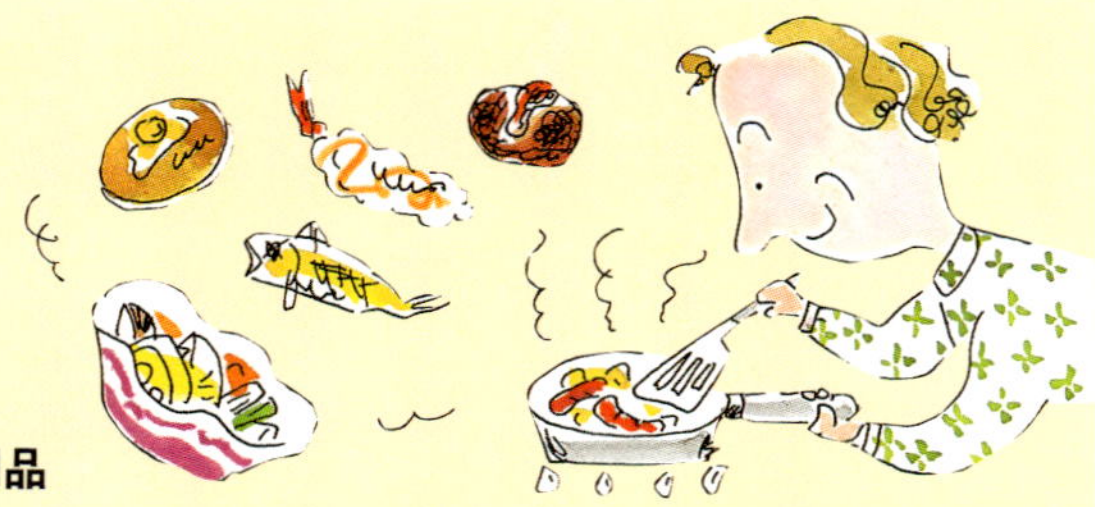

私の愛用品

二人の生活になったとき、若い時代に使っていた小さい中華鍋や小さいポットに替えました。今一人の生活になって一番便利に使っている鍋は18cmの厚手片手鍋です。蓋も同じ厚手のぴったりしたもので、煮もの、揚げもの、炒めもの、ホットケーキなど多用途に使えます。少し重いのですが、安定もよく危なくありません。

気に入った器で旬を味わって

小川美知・70代・長岡京市（一人暮らし）

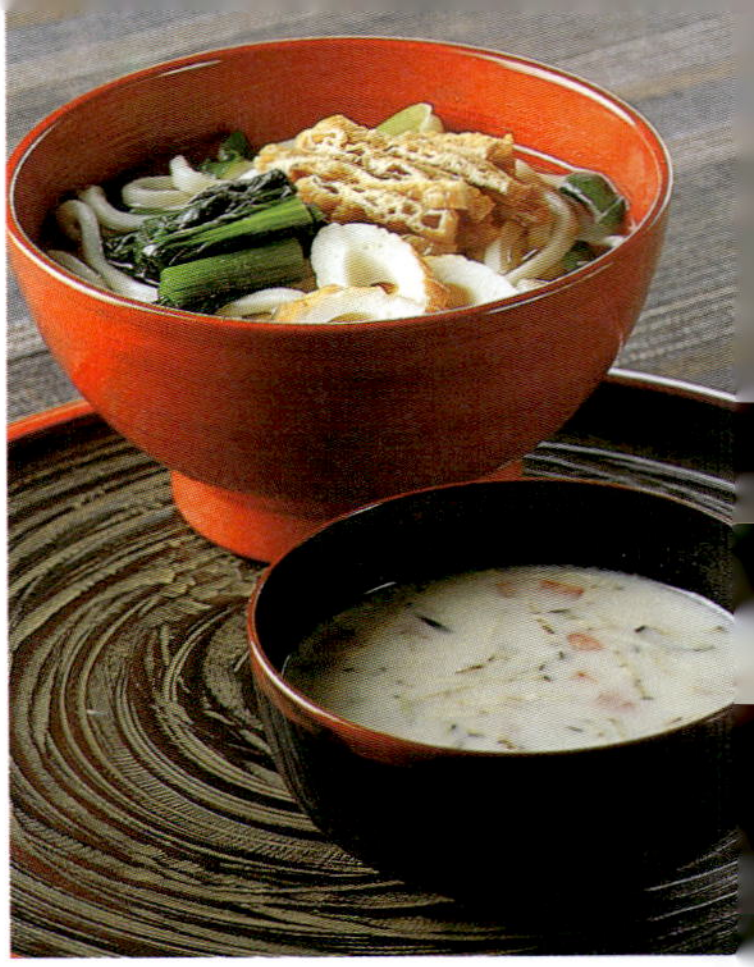

季節の野菜を大切に、その持ち味を引き出すようにと心がけている小川さん。一人の食卓で食器の扱いも濃やかです。愛用のお椀にトマトと針茄子を浮かせた牛乳入り味噌汁をよそいました。（写真手前）

京都の地に暮らして三十余年になります。今は一人の食卓で、あまり合理的になると寂しいので、こまごまと一品ずつ盛りつけています。ときには古い染付の陶器や思い出につながるお椀など、少し気の張るような器を使うと、その緊張感に満足することもあります。今のところ少々面倒なこともできているのでうれしく思っています。

数年前、麺類の丼くらいの大きさの朱塗りのお椀（写真）を見つけて求めました。両掌に包みこむと熱が柔らかく伝わってきます。こうした温もりに和風のもの、ことに漆器のよさをしみじみと感じます。

ふだんの食事

おかげさまで入れ歯なしなので、乾いたものなど何でもおいしくいただけます。

朝食のパンは粉350gで焼いた食パンを8枚に切り毎日1枚ずつ。白いプレーンな食パンのときもありますが、胚芽を入れたり、くるみを入れたりもして焼きます。練り胡麻に好きな味になるようにハチミツかオリゴ糖を練り混ぜて、トーストにぬるとおいしいものです。外出日には8時半に家を出るので

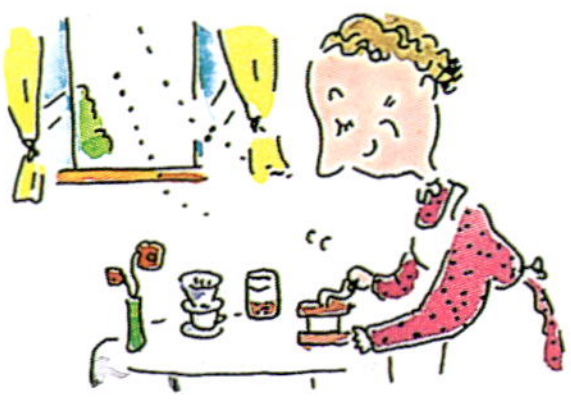

紅茶に、在宅日にはコーヒー豆をミルに入れて挽くところから始め、ゆっくりたてます。牛乳は食事中にはいただきませんが、間、間に分けて飲んだり、調理に使ったりします。

夕食はほとんど和食が中心なので、外出する前には、たいていだしの用意として、昆布を水に浸けて出かけます（煮干しを一緒に浸けておくことも）。留守の間に昆布だしができているので、帰宅してから鰹だしが簡単にできます。だしがなければ何ごとも始まらないような気さえいたします。

味噌汁は具が多いとお汁の分量が少なくなり、それだけ塩分が控えられます。大根、人参、芋、玉葱、ごぼう（ごぼうだけは酢水につける）など、だしで野菜が柔らかくなるまで煮て味噌汁にしますが、味噌を入れる前に半分をとりのけて、次の日に使うこともあります。残しておいた分の汁が少なかったら、牛乳を足して飛鳥鍋《あすかなべ》風の味噌汁に仕立てるのもおいしいもの。いずれも仕上げに青いものを浮かせます。プチトマ

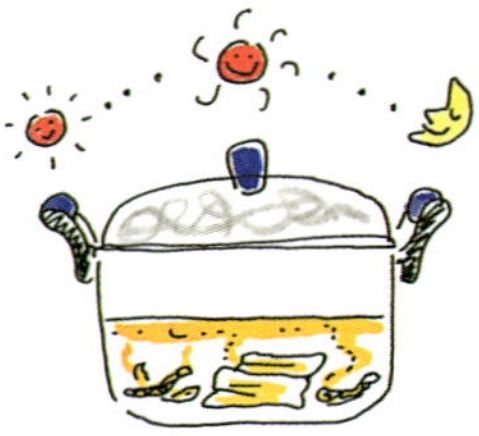

トを小さく切って入れることもあります。かわいいし意外に味噌汁においしいのです。

一人分のくりまわし

秋の深まりと共に、土の中のものがおいしくなります。大根の皮のお漬けもの、大根の辛味漬けもよく作ります。大根の煮ものには、余分な砂糖の甘味などはいらないと思います。おでんは翌日、翌々日にその大根をフライにするととても美味です。

残ったポテトサラダには、固茹で卵やハム（ちくわなどでも）を適量刻み入れてコロッケにします。本当に一食分だけの三つか四つのコロッケができ、お残りものも片づけられて都合がよいものです。

丸い大きな玉葱には、ポンとまっぷたつに包丁を入れないで、キャベツの葉を外側から使うように浅く包丁目を入れてくるり、くるりと要るだけむくように使っていきます。味噌汁に少し、オムレツに少し、少々みじん切りがいるときなど、一人分はそれで間に合います。最後はペティオニオンのようになり、かわいい輪切りにして天ぷらにもくずれずに揚げられます。

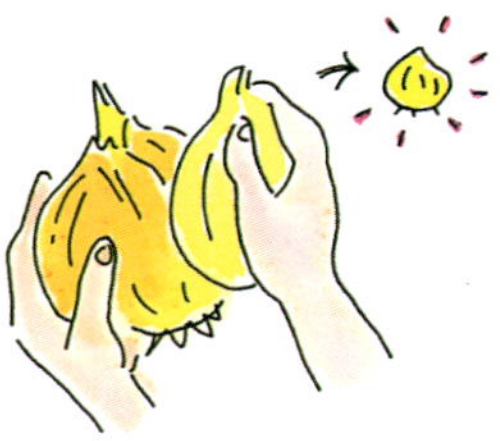

四季の恵みを大切に

長いつき合いの八百屋さんがあり、店先で必要なだけ自分で選ぶと、その後配達してくれます。また少し住宅地を離れると無人販売の農家があるので、散歩がてらそこまで行くのも買いものの楽しみの一つです。

「春苦み、夏は酢のもの、秋辛み、冬は油脂《あぶら》と合点して食え」と古い教えにあったのを思い出します。春一番に出てくる蕗の薹を始めとして、せり、蕗、うど、よもぎ、筍など、春野菜にある独特の苦みやえぐみ。気温が高くなるにつれ、夏みかん、杏、すもも、梅などの酸味が出まわり、その後秋風と共に辛みのものがおいしくなってくる。これらいずれの季節にもある特有の刺激が、人の身体を健康に保ち、体力を快復させる効果があり、さらに冬の寒さに抵抗できるように油脂の大切なことを教えているのでしょう。

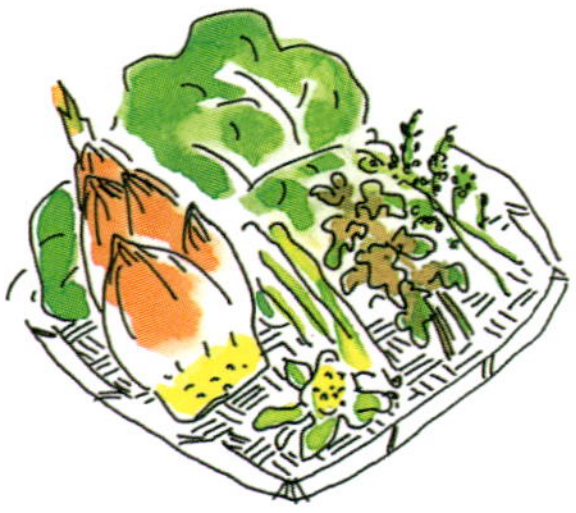

近頃は、初夏の酸味といっても寒い頃からあったり、胡瓜や茄子がお正月にあったりで、栽培の技術が進んだ結果とはいえ、旬のものが何か全くわからなくなってきました。私は、自分の住んでいる土地で、今育っているものが本当の旬ではないかと思います。「地のものがよい」といわれるのは、その土地の気候と作物とそこに住む人間とに、密接な関係があるということでしょうか。見た目は派手ではないけれど昔から日本人が食べてきたもの、旬の野菜がたっぷり摂れて素材の風味が生きているもの、それらを気軽に作れてこそ続けられる毎日のごはんだと思います。栄養的には数えられないものでも、その季節、季節によって身体に及ぼす作用があることを教えられて、自然の恵みのはかりしれない大きさを感じます。

私たちの先人、つまり昔の人々は理論や栄養学とは無縁であったでしょうに、毎日を丁寧に暮らし、その知恵と経験を積み重ねて伝えられてきたこの食の文化を、私も大切にしたいと思っています。

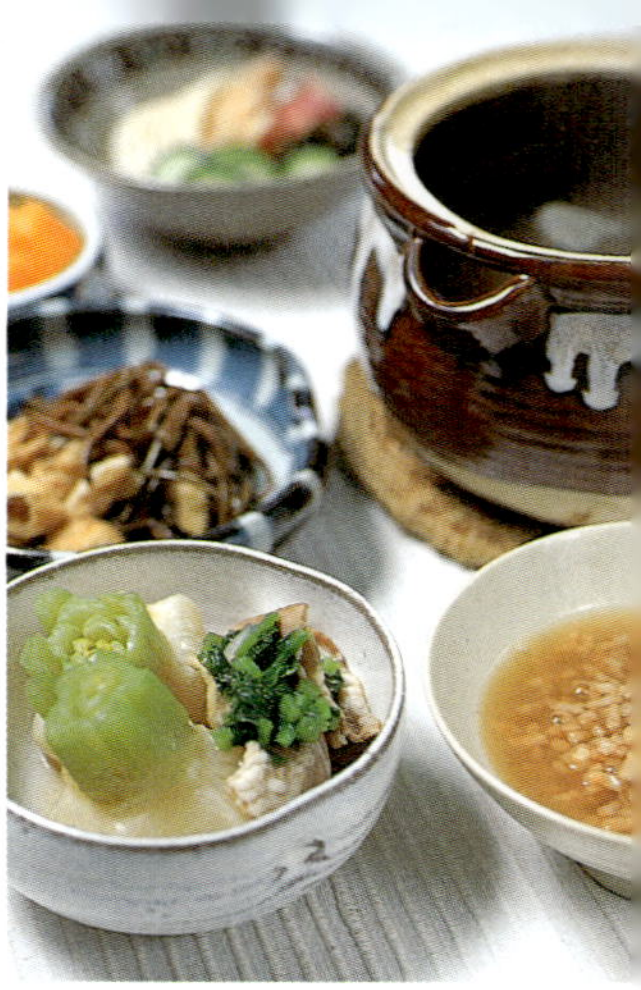

「食の細い主人にとってご飯がすすむのは食卓に懐かしい味のあるときです」と小林さん。食事中は落ちついた雰囲気で、明るい楽しい話題をとのこまやかな心遣いが伝わってきます。写真は、郷土料理の茶粥を中心に、野菜たっぷりのおかずを添えた一食。

食べる楽しみを大切に

小林スズ子・70代・奈良市（夫婦二人暮らし）

わが家の夕食は6時20分、主人が一番茶をいれてくれることから始まります。調理器具はできるだけ片づけ、すっきりした食卓に花も添えて……。それぞれの生活がありますので、食事のときだけは二人そろってと心がけています。

食卓では会話を大切に、味つけ、材料など、殊に旬のものは季節を感じながらよく話題にします。主人は会社のことも話してくれます。「気分はどう?」と健康状態を聞いたり、乳製品がとれない主人にチーズを使ったポタージュの作り方など話して、興味をひくようにすることもあります。何といっても話のはずむ話題は五人の孫それぞれのことです。

もともと胃腸が弱く、頸骨がずれている主人は、数年来仕事の疲れからか食欲がありませんでした。食卓に出した料理をいつも残し、すすめると無理して食べることも。一方私は健康に恵まれて調子がわるいことはなく、主人への思いやりに欠けがちです。「食べて」とばかりすすめるのではなく、そのとき軽く食べられそうな分量よりも少しだけ多めに盛りつけ、それでも残したときはまだ適当な量ではなかったと次回は少し減らします。ひと鉢の煮もの、和えものだけでも残さず食べたときはうれしく、思わず「今日は二重丸だわ」の言葉がとび出したりしました。あとひと箸くらいならすすめもしますが、たとえ少量でも食べたくない主人の気持ちを理解しようと努めました。

主人の体の不調は二〜三年続きましたが、こんな甲斐あってか少しずつよくなってきました。最近では毎日のお弁当も全部食べてきますし、夕食のご飯もおかわりをしてくれるようになりました。

ご飯をおいしくするものは?

奈良の地に暮らして七代目という主人は、ご飯好き。朝食はほとんど和食、お昼のお弁当も必ずご飯です。魚はあまり好まないので、煮つけか焼きものにして週二回くらい。それもうす味にして充分味を含ませます。土地柄、昔は干し魚(にしん、めざし)が多く、活魚はめったに食卓にはのらず、生活の知恵が働いて、味つけしておくものが多かったのでしょう。焼き魚はもろみ漬け、西京漬け、照り焼きなどを好み、熱い状態で出します。野菜は材料や調理法に変化をつけて、毎食たっぷり入れます。主人の好きな漬けものは、糠のきき具合などまで、気をつけています。器は料理の味の一つにもなるし、食卓の和を醸してくれると思い、丁寧に盛りつけます。

若いときは中国風でも洋風でも平気で食

べていましたが、75歳ともなると昔の食習慣が懐かしく、ずいきやぜんまいの煮もの、茶粥、鰯の生姜煮などを喜びます。小さい頃に慣れ親しんだ食事内容が高年時代の食べたいものにつながることを思うと、子どものときに栄養バランスのよい食事をするのは、そのときの体づくりに役立つばかりでなく、年をとってからも再現されるので、すばらしいことだなと思いました。

家族の健康づくりの要である食事を、愛情と思いやりをもってよりおいしく、栄養的にもバランスよく作ること、さらに食べる量は目安量を知った上で、体の状態に合わせて〝無理せず根気よく…〟と努力を積み重ねていくことが大切と改めて思います。

シニア世帯の心がけ

わが家は70歳代の夫婦と91歳の私の母との三人暮らしで、全くの老人世帯です。従って、食生活で心がけていることは、

・食事時刻を守り、時間をかけていただく。

・全員義歯なので消化のよいもの、柔らかめにする。（ちぎる力が弱いのでなるべく煮こんで柔らかく。切り方は薄く小さめに。せん切りの生野菜は塩で揉んで水洗いをする、熱湯をかけるなど）

・摂取のポイントとしては、70代の一日の食品目安量を参考に、わが家なりに減らすものと増やすものを決めておく。（脂っこいもの、辛いものを控え、肉・魚と豆製品、野菜、海藻、乳製品などカルシウムの吸収率がよいものをまんべんなく摂る）

幸い母も好き嫌いがなく食欲もあるので、三人同じ献立で量にだけ差をつけます。乳製品を摂るために朝はパン食。食品数多く、カルシウムもとるためにと考えたのが「野菜のスープ煮」（写真）です。材料を少量のスープで煮こみ、片栗粉でとろみをつけ溶き卵で仕上げます。食べやすくて好評です。

買いものは主人に手伝ってもらいます。一緒に材料を選択すると、どういう料理にしようかと話題がはずみ、食欲が湧き、作りがいも生まれて、楽しく食べるのによいと思います。車の運転、荷物や灯油の持ち運びなど主人の協力を得て、これからも二人三脚で暮らしていきたいと思っています。

後藤幸子・70代・青森市（母・夫婦の三人暮らし）

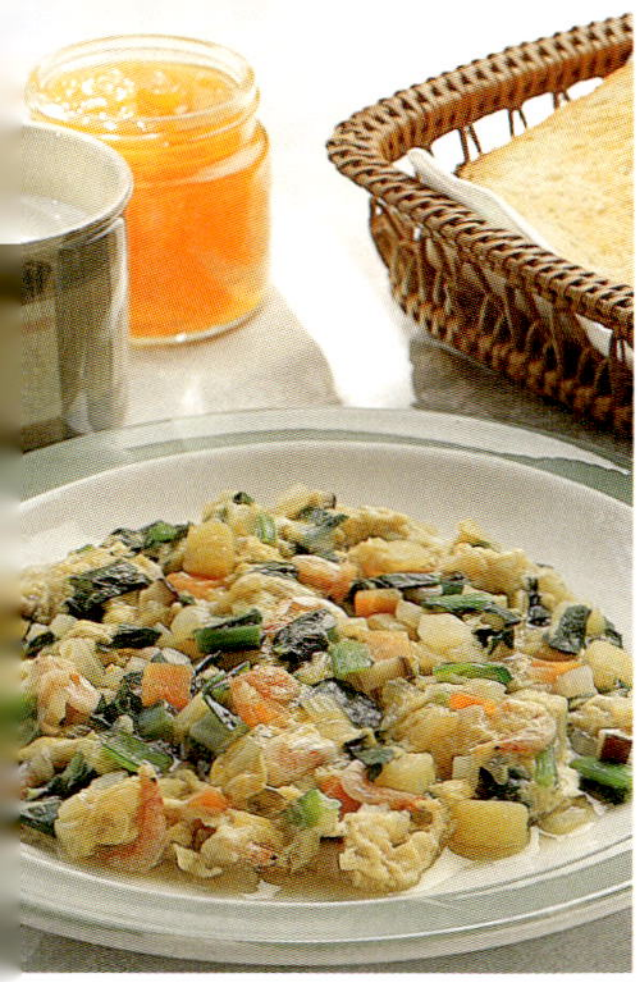

「骨折して左半身が不自由な母、胆石を患った主人、腰痛に悩む私、とシニア三人、体調をコントロールしながらの毎日です」と後藤さん。白菜、人参、小松菜、さつま芋、生椎茸、干し海老などの消化のよいスープ煮（写真）を毎朝用意します。

異世代と暮らす中で……家族の手助け・心遣い

同じ住居で、隣の家で、または近所で、顔ぶれも二、三、四世代にわたるなど暮らし方もさまざまです。その中で食事時間を心地よくするポイントは……?

◇近所でサポート

私は夫、姑の三人暮らし。近所に住む92歳の母は、自分で調理したい人なので材料を買う手助けをしてきましたが、この頃は半調理をして小分けして冷凍庫に入れてきています。それを母は自分の味で仕上げています。

(三沢多佳子・50代・秋田市)

◇隣同士で

長男夫婦がスープのさめぬ距離に住んでおり、ときどき一品持ってきてくれますので、バランスよく食事がとれます。留守をしても主人の食事は安心です。嫁が出かけるときは、私が息子の食事を引き受けています。

(國重雍子・70代・山口市)

◇きれいなおかずを

痴呆症の母に合わせた食卓をといつも考えております。食卓につく前にエプロンからお茶まですっかり用意しておきます。母は色のきれいなものから食べます。お皿数が少ないと不満足そうなので、少量ずつ4~5皿並べます。

(足立尚子・50代・函館市)

◇母の好物を食卓へ

夕食はだんだん魚料理が多くなった。旬を大事にし、少しでも素材のよいものを選んで、そのもののおいしさを味わいたいと思う。91歳の母は切り身よりも一匹魚を食べるのが何よりの楽しみのようで、本当に丁寧に食べるので選びがいがある。そのほか母の好物の煮豆、南瓜、芋料理は必ず出す。

家族の健康は一番の感謝、その維持のためにも、だんだん生活に楽しみの部分が減ってきている母と、ときには一緒に作るようにしている。郷土料理のだまこ餅を丸めたり、お彼岸のおはぎを作ったり、そのときの母のいきいきしたようすを見ると、少しでも共通の時間をもちたいと思う。

(藤岡波規子・50代・仙台市)

◇年代の違いを生かして

母や主人に合わせた和食中心の日、子どもたちが喜ぶ洋食の日、皆が大好きな中華の日と、片寄らない食事作りを心がけました。年代の違う家族構成により、食生活が加齢と共に淡白になりがちになるのを防げたと思います。また行事の折の食事(お正月、お節句、お盆、彼岸など)を用意することは、母にとっては自分の作ってきた習慣がそのまま継続されているのをみる喜びになり、また子どもたちには食文化(おおげさでしょうか?)を伝えることができるので、日常の食事と共に大切にいたしました。

(野谷久仁子・50代・東京都)

◇夕食は皆で一緒に

長男家族と別棟に住んでいます。朝昼は自分で調理。ときどき大きめのお盆に食器を一式のせて景色のよい部屋へ行き、気分を変えていただきます。一日のうち、ゆっくり顔を合わす夕食(主に嫁と孫)には、お互いに今日あったことを楽しく話すように心がけています。

(小川嘉代子・80代・京都市)

◇**一つ困ること**

娘に三食作ってもらっていて幸せに思っていますが、一つだけ困るのは献立の勘が鈍ってしまうことです。たまに台所に立ってもしばらく考えてしまいます。それでも友の会で始終食や料理に関することをしているので、あまり退化しないですんでいるかと思います。

（藤田洋子・70代・札幌市）

◇**料理する幸せ**

料理をすることは頭や手を使うので老化防止になり、自分の好みのものも食べられ、作る楽しみもあり、年をとってもできる限り料理を作りたいと思います。またときどきみんなに食べてもらえれば（私は若い人と同居しているので）なおうれしいと思います。

（大島三千代・60代・香川県）

◇**週末はお客様になって**

わが家は三世代。平日は嫁も勤めていますので、夕食の調理はほとんど私になります。外出から帰って調理にかかるときは、年のせいか苦痛になることもありますが、している間に楽しくなるのが本当にうれしく、家族が「おいしい」と言って食べますときは疲れを忘れます。土曜、日曜日は嫁と孫二人が台所に立ち、私はお客様になります。ときどきは来客用の食器を使って本間流の洋風レストランに、また和食器のときは本間亭になります。

（本間宣子・70代・山口市）

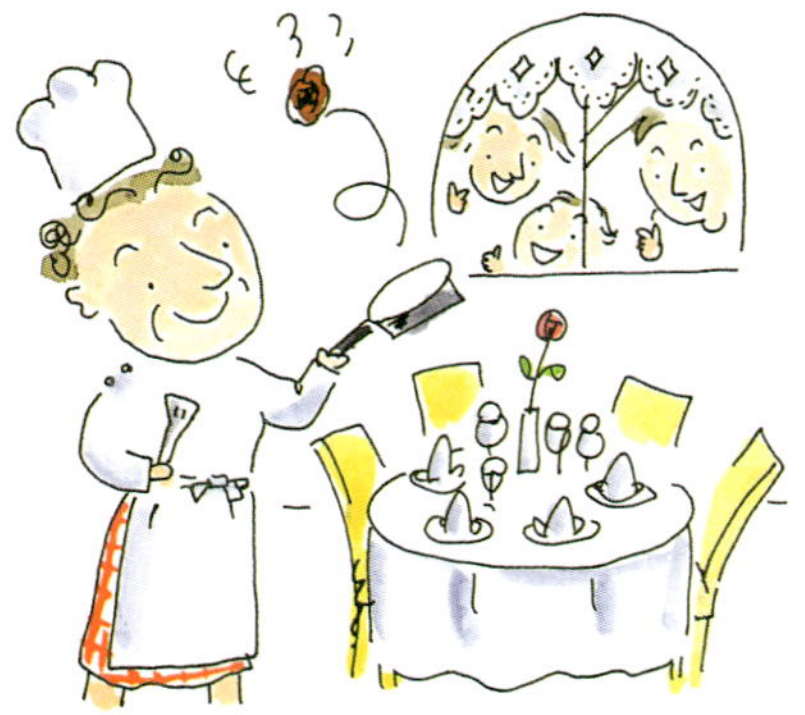

◇**作る〝相手〟を得て**

夫が短い闘病の後他界して五か月。晩年、食事に気を遣うことが多かったせいか、少々〝手持ちぶさた〟を感じるようになった私は、同じ敷地内に住む娘家族のために夕食作りをかって出ました。フルタイムで働く娘は大喜び、食欲旺盛な社会人の孫たちともども、一人になった私の気持ちを察してくれるようで、以来はり合いのある毎日です。また私は私で、外出日の夕食はカレーかシチューにすると決めているので気が楽で、自分の趣味もしっかり楽しんでいます。土日は娘の料理をいただきます。

（山本ゆみ・70代・大宮市）

◇**母娘共にシニア世代**

92歳の私はほとんど食事の用意はしませんが、忙しいときは同居の娘を手伝います。煮豆など時間のかかるものは、私の担当のようです。親戚、知人がいろいろ送ってくれるのと、近所の方が畑の作物や漬けもの、煮ものを届けてくれるので豊かな食生活をしています。夕食は出された中から、栄養を考えて自分で食べられる量だけ別の皿にとるようにしています。娘も66歳、私がもう少し食べれば残らないのにとわかっているのですがそれができず、少しずつ残って娘はくりまわしに悩んでいるようです。

（岡井とし・90代・旭川市）

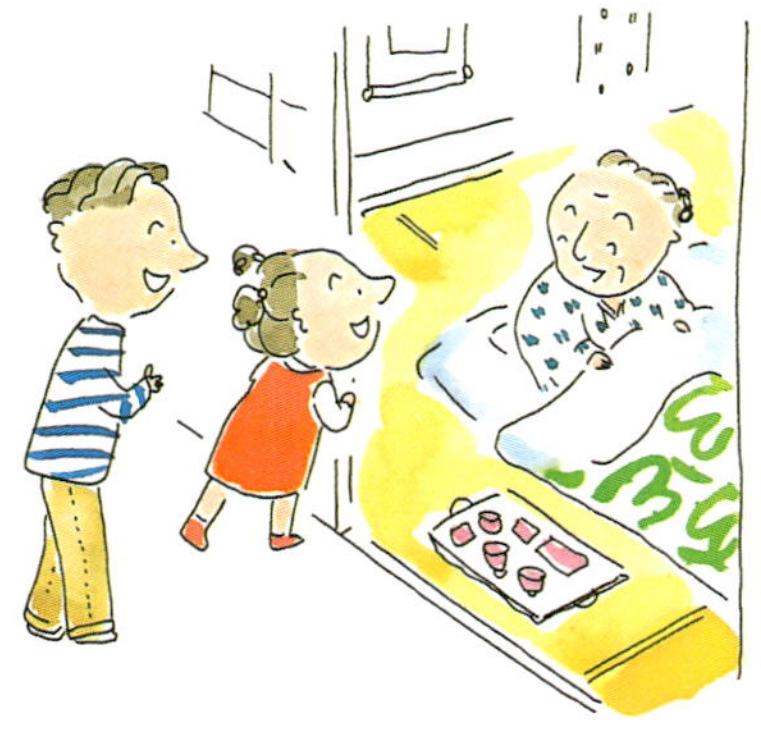

◇**四世代同じ献立で**

104歳の姑、私たち夫婦、長男夫婦、孫2人の7人家族です。月曜から金曜までの夕食を私が作ります。孫も姑もほとんど同じ献立で、盛る量を加減します。全部盛りきらずに大皿に残しておき、おかわりするようにします。姑もときにはおかわりします。各自お盆を使用し、盆ごとおさげします。姑のお盆は孫がさげます。体調がわるそうなときは姑の部屋に運びます（どうするかきいてから）。寝間着のままで着替えたくないときは食堂に出てきません。

（横尾祐子・60代・佐賀市）

三世代で囲む食卓

上里明子・50代・茅ヶ崎市（両親、夫婦、長男の五人暮らし）

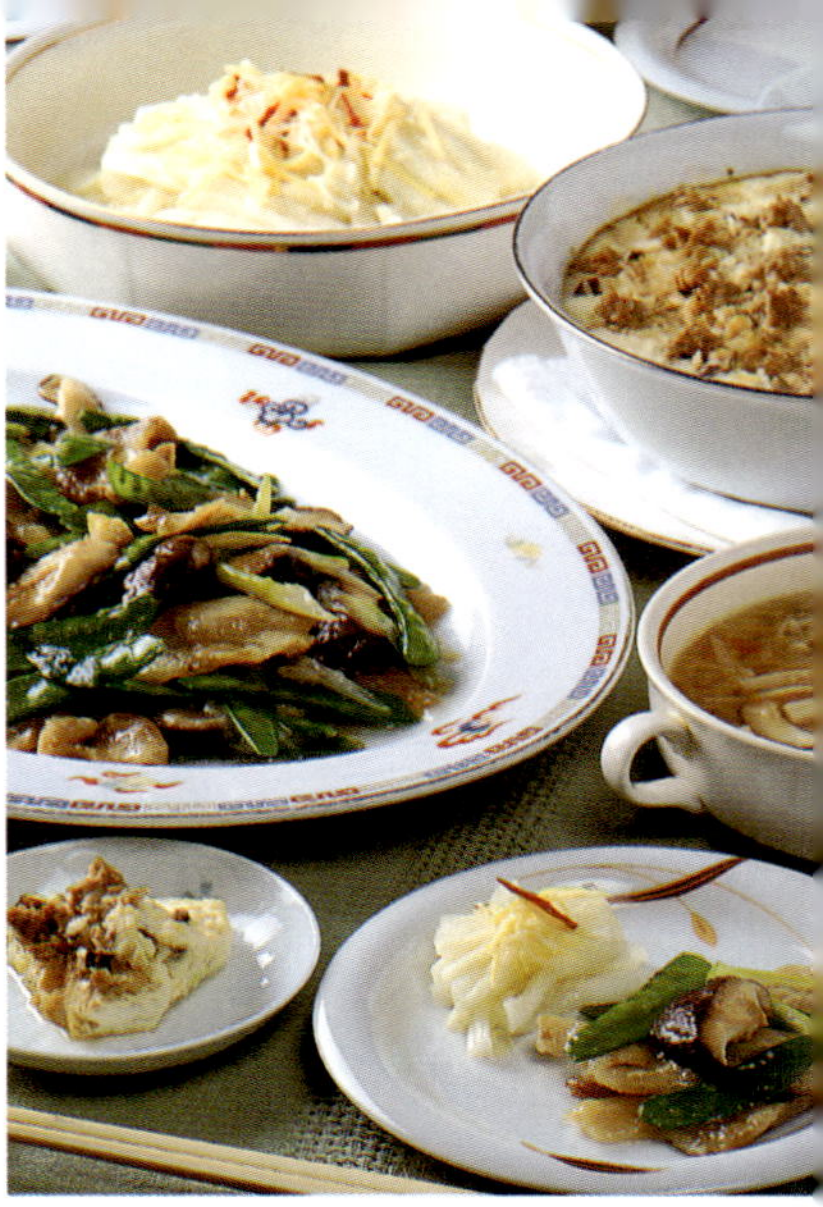

「わが家は三世代５人家族、それに娘夫婦や甥、姪たちが年中出入りしますので、７～８人の食事はいつでもできるように準備しています」という上里さん。大皿に盛るものと銘々にとり分けるものとを組み合わせて、好き嫌いなく食べられるようにと気をつけます（本文参照）。写真は豆腐蒸蛋、精進スープなど

今年父は数えで88歳、母は77歳になりました。私たち夫婦も65歳と57歳、そろそろシニアの食事へと移行していく年齢です。夫は今年いっぱいで退職いたしますので、来年からはシニア四人が三食を共にするようになり、だんだんに朝食、昼食を重く、夕食は軽めにとるような食生活に変えていきたいと思っています。

父母と同居を始めたのは十七年前、母が胃ガンの手術を受け、食事のことなど気をつけて生活しなくてはならなかったからです。病後は嗜好も変わり、五分の一になった胃が働き出すまでは、本人も私も神経をすりへらすような日々でした。その後も大病をくり返した母の体調がだんだん安定してきて、食事をはじめ、自分で生活を上手にコントロールできるようになったのは、同居後十年たっていました。今では母も元気になり家族全員健康を与えられております。

買いものは主に私がしますが、母も近くの朝市に行くのを楽しみにしていますので、ふだんは共通に使うお財布を台所の引き出しに入れておき、自由にしてもらっています。私が外出する日は、母が副になるおかずを作っていてくれるので、助かります。

外食をすることはあまりありませんが、味のつけ方、盛りつけ方などとても興味があり、よいと思ったときは必ずどんなものを使っているかなど、お店の人に聞くようにしています。

盛りつけ方を工夫して

大勢で食事をすることはとても楽しく、食欲も湧いてよいのですが、大皿盛りで各自がとり分ける方法ですと、気をつけて見ていると、好みのものしか食べない人も出てきます。とくに父は野菜が嫌い、母は肉や魚を敬遠しがちです。そこで、食べてほしいものは銘々に盛り分けていただくようにしました。各々の体力、年齢に合わせて盛りつけ、お皿の状態でそれぞれの食欲がよくわかり、もっと早く実行すればよかったと思っています。

私の両親と同居して以来今日まで、できることなら一日一回は、家族が揃って食卓を囲むようにと努力してきました。この先、年をとって二人きりになったとしても、あたたかい食卓から心の安らぎ、幸せを感じるだろうと思います。

よく働き、よく話し、心を若く

向井美代・80代・京都市（長男の妻・孫と同居）

私は現在82歳、最近嗅覚がきかなくなりました。同年齢の友人二、三人も同じような状態とのこと。台所で調理をしていて煮こみもの、豆類などよく焦がしてしまいます。火力の調節を忘れ、時間の感覚もずれて失敗するようです。

昨今は65歳から老年前期、70歳から老年中期、75歳から老年後期とよばれていますが、身体の点でも毎日の食事（摂取している栄養）の点でも個人差が実に大きいと思います。よく食べる人、食べない人、よく働く人、気力のない人、常にプラス思考で行動する人……と年齢通りではないことをとても感じます。でもどちらかといえば、台所仕事の好きな人は精神年齢が若いように思われます。私は今もって、友の会高年グループの中で昼食当番などがんばっています。

ふだんは長男（故人）の家族（長男の妻と孫二人）と同居ですが、家事は一人で楽しく忙しくしております。食生活も一人ですが、来客のとき、行事のときなど、ときどき若い家族と一緒に食卓を囲み、楽しい話題をと心がけています。

買いものは荷物の重さが負担に感じられるようになり、この夏から週一回生協の配達サービスを申しこみました。配達料は一回四〇〇円ですがとても助かっています。私の副食物費予算一日六〇〇円を頭におき、野菜、魚肉とあらかじめ献立を決めて予定の量を注文できるので、いろいろ考える楽しみもできました。

身軽に暮らしたい

食器の数をできるだけ少なくしたいと、この頃考えています。高年になって来客が少なくなったこと、物が多いとそれだけ労力がかかるということを、ひしひしと感じるようになりました。鍋類も大きいものは若い世帯にゆずり、現在片手鍋2個（18㎝、16㎝）、その他蒸し器、フライパンなど6個。重いものは、すきやき鍋と無水鍋の2個です。物の所在をわかりやすくするため、2個の食器棚の中に収納できるものだけにしました。

電子レンジは少量の調理と時間短縮で、高年にはたいそう便利です。フードプロセッサーも、すり胡麻、こしあん、野菜スープ、ミンチ、鰯のつみれ、その他みじん切りいろいろと重宝しています。

レシピの整理はこれからです。

健康な食欲をもつために、よく働き、よく話し、そして友人、知人と楽しく過ごすのが何よりよいのではと思います。

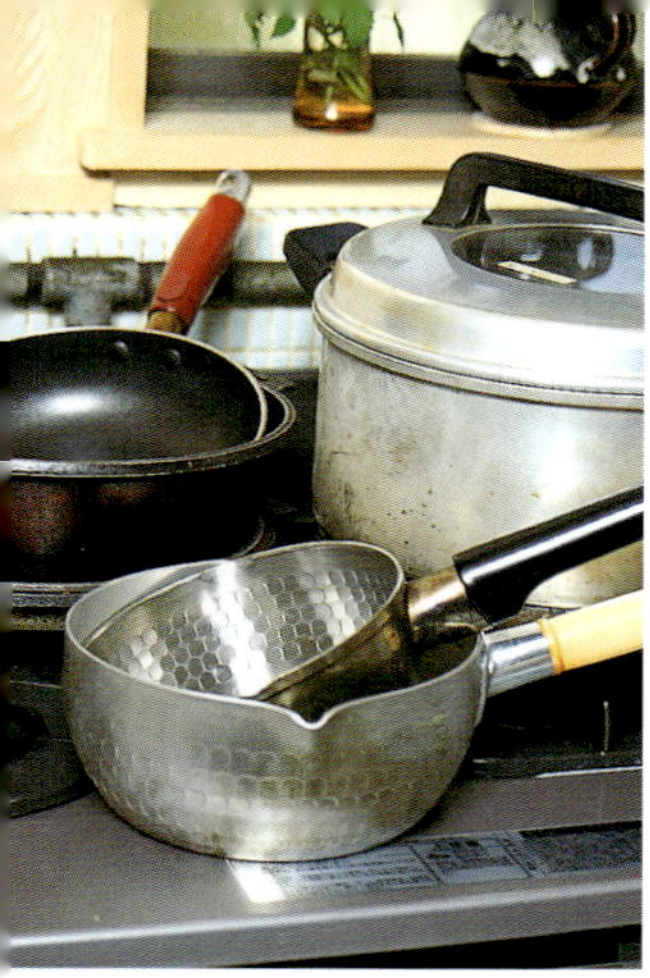

夏は冷たい麦茶を、冬はあたたかいお茶を何度も飲んで、一日に1～1.5リットルの水分補給につとめる向井さん。月に二回、友の会高年グループの集まりに元気に出かけ、お料理当番も引き受けています。最近お鍋の持ち数を減らしました。(写真・本文参照)

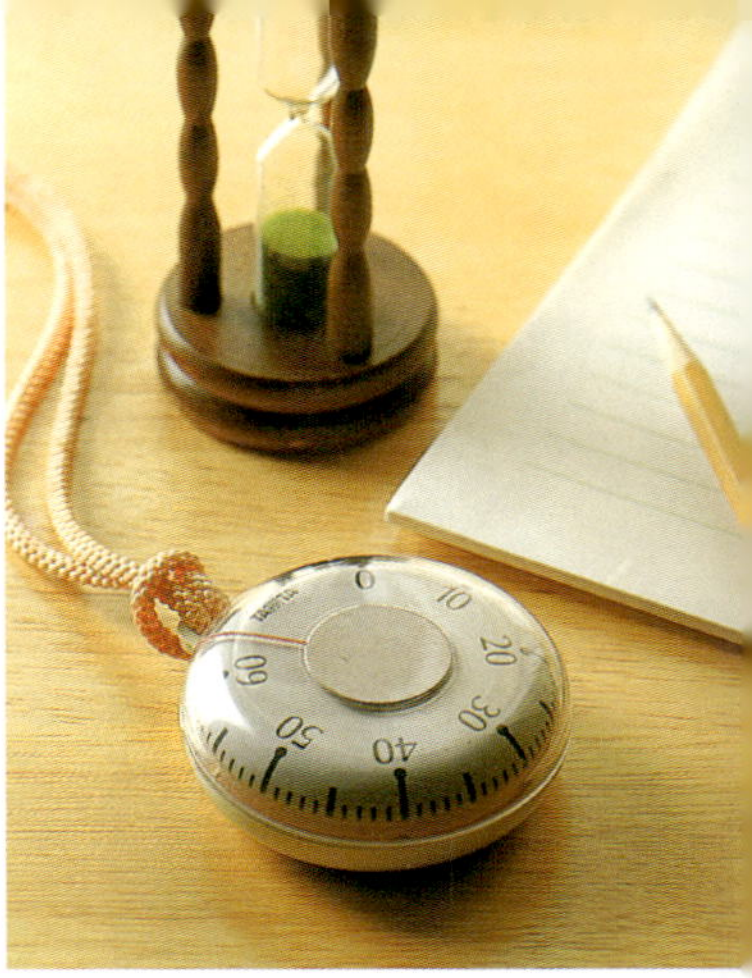

78歳の三木さんは一人暮らし。紙と鉛筆をいつも手近に置いて、テレビで見聞きしたことなどちょっとしたことでも書きとめています。写真は10年前から愛用しているタイマー。

メモとタイマーの助けを借りて

三木真理子・70代・加古川市（一人暮らし）

三五年ほど前に胃の手術をして以来、体重は40kg前後、口あたりのよいおいしいものでないと食がすすみませんので、バランスよく、お味のよいものを作るよう心がけています。

私は朝の片づけが終わると、テレビの前でその日の昼食、夕食の献立を考えて紙にメモしておきます。頭の働きがだんだん鈍くなり、冷凍のものを出し忘れたり、レンジで解凍しながら忘れたり、野菜室でレタスやセロリがしなびたりしたことがたびたびありました。メモをするようになって、冷凍室、冷蔵室、チルド室、野菜室に何があるかメモを見るとわかります。いつとり出すか時間もメモします。菜園の野菜も、献立のメモから使う量だけ朝のうちに収穫しておきます。たくさんとれたときはご近所に配ったり、新しいうちにソースや水煮にし、えんどうもさやから出して冷凍します。

私の食事用意になくてはならないのはタイマーです。これを忘れたために鍋の焦げつき、空だきなど、泣きたい思いをたびたびしました。鳴る音が聞こえないといけないので、タイマーはセットしたら首から下げたりポケットに入れるなど、身から離さないようにしています。砂時計も片側で3分、ひっくり返して6分、と簡単な操作で時間の見当がつくので便利に使っています。

歌を口ずさみながら

もう長いこと一人暮らしをしている私は、いつの頃からか料理を始めると歌を歌うようになりました。昔の簡単なメロディーですが、歌っているうちに気分よく楽しくなって、好きな台所仕事が一層はかどります。

常備菜作りは日を定めて大豆、ひじき、切り干し大根、おから、うずら豆、小豆などを煮ます。薄揚げも甘辛く煮て常時おいてあるので、おうどんやおいなりさんに重宝しています。大豆などは2カップくらい圧力鍋でたき、半分は白煮のまま冷凍、あとは五目、七目豆にして、最初うす味、途中で調味料を加えて、一週間から十日くらいでいただきるようにしています。冷凍するとどうしてもお味が落ちるので、二～三日でいただくものは冷蔵庫に入れます。

シニアになって、今まで楽しんで焼いていたケーキやパイなど、全然作る意欲がなくなりました。プリンやゼリーなどはときどき作ります。今まで何もかも手作りにしてきましたが、これからは市販のものもよいものはとり入れたいと思っています。目下、月に一、二度来てくれる娘持参のロールキャベツやシチューがとても楽しみです。

便利な道具

蓋を開けるのは難儀です…、せん切りキャベツがなんだか太めになって…、とこぼされる声を聞いて、台所の小道具を見直しました。使いやすさを一番にして、今、買い求めるならと選んだものは、見慣れたもののようですが、「力がでる」「よく見える」などのよさがあります。きっとふだんの台所で活躍するでしょう。台所のどこかに指定席を与えるものとして、それぞれの暮らし方や使用目的に合わせてお選びください。

ピーラー（皮むき器）

キャベツのせん切りもできる

刃の長さ８cmの大型のピーラーは、キャベツのせん切りが手早くできます。キャベツの断面に刃を当てて、皮むきと同じ要領で手を動かすと、包丁で丁寧にしたものよりも、もっと細く柔らかい生キャベツができ上がります。

普通幅のピーラーも皮むきだけではなく、人参、胡瓜をリボン状にしてサラダに、ごぼうのささがきにも便利です。

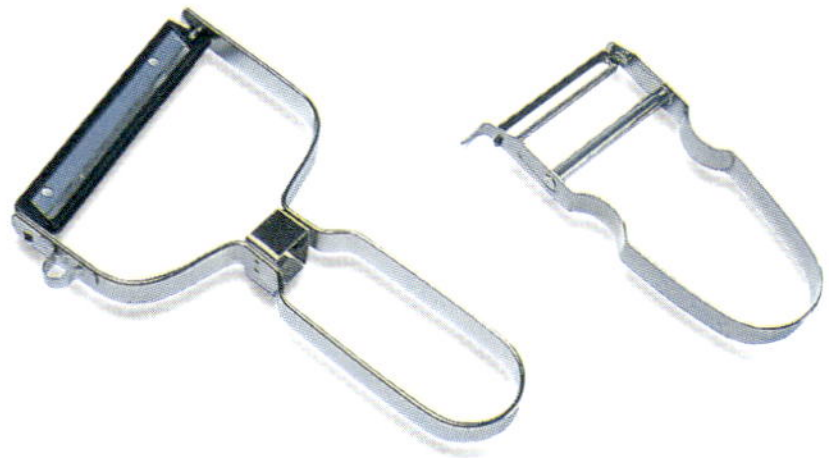

トング

しっかりはさんで落とさない

菜箸よりも広い接触面、安定したはさみ心地のトング。鍋やオーブンの中の熱いもの、重いものをはさんで持ち上げたり、とり出すのに便利です。

先端の形は使う用途で違い、応用範囲が広いのは、縁がなみなみした葉っぱ型のもの。大きなローストビーフや焼き豚など重いものを裏返すとき、温かいうちに盛りつけたいスパゲッティ、サラダのとり分けなどが手早くできます。先端がスプーンのように少しくぼんでいるので、ドレッシングや煮汁をかけられます。温めたレトルト食品をとり出すのにも便利です。（写真中）

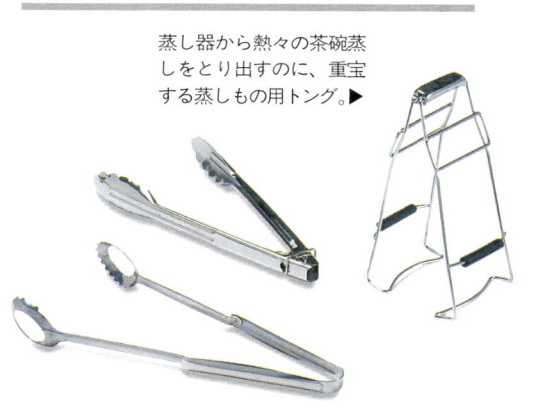

蒸し器から熱々の茶碗蒸しをとり出すのに、重宝する蒸しもの用トング。▶

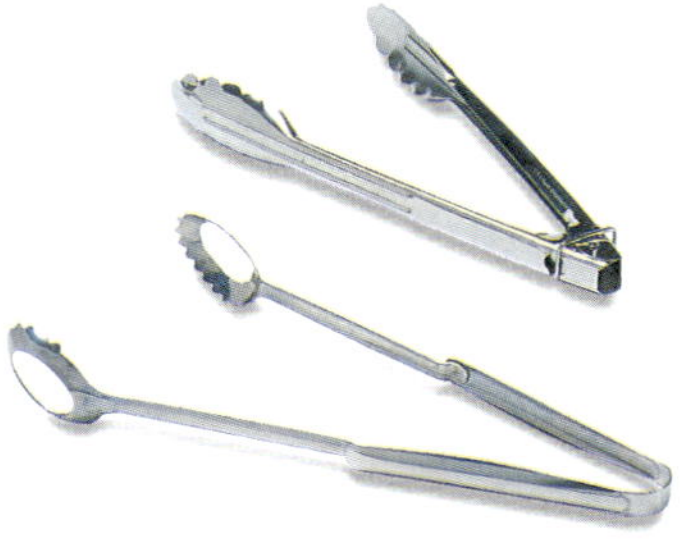

▲柄が長く、先端部分に穴があいているものは揚げものに便利。縁にギザギザがあるので、油の中にとり落とす心配もないでしょう。

アンケートから4

わが家で活躍する台所用具

◇フードプロセッサー

肉や魚をミンチするのに、とくに便利。私は脂肪の多い挽き肉を使いたくないので、好みの肉を家で挽くようにしています。
（川上千代子・60代・奈良市）

知人に譲られてから、使いだしました。茹でた小豆と砂糖であんに、青菜やバナナでミックスジュースに、炒った胡麻をすり胡麻に、伊達巻きや鰯のつみれも作っています。
（向井美代・80代・京都市）

細かく切ったり、すったりするのは手も肩も疲れるようになりましたので、フードプロセッサーをたいへん重宝しています。炒め玉葱や南瓜のスープのまとめ作りに便利だと思います。
（山口文子・70代・横須賀市）

◇はかせ鍋

使いやすい中型（直径20cm）のはかせ鍋3台を愛用しています。蒸し野菜や茶碗蒸し、茹で野菜など料理のほとんどをこの鍋でしています。朝の散歩の前にお味噌汁をしかけますと、帰ってきた頃にはおいしい味噌の香りのするお味噌汁ができています。食事作りが、60代後半から重荷になっていましたが、今ではとても楽しくなりました。
（梅根 文・70代・福岡市）

キッチンタイマー

用途に合った使いやすいものを

日に何度となく使うタイマーは、セットしやすいことが身上です。

10個の数字ボタンで時間を決め、スタートボタンを押すだけのタイプがおすすめ。押し間違えてもやり直しが簡単です。指先で押しやすい、大きめのボタンのものがよいでしょう。一つのボタンを押すたびに表示画面の数字が増えるタイプは、押し間違えると初めからやり直さなくてはならず、面倒です。

軽量　持ち運びに便利な軽量（24g）のものは、ポケットに入れたり、ペンダントのように首にかけることができます。タイマーをセットしてから移動するときに重宝です。(写真左)

アラーム音＋光　アラーム音と光の両方で知らせるタイプは、騒音の中でもライトがピカピカ光って知らせます。(写真上)

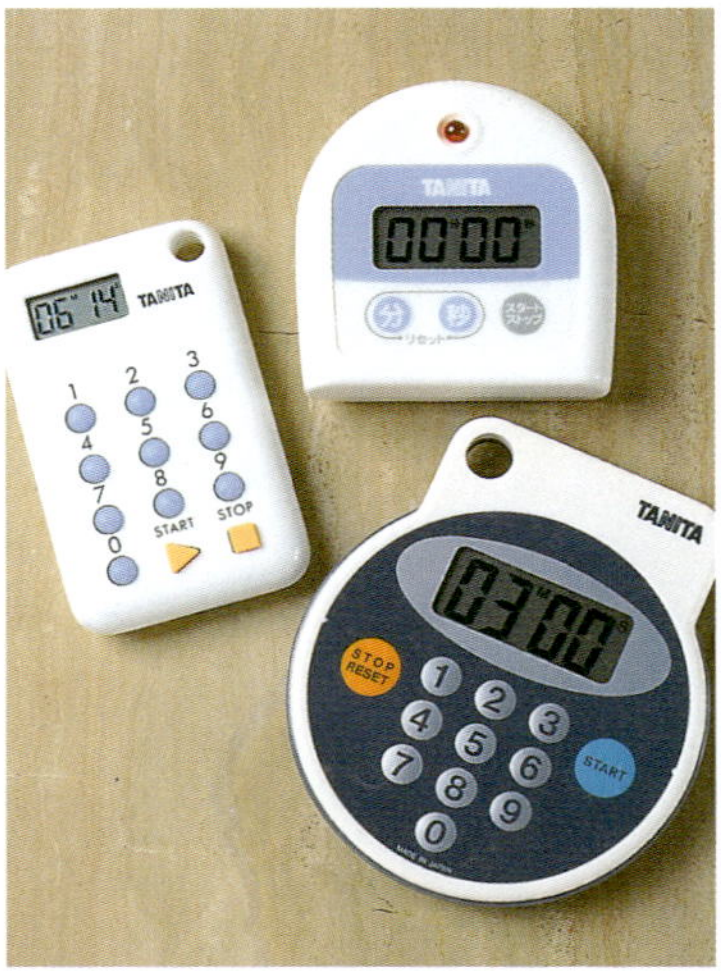

表示画面が大きなもの（縦1.5cm）は、時間の確認がしやすい上に、防滴加工されているので、水分に強く、少々濡れた手でも大丈夫。（手前）

オープナー

大きくても小さくても これ一つで

ジャムや保存食瓶などのびくともしない蓋、冷凍庫で保存していた容器の冷たい蓋や小さくて開けづらいマジックペンのキャップなどを簡単に開けられます。全体が軟質樹脂でできているので、蓋をしっかりはさんで固定でき、手にもなじむのですべりません。

最小の力で最大の効果を出すコツは、開けたい蓋とオープナーのサイズをぴったり合わせること。オープナーの柄を握って、蓋のサイズに合う場所を探し（直径9㎝以下であれば、ピタッとおさまる場所があります）、開く方向に力を入れると、いとも軽く動きます。

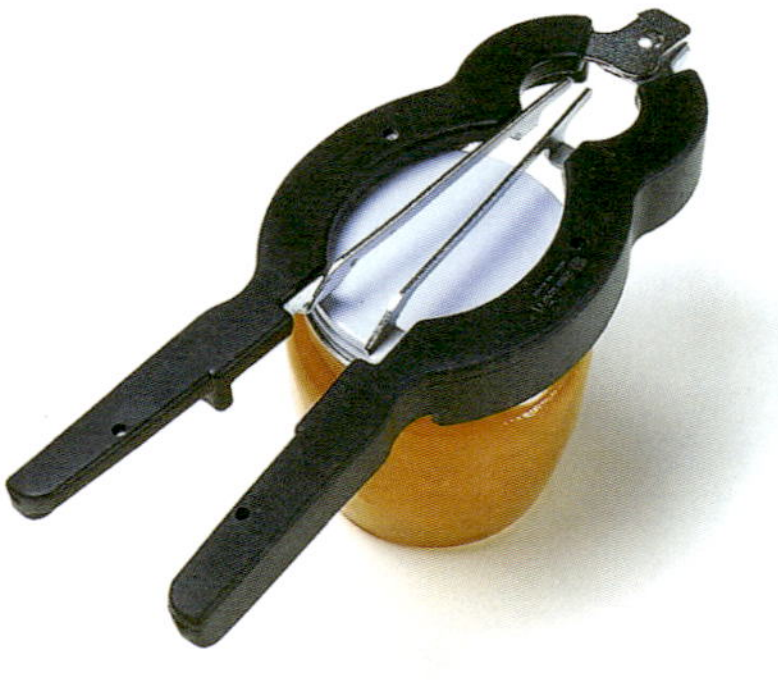

ちょっとの時間そばについているだけで、あとは火を止めておくはかせ鍋は、シニア向きだと思います。煮ものはことこと煮るもの、おいしいお料理は時間をかけて作るものと思いこんでいる方には、抵抗があるようですが、私は便利にしています。朝の後片づけのときに一品できますし、時間と燃料が節約できる上に、素材の味がそのまま残るはかせ鍋の料理は、わが家では大好評です。

（進藤紀子・60代・宮崎市）

◇**オーブンレンジ**

オーブン料理は、入れる時間の調節だけで二人分の3種類くらいの料理なら、同時に仕上げられるので、便利にしています。タイマー機能があるので、火を消し忘れる心配もなく、食事作りにもっと活用したい道具です。

（飯島早枝子・60代・東京都）

◇**食器乾燥機**

台所を改装した十年前に、とりつけました。庫内は棚のようになっているので、洗ったお皿、茶碗、箸を立てて入れておきます。余裕があれば布巾で拭きますが、忙しい朝や疲れた夜は電源を入れて乾かします。湿気の多い日や冬にもとても便利に使っています。

（豊田玲子・60代・札幌市）

◇**食器洗い機**

腰痛になって以来、立っていることが苦痛になったので、とても助けられています。一回20分として一日で60分楽になりました。

はかり

読み間違えない表示

デジタルばかりは、計った重さを数字で表示します。数字を読むだけなので、細かい目盛りを見る必要がなく、読み間違いが少なくなるでしょう。容器をのせてボタンをひとつ押すだけで表示が0gにもどるので、材料だけの重さが容易にわかります。また、この機能は何種類かの材料を追加計量できるので、お菓子作りなどにも役立ちます。

デジタルばかりの一の位は、重さが増えると2gや5g単位で表示するものもあります。500gまで1g単位で表示するのは精度の高い方です。本体が小さいと、引き出しにもすっぽりとおさまります。

電池の寿命は、使う頻度にもよりますが、約一年です。

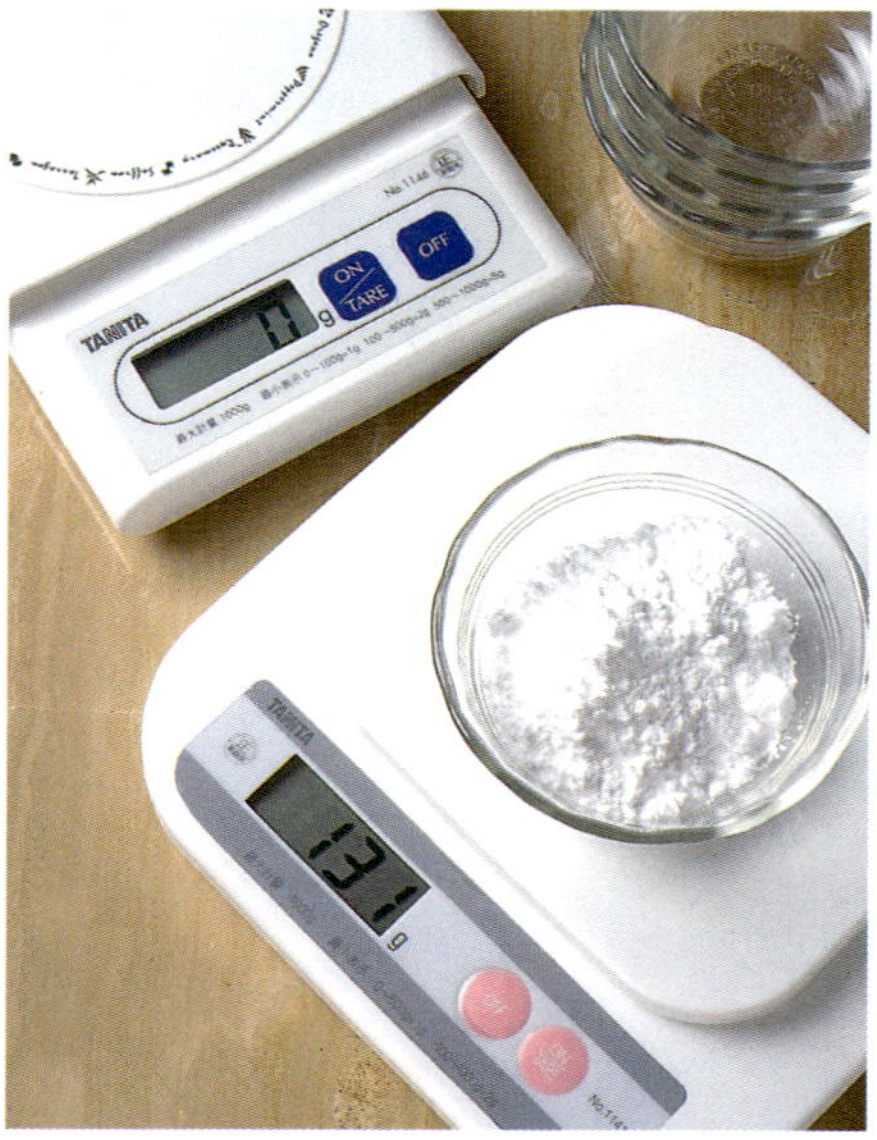

大きな液晶画面（縦1.5cm）は、数字が太く読みやすい

プルトップオープナー

小さな道具に大きな力

近年、缶詰は大半がプルトップで開けるようになっています。このオープナーは、てこの原理でプルトップを起こして引っぱるだけのとてもシンプルな道具ですが、開缶が楽にでき重宝します。

写真のタイプはプルトップのリングに引っかける部分が金属でできているので、少々無理な使い方をしても、大丈夫。リングに指先がかけられなかったり、力をグッといれて爪が折れてしまったりという不愉快さから解放されます。携帯にも邪魔にならない大きさ、磁石つき。

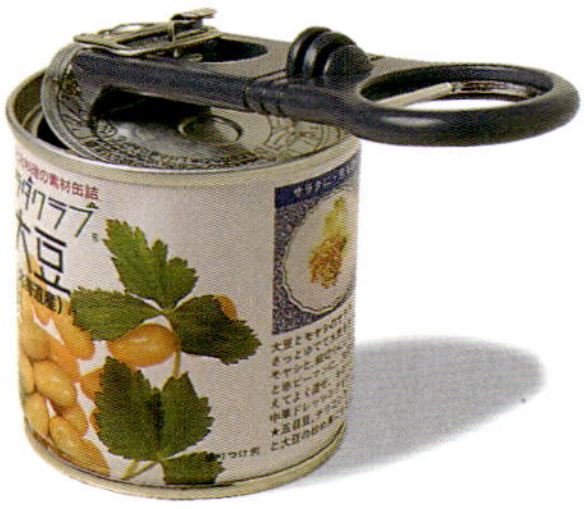

体調のよい日は、〝乾燥のみ〟を使っています。（松下眞紀・60代・郡山市）

朝食、昼食後は汚れをさっと落として、夕食後に一日分を一度に洗います。電気や水道料金に大きな影響はないようで、むしろ水道料金は少なくなったのでは…。後片づけが本当に楽になり、ありがたいと思っています。（猪飼千代子・60代・三重県）

足が痛くなってから十年余使っています。立ち仕事の時間が減った上に、消費する水量も少ないので、思ったより経済的で環境にやさしいかも…と思います。（速水政子・70代・三重県）

◇クッキングヒーター

息子が家を新築する際に、ガス台を電磁調理台にしました。その使い心地のよさを見ているうちに、私の台所にもとり入れたいと思い、IHとハロゲンのコンビで3口タイプを購入。火の周りを汚しても、台が平らなのでひと拭きすればきれいになりますし、炎がないので、鍋や換気扇が汚れにくく掃除が楽になりました。袖口を焦がす心配もなくなり、温度を一定に保つ機能のおかげで、揚げものも上手にできます。鍋は今まで使っていたもので大丈夫。一緒に研究して、使い始めた仲間二人も便利に使っているようです。（國重雍子・70代・山口市）

週一度、母から届くお惣菜

中井恵美・50代・京都市（母・夫婦の三人暮らし）

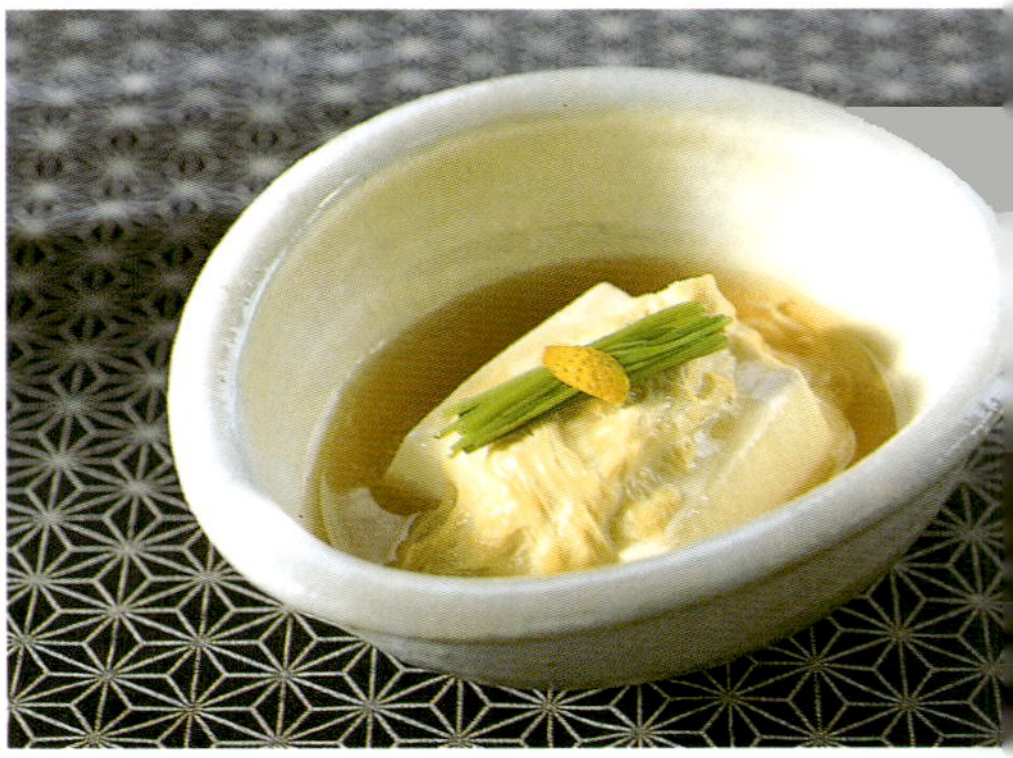

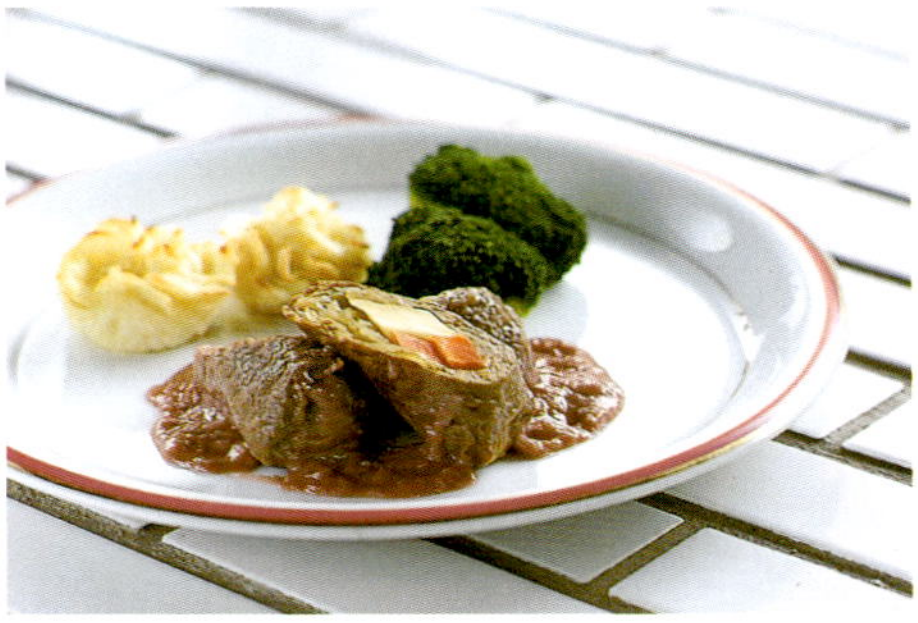

中井さんは二世代同居ですが台所は別にしています。「母は留学、遊学中の孫の写真に話しかけて食事を始めるそうです」と恵美さん。上の写真はお母さまから届けられる汲み湯葉豆腐、下は若い世代から届ける、野菜肉巻きのワイン煮とつけ合わせ（本文参照）。

夫の母は、長年、住みこみの従業員の食事を心をこめて用意してきた人で、お料理することを、人にご馳走することを喜びとしているようです。今年80歳になりましたが、今でも毎食自分で調理をし、食事するのを楽しんでおります。十五年前、同居することになったとき母は、食事時間も違うし食事内容も異なるので、台所も別にし、自分は自分らしい食事作りがしたいと希望しました。わが家はちょうど育ち盛りの子どもが三人おりましたので、私自身もそれまでの生活を続けることができ、うれしく思いました。

母の台所はそれまで土間だった所を台所と食堂に改造したもので、あまり広くありませんが、庭が眺められ、一人で仕事をするのには働きやすいようです。調理器具は引き出しにしまっていましたが、探すことが多くなったので、この頃は目の前のステンレス棚のフックに引っかけるようにしました。調味料ケース、ポットなど棚の上に出ているものには、日頃ハンドタオルをかぶせてあります。一見美的ではありませんが、ガス台の周辺は油がとび、ほこりがたまりやすいので、掃除が助かるそうです。掃除や身のまわりの洗濯などと共に、献立を立て、手順を考え、調理し、後始末もきちんとし、ガスや火の元の点検まですることは、「適度な運動にもなり、何よりもの健康の元」と母は話しております。

母の味を学んで

今から七年前、ちょうど夫が50歳になった頃だったと思います。私たちの食卓が依然として子ども中心の献立になっているのを見た母が、夫と私のためにと自分の作った一品を、週一度（月曜日）届けてくれるようになりました。今では子どもたちも別に暮らしておりますが、この習慣はずっと続けられ、おかげで私は母の好み、母の味つけや盛りつけ方、調理方法を自然に覚えられたように思います。

私が得意なラタトゥイユやロールキャベ

ツ、炊きこみご飯、油を使う天ぷらやフライ、オーブン料理、また、多く作った方がおいしい常備菜などは私の方から届けます。朝のうちに「今日は茶碗蒸しをするので届けますね」といっておきますと、それに合わせて献立を考えてくれます。

一家に二人の主婦がいるとむずかしいとよく聞きますが、わが家にとっては少々不経済であったとしても、互いに適度な緊張感を保ちつつ、それぞれの食卓を責任もって守ってこられ、よかったと思います。

土地柄、今でも昼食、夕食の時間を見計らって、お豆腐屋さんがラッパを吹いてまわってきます。手軽に手に入ることもあり、わが家ではお豆腐は〝常備食材〟です。熱くしても冷たくしてもおいしく、季節のものと組み合わせて、一年中ほぼ毎日、楽しくいただいています（左参照）。

留学中の娘から届く手紙には、「今頃はお祖母ちゃんはえんどう豆のひすい煮をしている頃でしょうね」「黒くなったお鍋で茄子の丸だきをしている姿を思い出しています」などと書いてあります。老人だけの食卓、若い者だけの食卓では片寄った献立になりがちですが、母と共に互いの生活をくずすことなく助け合ってこられたのは、子どもたちにとっても幸いだったと思っています。

お豆腐を毎日食卓にのせる工夫

栄養的に優れ、もう一品何か…と思うときにも短時間で調理できる豆腐。飽きることなく便利に使っています。

[そのままいただくとき]

夏は氷水の中に浮かべたり、細長く切ったりして見た目を涼やかに。
冬は冷や奴が湯豆腐に変わり、極寒になるとかけ汁に葛でとろみをつけて温かくする。小さく切って片栗粉をふり、湯引きするとさらにのどごしがよくなる。

- かけ汁…夏は生醤油に近く、冬に向かって味醂で甘味を加える。（八方だしをだしで割って使う。豆腐を小さくするにつれ、味を薄くする）
- 薬味…葱、土生姜、大葉、かつお節、海苔の定番のほかに、柚子、わさび、榨菜、細く切った高菜、しば漬けの漬けものなど。また、錦糸卵、甘辛く煮た椎茸や油揚げの細切りなども。
- たれ・あん…胡麻、ピーナッツだれ（八方だしでゆるめる）、梅肉風味、胡麻油風味の酢醤油で。
  せん切り野菜入りの葛あんかけは、冬の定番（人参、椎茸、もやし、三つ葉などをうす味で煮てから）。

[和えもの]

白和え・ゴマネーズ和え（練り胡麻、味噌、マヨネーズなどで調味）。具は常備菜のひじき、切り干し大根、五目豆など。台所での一番仕事に豆腐を水きりするのがコツ。

[炒めもの]

海老、蟹缶、鮭缶などと中華風の炒めものに。
（小さく切った豆腐を塩湯に通すと型くずれしにくくなり、味もつきやすい。片栗粉でとろみをつけておいしい汁ごといただく）

[焼きもの・揚げもの]

豆腐ステーキ、揚げ出し豆腐。
（豆腐の中に辛子を入れて揚げることも）

[煮もの]

なまり節、肉団子、焼き葱、白身魚、魚の子などと炊き合わせる。（味を充分含ませ、豆腐は最後に入れ、ひと煮立ちしたら火をとめる）

[汁もの]

豆腐の切り方（あられ、色紙、角切りなど）を変えたり、具のとり合わせや味噌（赤だし、信州味噌）を使い分けたりして変化をつける。
清汁には麩類や三つ葉をとり合わせることが多い。

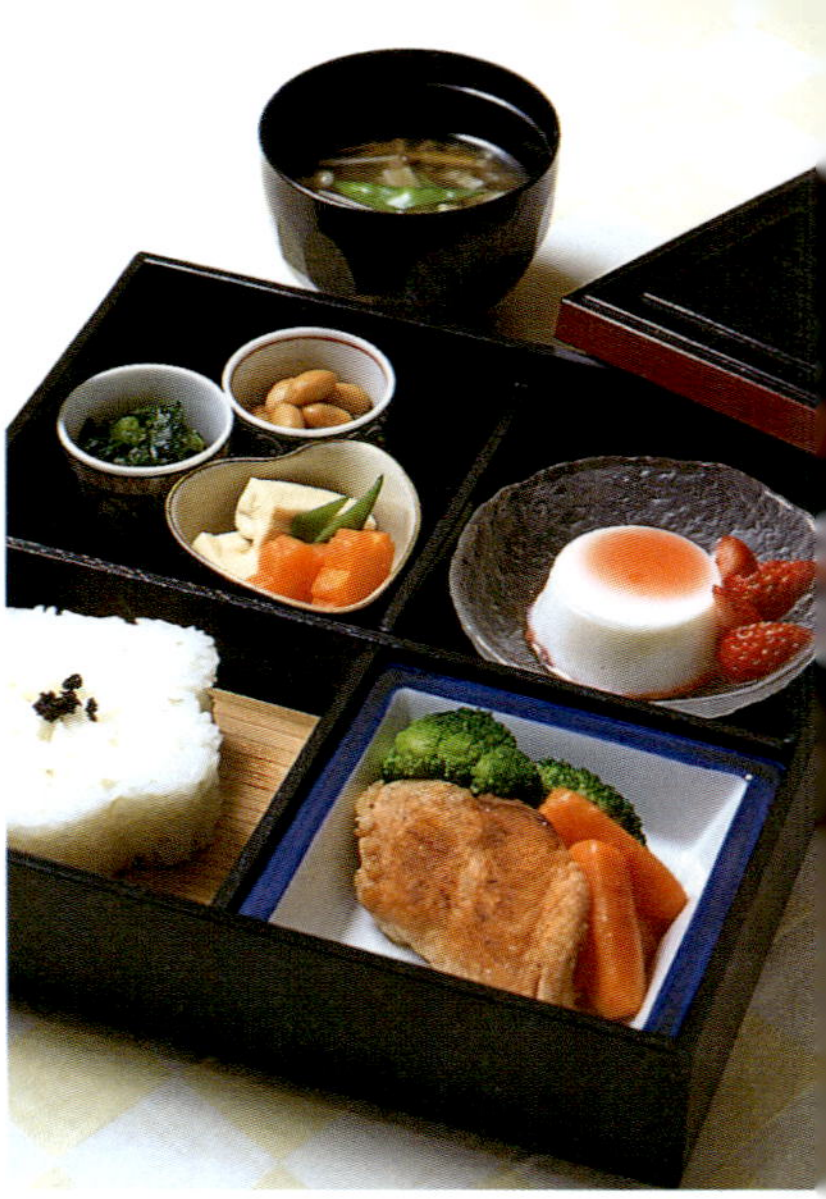

元来整理下手で……といわれる山口さんは、ちょっとあると便利というものはなくても暮らせるもの、と〝買わない主義〟を通してこられたとか。シニアになって時間に余裕が出た分を「家庭は簡素に社会は豊富に」と願ってボランティア活動に。週に一度のお食事運びもその一つです（写真・本文参照）。

〝今日の元気〟に感謝して

山口文子・70代・横須賀市（夫婦二人暮らし）

　朝、目を覚ましたとき、身体をいろいろ動かしてみて、「今朝も痛いところもなく目が覚めた、ありがたい、神様、今日一日お護りください」と祈ってからベッドを離れます。遠い先までではなく、この日を元気で暮らせることを目標にしています。

　私は現在ふつうの生活を送っていますが、糖尿病で服薬と食事コントロールをしています。両親共糖尿病で、私もその体質を受け継いだのでしょうか。二か月に一度の検査ではほとんど基準値内で、血糖値（空腹時）とヘモグロビンA1cの値が少し高めです。食生活にはずいぶん気をつけ、運動も真夏以外は夫と二人で万歩計をつけて歩いています。

　今から七年前、長男がストレスの激しい仕事に追われて胃ガンを患い、36歳の若さで急逝したとき、家族、とくに母親の私はがくんと一時に衰えました。その後、体重や体力は少しずつ回復したものの、精神的な痛手は消えず、夜はいまだに誘眠剤を飲まなくては眠れない状態です。またこれまではぼんやりとしている時間はほとんどなかったのですが、この頃はひと仕事するとひと休み、とソファーに座る時間が増えました。老化を意識するとはこのようなことでしょうか。

二つのボランティア

　公共のために力を出すことは、自分が若いときはなかなか時間が許されませんでした。しかし子どもも独立し、仕事も若い方々にゆずって時間を与えられ、私に何ができるかと考えるようになりました。

　折しもその頃、70代後半の友人を訪ねる機会がありました。その方は八年前にご主人様が倒れられ、自宅を改造して看護にあたる毎日で、ご自分の食事どころではないようすに、私は身体に何か走るものを感じてお食事運びを申し出ました。以来一年半、和風の食事は松花堂に、洋風のときはお盆に並べて、夫の運転する車で片道小一時間かけて届けています。

　週に一度とはいえ七日はすぐやってきます。これを機に、何となくいい加減になっていた食事作りを、一から復習するつもりで考え直しました。献立、味つけ、分量など検討し、少し冷めてもおいしいものをとレシピを繰ります。お届けした食事と同じものを夕食でいただくと、調味料を計って作ったものでも、ときには濃すぎたかしらと思ったり、濃い味好きの夫に「これはちょっと薄すぎだよ」といわれることもあります。薄味にするには、やはりおだしをおいしくしないとむずかしく、調味料費にも気をつかうようになりました。届ける食事の費用は、一食四〇〇円が目安。喜んでくださるその笑顔が何よりの励みです。

お食事運びにも慣れ、今年六月より、月に八回、半日ずつホスピスの無償ボランティアも始めました。末期ガンの方のお使い、入浴介助、車椅子での散歩など、限られた日々をよりよく過ごしていただけるよう、患者さんやご家族のかたわらで、一輪の花のようでありたいと希っています。

日々の暮らしにリズムを得て

ボランティアに出かけることで、生活にも時間の制約ができました。この頃は市販品も結構よい味のものがありますので、外出して夕方遅くなったときなどは、でき合いのものを買ってすますこともあります(帰ってからあまりバタバタして疲れすぎないためにも)。でもそういうときのために、冷蔵庫には煮豆、かぶの甘酢漬け、小魚の佃煮など用意しておき、食卓に出せるようにしています。先手先手と頭を使うことも余儀なくされます。

夫の協力も大です。料理はレシピを見ながらよく作ってくれますし、後片づけその他家事もいろいろと協力してくれます。もし夫が一人残ったら…と思うと、食のことはなるべく一緒にするようにしています。食事運びもボランティアの往復も運転してくれますので、夫婦二人でボランティアをしているつもりです。あとどれだけの日々が残されているかわかりませんが、友の会の学びの中で与えられた多くの友、そして支配なさる方を信じ、明るく生きていきたいと希っております。

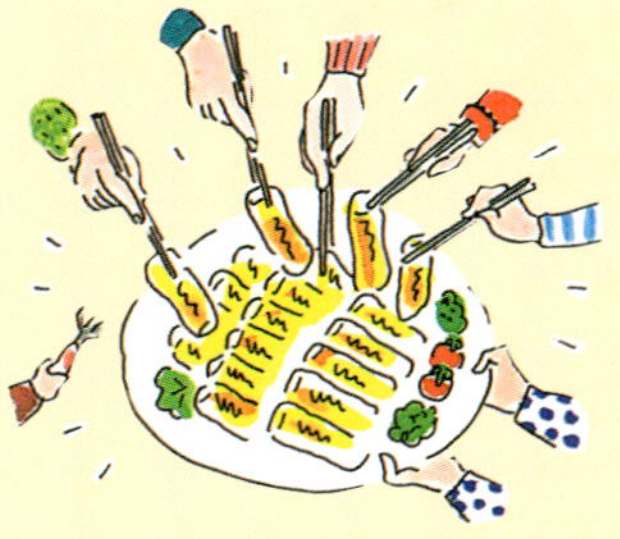

おばあちゃんの春巻き

ふだんはマンション住まいの私たちの、ささやかなセカンドハウスは信州に住む娘の家の棟続き。孫のリクエストに応じて「おばあちゃんの春巻き」に腕をふるい、7人の交流で食欲がわき、「伊那に行くとつい食べすぎますね……」と反省しきり。

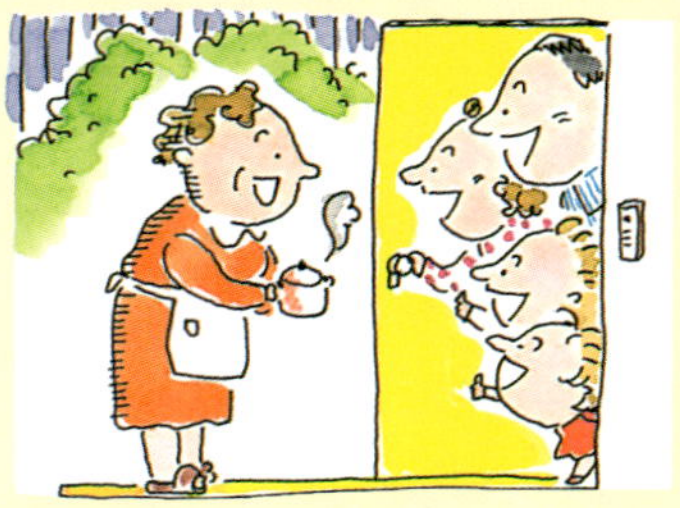

煮こみ料理を作ったときは……

おでんなど、ことこと煮こむものはつい多くなりがち。近くに住む末の娘の家族に分けて、助けてもらいます。

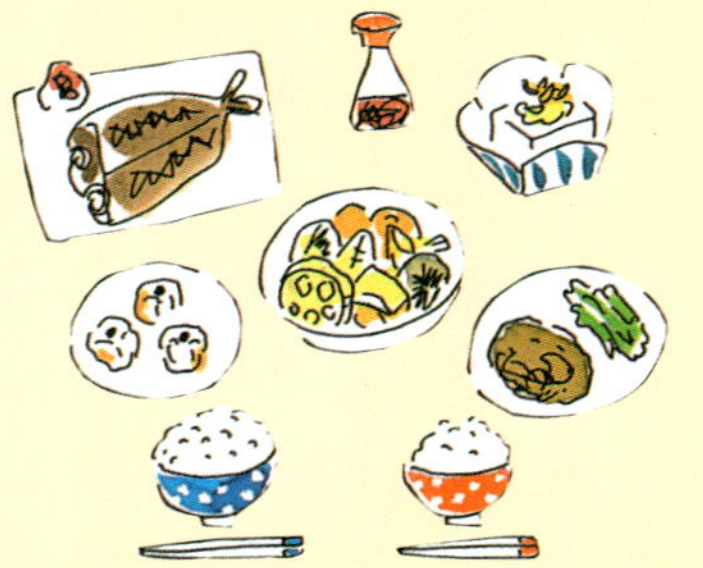

「あるものDAY《デー》」

うっかりして冷蔵庫や冷凍庫に残りものがたまってきたら、一献立としてはととのわなくても、あれに、これに、このお魚一切れ焼いて……と片づけるための献立になることも。夫も快く食べてくれます。

あしたの元気をつくる

塩分ひかえめ 手間なし料理

堀江ひろ子

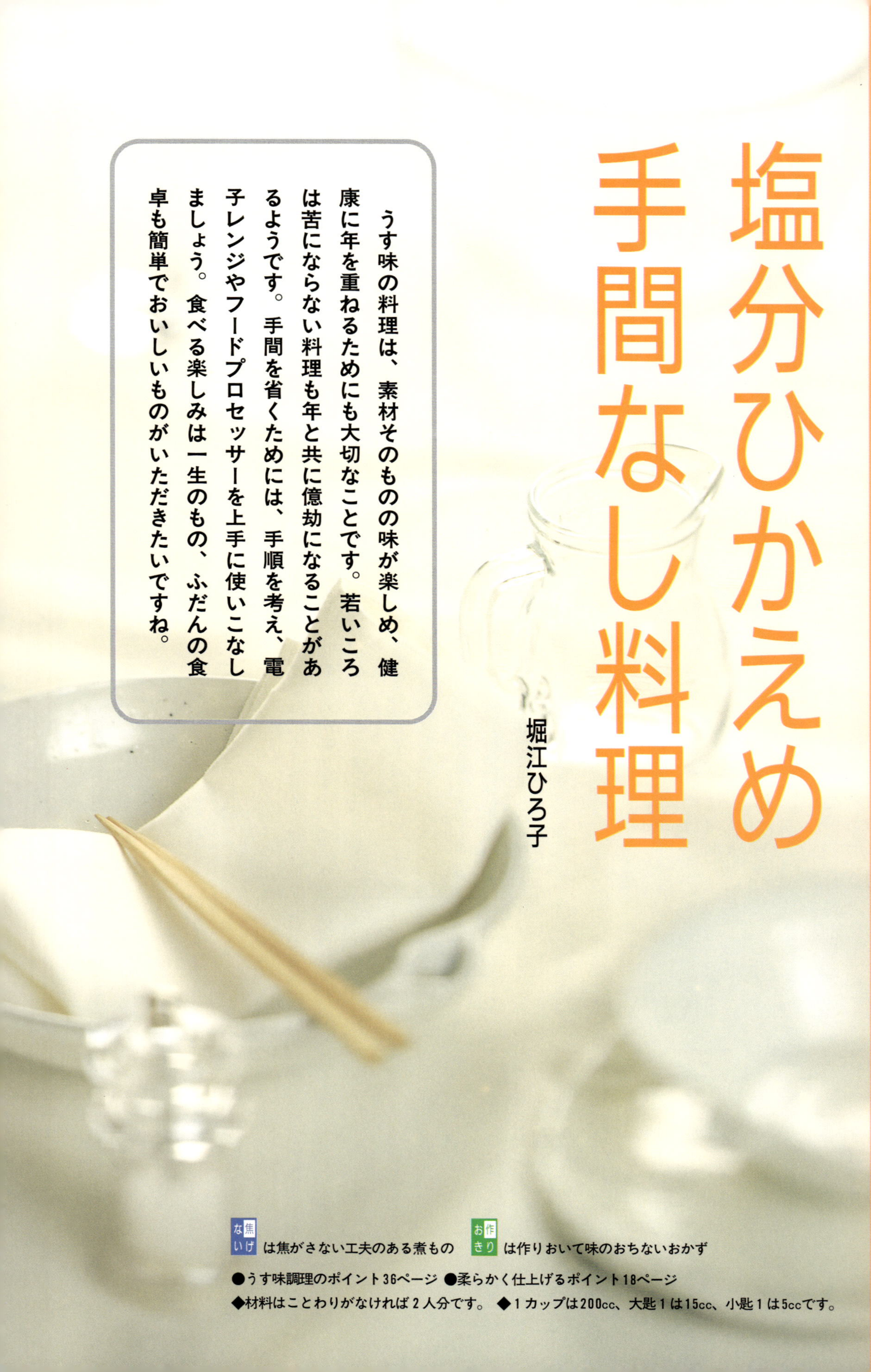

うす味の料理は、素材そのものの味が楽しめ、健康に年を重ねるためにも大切なことです。若いころは苦にならない料理も年と共に億劫になることがあるようです。手間を省くためには、手順を考え、電子レンジやフードプロセッサーを上手に使いこなしましょう。食べる楽しみは一生のもの、ふだんの食卓も簡単でおいしいものがいただきたいですね。

焦げない は焦がさない工夫のある煮もの　作りおき は作りおいて味のおちないおかず

●うす味調理のポイント36ページ ●柔らかく仕上げるポイント18ページ

◆材料はことわりがなければ２人分です。 ◆１カップは200cc、大匙１は15cc、小匙１は5ccです。

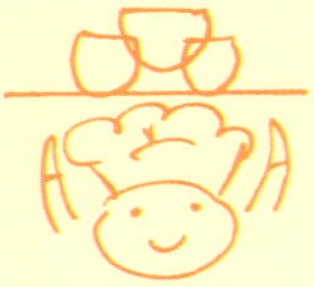

電子レンジ調理のポイント

電子レンジは、万能選手ではありませんが、使い方によっては重宝する器具です。とくに野菜の下ごしらえや蒸しものが得意。野菜は茹でるより時間も燃料も節約でき、ビタミンも水に流れることなく、素材の甘味を生かせます。茹ですぎの失敗が少なく、じゃが芋など、皮がごく薄くむけ、ゴミも少なくてすみます。

重さと加熱時間

電子レンジは重量と加熱時間がほぼ比例します。量が2倍になったら時間も2倍になるわけです。もちろん器の重量は含みません。

蓋をするとき、しないとき

調理する際、また温める際は、煮ものや蒸しものは蓋をし、炒めもの、焼きものは何もかぶせません。蓋はお皿でも代用できます。

不向きな容器

ひびの入っているもの、金線のついているもの、さらに、漆器やカットグラス、プラスチック、竹製品などは使えません。

加熱むらを防ぐために

電子レンジに入れるときは、ターンテーブルの中央を少しはずして置くか、ドーナツ状に置くと加熱むらが防げます。シチューのようにとろみのあるものを温めるときは、途中で一度かき混ぜます。野菜なども途中で上下を返すとまんべんなく加熱できます。

加熱しすぎないように

ご飯を温め直すときは、各自のお茶碗などに入れ、食べる分だけ、適温に温めます。温めすぎるとぽろぽろになるので、熱くしすぎないようにします。

電子レンジは、かけすぎないように。少し控えめに加熱して、まだ火が通っていなければ、加熱時間を追加します。

家庭用電子レンジの出力は機種によってさまざまです。なかには、オートキーのときだけ最大出力で働くというプログラムのものもあります。

この本では500wの機種を使用したので、お使いになるものに合わせて加減してください。

減菌作用を生かして

残ったおかずは、電子レンジで熱くして減菌し、完全に冷ましてから、冷蔵庫に入れると傷みにくくなります。また冷蔵庫に入れておいたご飯や豆腐などは、電子レンジで温めてみると傷んでいないか匂いではっきりわかります。

主菜　食べ慣れた味に変化をつけて

たんぱく質がしっかり摂れるおかずです。加齢と共にお刺身や焼き魚など、あっさりしたものを好む傾向がみられますが、うす味で柔らかく調理すると、肉も魚も同様に召し上がりやすくなります。主菜が変われば添えるおかずもしぜんに変化がついて、食卓が楽しくなります。週に2回くらいはお肉をメインにした献立を心がけましょう。ときにはお豆腐も主菜にどうぞ。

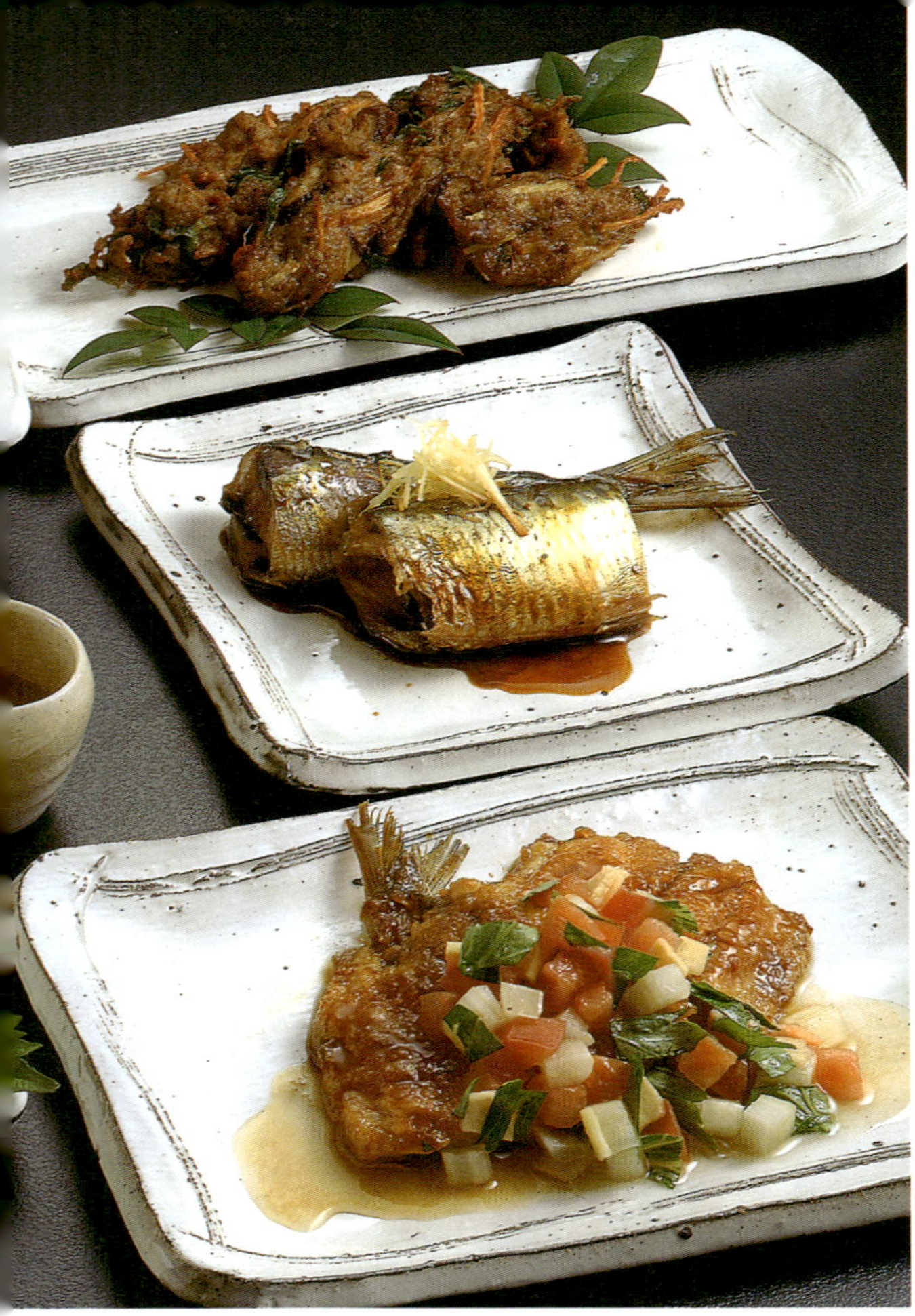

右奥から時計まわりに　鰯の落とし揚げ、鰯の梅酒煮
鰯の鍋照り甘酢かけ、二色くずうち胡麻酢だれ、鮭と茸のとろろ焼き

鰯の梅酒煮　焦げない

鰯は、体によい不飽和脂肪酸（23頁参照）を豊富に含む青魚です。電子レンジを使うと焦げる心配がありません。

鰯……2尾（約200g）
　醤油……大匙1
醤油……大匙1
梅酒……大匙2
針生姜……適宜

①鰯は頭と腸をとり除き、水洗いする。ペーパータオルで水気を丁寧に拭き、2つに切ってポリ袋に入れ、醤油を注ぐ。空気を抜いて口をしめ、20分くらいおく。
②耐熱皿に汁気を拭いた鰯をのせ、醤油と梅酒をかける。蓋をして電子レンジで約3分加熱。鍋に汁ごと移し煮汁を煮つめて皿に盛り、針生姜を天盛り。（写真は一人分）

鰯の落とし揚げ　作りおき

味噌で生臭みがとれ、せん切り野菜を混ぜるので、風味も歯ざわりもよくなります。

鰯……2尾（約200g）
A
　砂糖……小匙1
　味噌……小匙1～1½
　溶き卵…少々（またはうずら卵1個）
　片栗粉……大匙1
人参（せん切り）……少々
生椎茸（せん切り）……2枚
ピーマン（せん切り）……小1個
生姜（せん切り）……少々
揚げ油

①鰯は頭と腸をとり除き、きれいに水洗いする。水気を拭き、骨に沿って手開きにして皮を剝ぎ、フードプロセッサーにかける（または包丁で細かく切ってたたく）。
②ボウルにとり、Aを入れてよく混ぜ、野菜と混ぜ合わせる。
③一口大に握りながら、中温の油で揚げる。（写真は一人分）
◆鰯の代わりに鯖、秋刀魚、鯵、鮭、挽き肉でも。混ぜる野菜もえのき茸、ごぼう、万能葱などでも。フライパンで焼いてもよい。

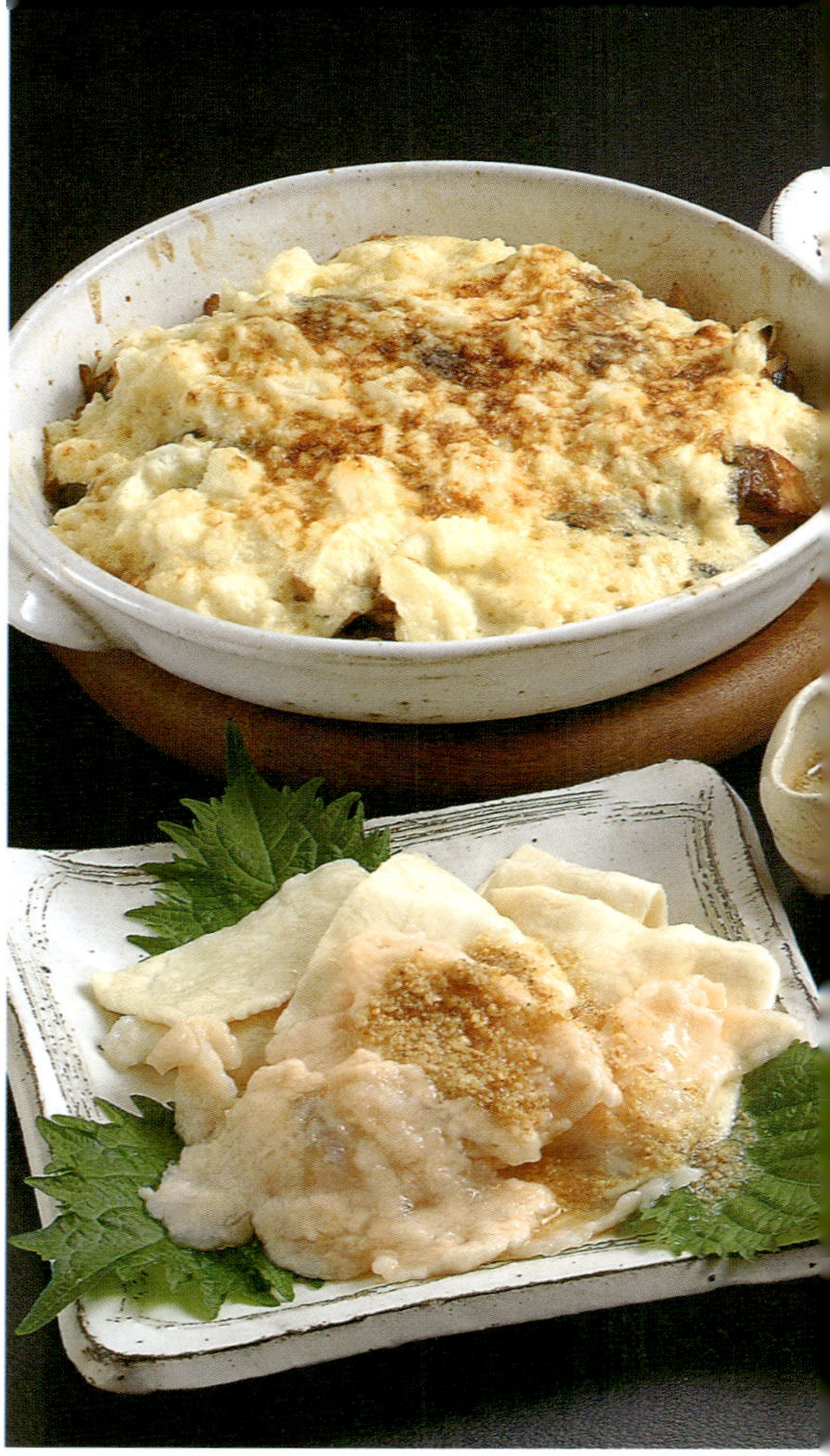

鰯の鍋照り甘酢かけ

生姜の香りのきいた甘酢に、トマトやセロリを加えます。

鰯……2尾（約200g）
生姜汁、酒……各少々
片栗粉、サラダ油……各適宜
生姜（色紙切り）……小1片
セロリ（角切り）……4cm
トマト（角切り）……小½個
セロリの葉（太めのせん切り）…適宜
〈甘酢〉
酢……大匙1
砂糖……小匙2
塩……少々
〈合わせ調味料〉
醤油……大匙1
味醂、砂糖……各小匙2

①鰯は頭と腸をとり除いて水洗いし、手開きして骨をはずし、2つに切る。生姜汁、酒をふりかけて10分くらいおく。
②甘酢の材料に、生姜、セロリを入れてひと煮立ちさせ冷ます。
③鰯の水気を拭き、片栗粉をまぶしてやや多めの油で両面をこんがりと焼き、油を拭きとり合わせ調味料を加えて、鰯に煮からめる。
④甘酢にトマトとセロリの葉を加え、鰯にかける。（写真は一人分）
◆鯵、鮭、鰤や鶏肉（そぎ切り）を使っても。

鮭と茸のとろろ焼き

長芋とマヨネーズの組み合わせは、意外にもさっぱりしていて、魚や野菜をぐんとおいしくします。

生鮭……2切れ（約150g）
醤油……大匙½
生姜汁……少々
バター……大匙½
玉葱（薄切り）……小½個
生椎茸（四つ切り）……4～5枚
醤油、酒……各小匙1
〈とろろソース〉
長芋（すりおろす）……200g
マヨネーズ……大匙2
味噌……小匙1

①鮭は骨をとって2つに切り、醤油と生姜汁で下味をつけ、バターでソテーしてとり出しておく。
②同じ鍋で玉葱をしんなり炒め、椎茸も加えて、醤油と酒で調味。
③長芋は皮をむいてすりおろし、マヨネーズと味噌を加える。
④グラタン皿に鮭と②の野菜を盛り、とろろソースをかけて、オーブントースターで10～15分焼く。
◆とろろソースは焼いた魚や肉にかけるだけでもおいしくいただけますし、茹でた野菜にも合います。

二色くずうち 胡麻酢だれ

生鮭と鶏ささみを薄くのして調理する食べやすい一品です。ポン酢醤油や醤油マヨネーズも合います。

生鮭……1切れ
ささみ……1本
片栗粉……適宜
青じそ……3枚
〈胡麻酢だれ〉
すり白胡麻……大匙山1
酢、だし……各小匙2
砂糖、薄口醤油…各小匙2

①鮭は皮と骨をとり除いて4つに、ささみは筋をとって2つに切る。
②まな板にラップを敷き、片栗粉をたっぷりふる。1切れのせて一度裏返し、ラップを2つに折って、麺棒で厚さが約2mmになるまでのばす。残りの鮭、ささみも同様に。
③たっぷりの熱湯に鮭を入れ、再び煮立ったら氷水にとり、冷めたらざるに上げる。ささみも同様に。
④皿に青じそを敷き、鮭とささみを盛り、胡麻酢だれを添える。
◆白身魚や帆立貝柱、海老なども向き、二色といわず〝一色〟だけでもよいでしょう。

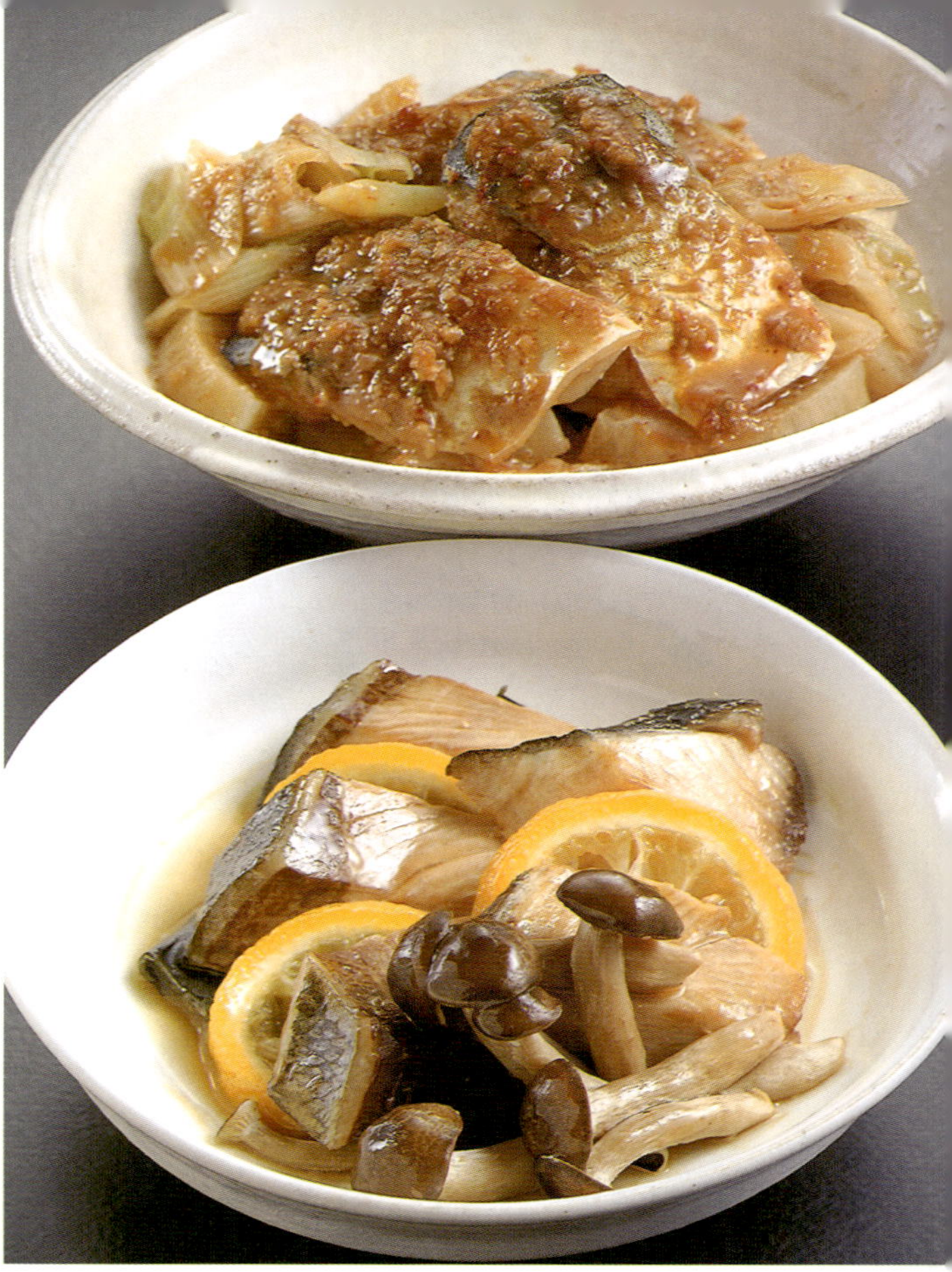

鰤の柚香蒸し（手前）と鯖と大根の韓国風煮つけ

鰤の柚香蒸し

醤油で下味をつけ、柚子と共に蒸し上げます。ぱさつかずにしっとりと仕上がります。

鰤切り身……2切れ（約150g）
醤油……大匙1
生姜汁……小匙½
だし昆布……5cm角2枚
酒……大匙1～2
柚子（薄い半月切り）……¼個
しめじ（小房に分ける）……½パック
醤油……少々

①昆布に酒をふりかけておく。
②鰤を3～4枚にそぎ切りし、醤油と生姜汁をかけて10分おく。
③しめじに醤油をふりかける。
④器に昆布を敷き、その上に鰤、柚子、鰤の順に重ねてしめじを添える。昆布にふった酒をかけ、蒸気の上がった蒸し器に入れて強火で7～8分蒸す。（写真は一人分）
◆電子レンジを使う場合は、一人分を皿に並べて蓋をし1分半加熱。

鯖と大根の韓国風煮つけ

ひと鍋で魚の煮ものと大根の煮ものができます。食欲の湧く韓国の家庭料理です。

鯖（三枚おろし）……2切れ（約150g）
大根（1cm厚さのいちょう切り）……200g
葱（斜めのぶつ切り）……½本
水……½カップ
酒……大匙1
〈味噌だれ〉
葱（みじん切り）……大匙1
生姜（みじん切り）……大匙½
にんにく（みじん切り）……小匙½
味噌……大匙½～1
醤油、砂糖……各大匙1
半ずり白胡麻……小匙1
粉唐辛子……少々

①味噌だれの材料を合わせて、鯖にまぶしておく。
②大根は蓋をして電子レンジで5分加熱。
③平鍋に大根を敷き、水と酒を加え、鯖、葱の順でおき、①の味噌だれをかける。中火でときどき煮汁をかけながら、10～15分煮る。
④味を確かめ、器に盛って煮汁をかける。

刺身のピリ辛和えもの

刺身もときには味つけを変え、野菜を加えて和えもの風に。

鮪（または鰹）の刺身……1～2人分
人参（短冊切り）……3cm
玉葱（7mm幅のくし切り）……小½個
糸三つ葉（3cmに切る）……½把
〈たれ〉
醤油……小匙1
コチュジャン（唐辛子味噌）……小匙2
砂糖、酢、すり胡麻……各大匙½

①たれを作り、刺身と和え、冷やす。
②人参、玉葱を塩を入れた熱湯で茹で、三つ葉を加えてひと混ぜし、ざるに広げて冷ます。
③食べる前に刺身と野菜を和える。（写真は一人分）
◆コチュジャンがないときは、味噌小匙2、砂糖小匙½、粉唐辛子（または豆板醤）適宜を混ぜたものでも代用できます。
◆酢味噌や胡麻酢で和えても。

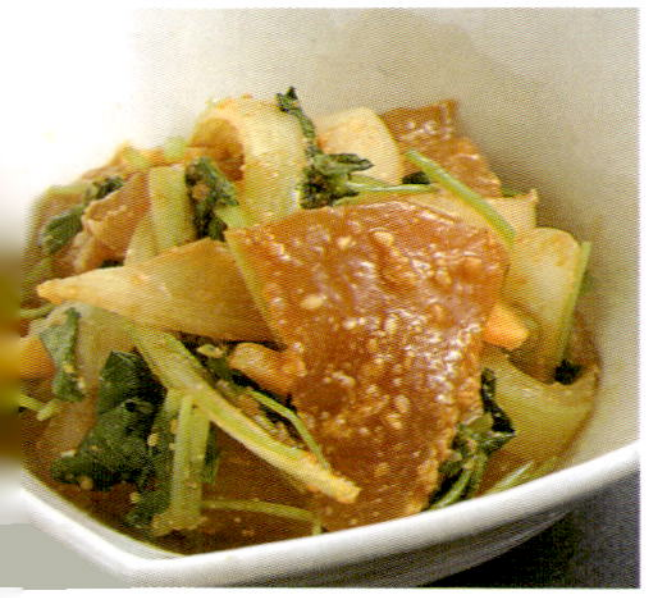

刺身のピリ辛和えもの

揚げ魚のおろし和え

竜田揚げの衣をかたく感じたり、食べきれないときに最適。

- 鯖……約150g
  - 醤油……大匙1
  - 酒……小匙1
  - 生姜汁……少々
  - 片栗粉……大匙1
- 大根……250g
- りんご（5㎜の角切り）……⅛個
- みかんの皮（みじん切り）……少々
- 大根葉（茹でて小口切り）……少々
- 〈甘酢〉
  - 酢……大匙1
  - 砂糖……小匙1～2
  - 塩……小匙¼
- 揚げ油

①鯖は小骨をとり除き一口大に切って、醤油、酒、生姜汁に10分以上つけてから水気を拭き、片栗粉をまぶして中温の油で揚げる。

②大根はおろして軽く水気をきり、すぐに甘酢と合わせておき、りんご、みかんの皮を加え魚と和え、大根葉を散らす。（写真は一人分）

◆甘酢入り大根おろしは、焼き魚や焼き肉、ハンバーグなどにも。

◆みかんの皮はよく洗い、裏の白い部分をそぎ落として使います。

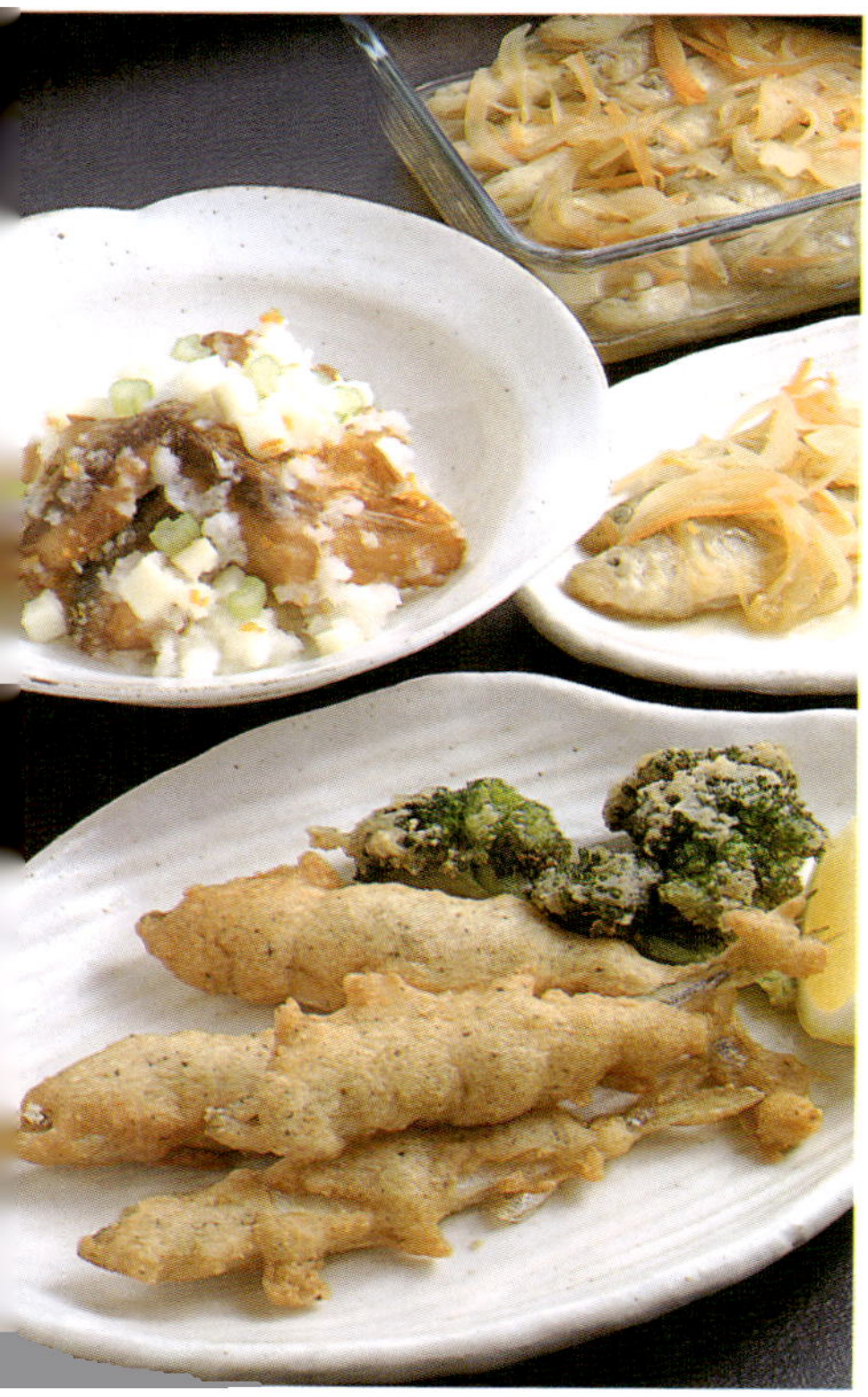

わかさぎのフリッター（手前）
揚げ魚のおろし和え
わかさぎの南蛮漬け

わかさぎの南蛮漬け

作りおき

野菜がとれて日もちもする南蛮漬け。酸っぱいのは苦手という方も多いようですが、合わせ酢をだしで割ってまろやかな味にしました。

- わかさぎ……150g
  - 塩、胡椒……各少々
  - 小麦粉……大匙1
- 玉葱（薄切り）……½個
- 人参（せん切り）……4cm
- サラダ油……少々
- 〈合わせ酢〉
  - だし……大匙5
  - 酢、薄口醤油…各大匙1½
  - 砂糖……大匙½
  - 唐辛子……1本
- 揚げ油

①わかさぎは腹を押して腸を掃除し、塩、胡椒をふって下味をつける。

②サラダ油で、玉葱と人参をしんなりするまで炒め、合わせ酢を加えてひと煮立ちさせる。

③ポリ袋に小麦粉を入れ、水気を拭いたわかさぎを入れてまぶす。中温の油で色よく揚げ、熱いうちに合わせ酢に漬ける。

わかさぎのフリッター

わかさぎはさっと火を通すだけで骨ごと食べられます。衣には食物繊維が多く、血圧を下げるルチンを含むそば粉を使いました。

- わかさぎ……100g
  - 塩、胡椒……適宜
- 〈衣〉
  - 卵……小1個
  - そば粉……大匙5
  - ベーキングパウダー…小匙¼
  - 塩……ひとつまみ
- レモン
- 揚げ油

①わかさぎは腹を押して腸を掃除し、塩、胡椒をしてしばらくおき、水気を拭く。

②衣の材料を混ぜて、わかさぎにたっぷりとつけ、中温の油でからりと揚げる。（写真は一人分）

◆衣がかたいときは牛乳少々でゆるめます。

◆残った衣はブロッコリーなどにつけて揚げるとよいでしょう。

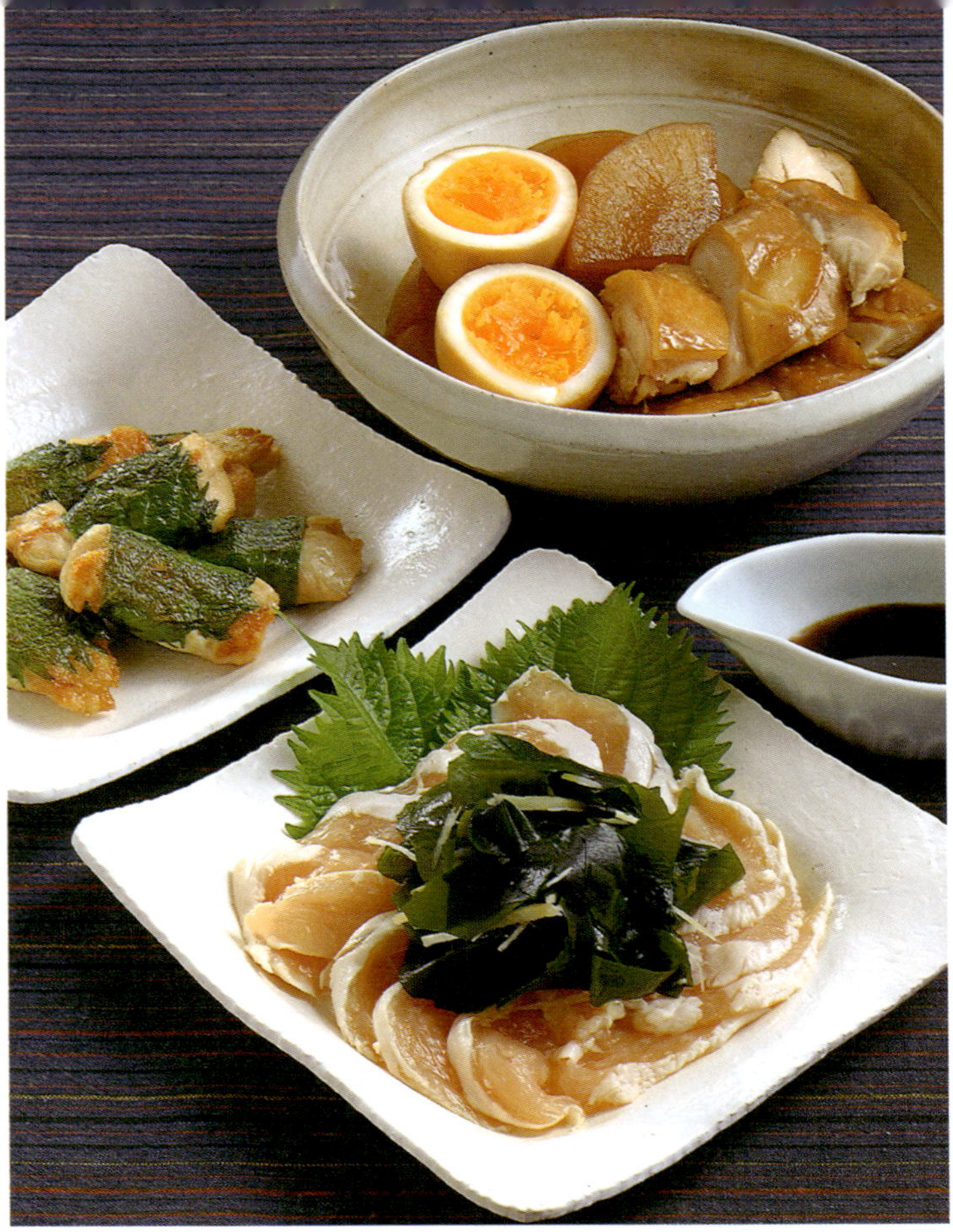

鶏ささみのたたき風(手前)、ささみのしそ巻き焼き、鶏の香り煮

ささみのしそ巻き焼き

しその香りが食欲をそそります。うす味で、すぐにできる一品です。

- ささみ……3本
- 醤油……小匙2〜3
- 片栗粉……小匙1
- 青じそ(縦半分に切る)……5〜6枚
- サラダ油……適宜

①筋をとったささみを一口大のそぎ切り(10〜12切れ)。醤油を揉みこみ、片栗粉を加えて混ぜる。
②しそでささみを巻き、油で両面を焼き、中まで火を通す。

(写真は一人分)

鶏ささみのたたき風

柔らかく脂肪の少ない新鮮なささみをさっと霜降りにして、ポン酢醤油でさっぱりと。のどごしもよくいただけます。

- ささみ……2〜3本
- 塩……少々
- 生姜汁、レモン汁……各少々
- わかめ(戻してざく切り)……30g
- 生姜(せん切り)……小1片
- 〈ポン酢〉
- 醤油、レモン汁、だし…各小匙2

①筋をとったささみを熱湯でさっと霜降りにし、氷水につける。水気を拭いて、そぎ切りにし、軽く塩をして生姜汁、レモン汁をかけ冷蔵庫で冷やしておく。
②わかめは熱湯をかける。
③器にささみを並べ、生姜、わかめを盛って、ポン酢を添える。

(写真は一人分)

◆生姜の代わりに木の芽、茗荷などでも。

鶏の香り煮

焦げない

骨つきの鶏肉を余熱も利用して火を通すので、焦がす心配がありません。ぱさつかず、しっとり柔らかく仕上がります。

- 鶏もも肉(骨つき)……2本
- 水……2カップ
- 醤油……3/4カップ
- 砂糖……大匙4〜6
- 酒(あれば紹興酒)……1/2カップ
- 八角、生姜、葱、花山椒
- (茹で卵、大根)

①鶏肉は骨にそって包丁を入れる。
②鍋に水、調味料、香りのものを煮立て、鶏肉を入れて浮かないように落とし蓋をする。沸騰したら火を弱め、6分煮て火を止め、そのまま冷ます。食べる分だけ骨を除いて切り分ける。

◆肉をとり出した煮汁に茹で卵、茹でた大根、こんにゃくなどを入れてひと煮立ちさせ、そのまま冷まして味を含ませるのもおいしい。
◆肉は汁から出して冷蔵庫で3日くらい、冷凍保存もできます。
◆クローブ、陳皮、桂皮などを加えてもよい。

鶏肉の照り焼き

作りおき

たれにつけこんだ鶏をオーブントースターで焼きます。少ない調味料でも、ポリ袋を利用すると、まんべんなくつかります。

鶏もも肉……1枚
〈たれ〉
醤油……大匙2
砂糖……大匙½
味醂……大匙1
生姜汁……少々
甘酢生姜、青じそ、柚子…適宜

①鶏肉の脂をとり除き、包丁の先で皮をつついておく。
②ポリ袋にたれと鶏肉を入れてよく揉みこみ、中の空気を抜いて口をしめ1時間以上つけこむ。
③オーブントースターの受け皿にアルミホイルを敷き、鶏の皮を上にしてのせ、約10分焼く。
④肉が冷めてから、食べる分だけ切り分ける。切り目を入れて、甘酢生姜、青じそ、柚子などをはさむと華やかで、味にも変化がつく。
◆焼いたものは冷蔵庫で3日くらい保存できます。

鶏の揚げ煮

この衣は煮てもはがれず、肉が柔らかく仕上がります。うす味の分量ですが、衣だけに味をつけるので、しっかりした味に感じます。

鶏もも肉……小1枚
〈衣〉
卵……½個
片栗粉……大匙3
〈合わせ調味料〉
だし……½カップ
砂糖……小匙1～2
醤油……小匙2～3
酒……大匙1
生姜（薄切り）……小1片
揚げ油
（しめじ、しし唐辛子…適宜）

①鶏もも肉は脂をとり除き、肉に包丁目を鹿の子に入れて筋切りし、一口大に切る。衣をつけて、180℃の油で色よく揚げる（中まで火が通らなくてよい）。
②合わせ調味料を煮立て、鶏肉を入れ、ときどき鍋をゆすりながら5～6分煮て、煮汁をからめる。
◆しめじやしし唐辛子も一緒に煮てどうぞ。

鶏肉の照り焼き（手前）と鶏の揚げ煮

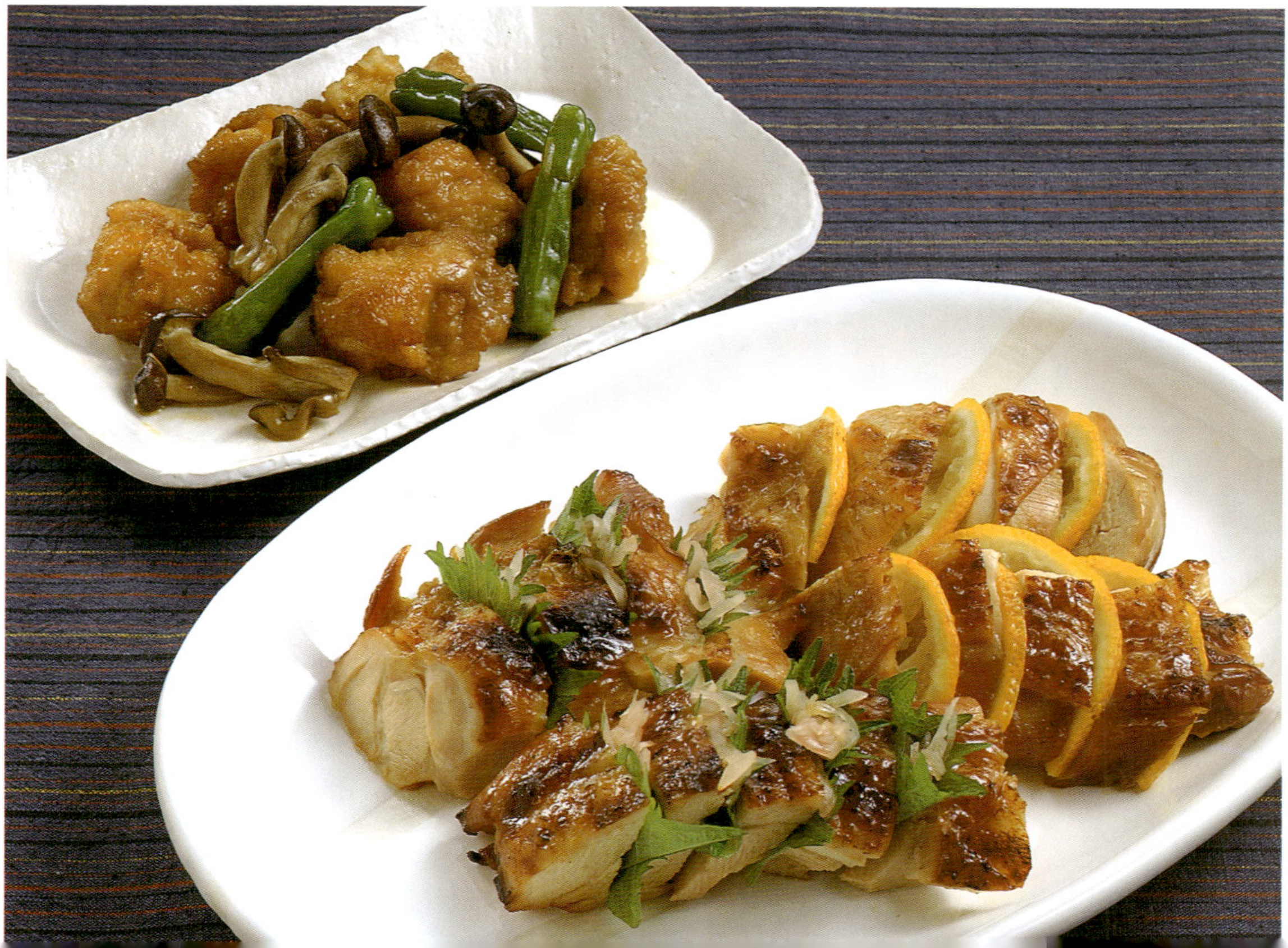

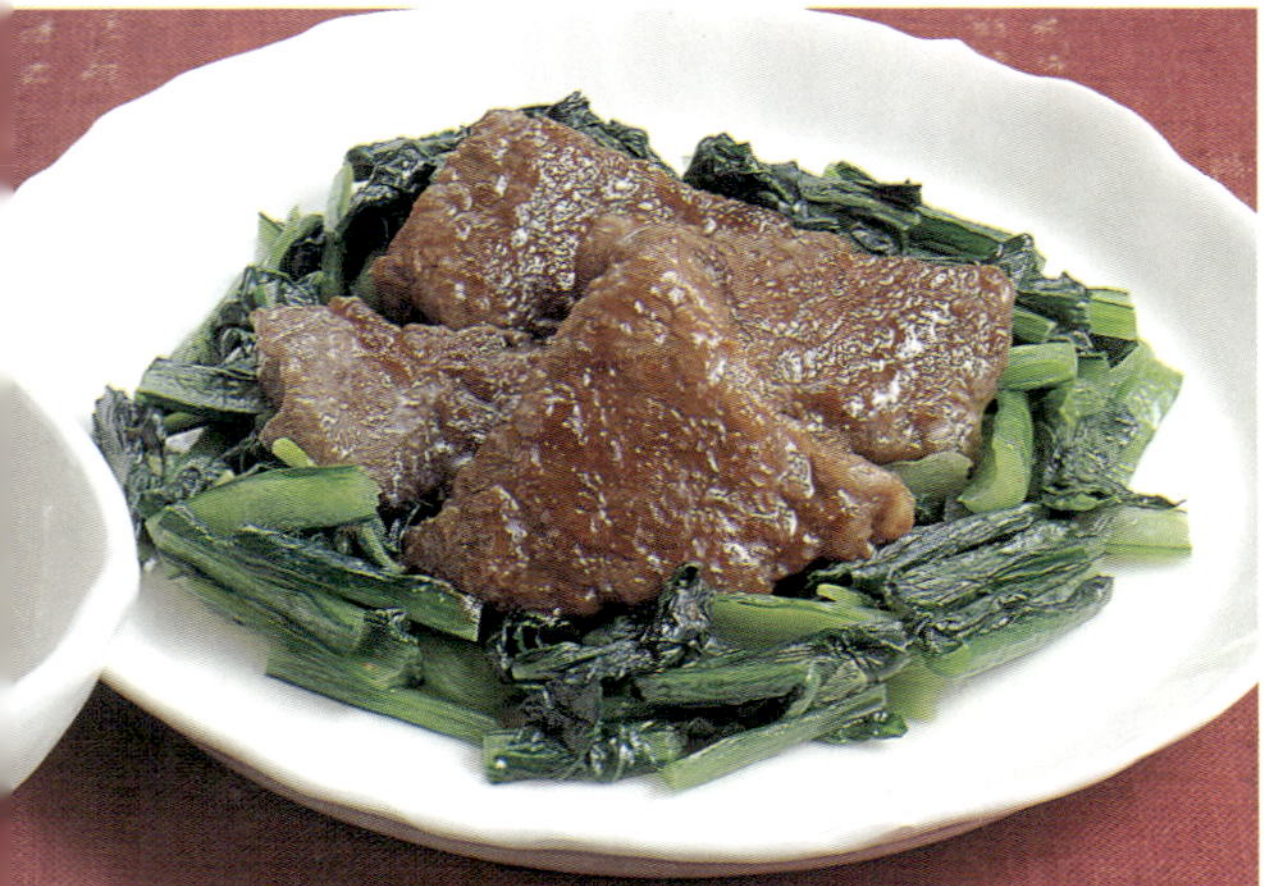

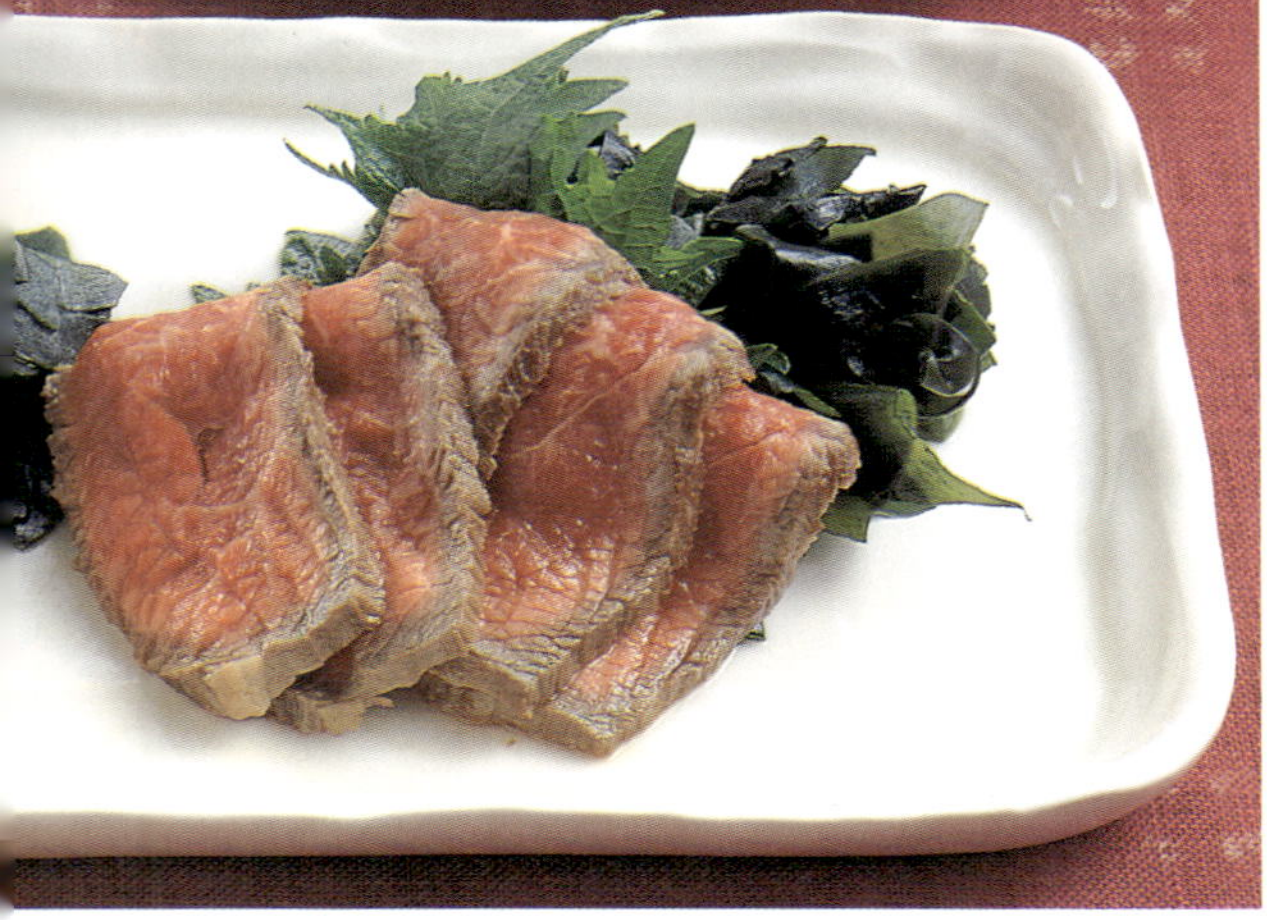

牛肉の醤油煮

作りおき

韓国風のさっぱりした肉料理。時間はかかりますが手間はないので、まとめて作っておくと便利です。

- 牛もも肉（塊）……300g
- にんにく……1玉
- 生姜（薄切り）……小1片
- 醤油……大匙3～4
- 酒……大匙3
- 砂糖……大匙½
- 肉の茹で汁……2カップ

①牛肉は4cm長さに切り（繊維を切る方向に）、熱湯に入れ、まわりが白くなったら水にとって洗う。
②茹で汁は煮立ててあくをとる。
③小さめの厚手鍋に肉、皮をむいたにんにく、生姜、調味料、茹で汁を入れる。あくをとりながら、蓋をして約1時間煮て、煮汁につけたまま冷ます。
④食べる分を手でさき、にんにくを添える。
◆熱いご飯にバター、牛肉、煮汁をかけて食べるのもおいしい。

チャイニーズステーキ

肉はたたいて、ベーキングパウダーをふると、驚くほど柔らかくなります。赤身肉に青菜を添えて、鉄分たっぷりの一品です。

- 牛肉（ステーキ用）……150g
- ベーキングパウダー……小匙⅛
- 酒（あれば紹興酒）……大匙½
- サラダ油、片栗粉……各大匙1
- A
  - にんにく（すりおろす）……1片
  - オイスターソース……小匙2
  - 醤油、砂糖……各小匙1
  - 胡椒……少々
- 小松菜……½把（150g）
- サラダ油……大匙1
- 塩……小匙½
- B
  - 胡椒……少々
  - 酒……大匙1
  - 湯……1カップ

①牛肉を肉たたきでたたいて、4切れぐらいにする。ベーキングパウダーと酒を揉みこみ、油、片栗粉を混ぜこんでしばらくおく。
②小松菜は3cm長さに切る。
③焼く直前にAの調味料を合わせて、肉によく揉みこむ。
④樹脂加工のフライパンを温め、下味をつけた肉を、強火で両面をさっと焼きつけて皿に盛る。
⑤続いて、油と塩を入れて小松菜をさっと炒める。Bを加え、蓋をしてひと蒸しし、汁気をきってステーキに添える。（写真は一人分）

牛肉のたたき

作りおき

牛肉の表面を塊のまま焼いて、つけ汁につけこみます。レアー（生焼け）の柔らかさでいただきます。

- 牛肉（たたき用もも肉塊、ステーキ用ランプまたはヒレ肉）……300g
- 〈つけ汁〉
  - 醤油……大匙4
  - 酒（または赤ワイン）、酢……各大匙2
- 生姜（薄切り）……小1片
- わかめ、青じそ……適宜
- サラダ油……少々

①フライパンにサラダ油をひき、牛肉を焼く。アルミホイルをかぶせて中火で全体によい焦げ色がつくように（金串を肉に刺し、唇にあててみてほのかに温かいくらい）。
②ポリ袋につけ汁と生姜、焼いた肉を入れ、空気を抜きながら口をしめて1～2日おく。
③食べる分だけ薄切りし、つけ汁で和えたわかめ、青じそを添える。
◆冷蔵庫で4～5日保存できます。サンドイッチやサラダにも。

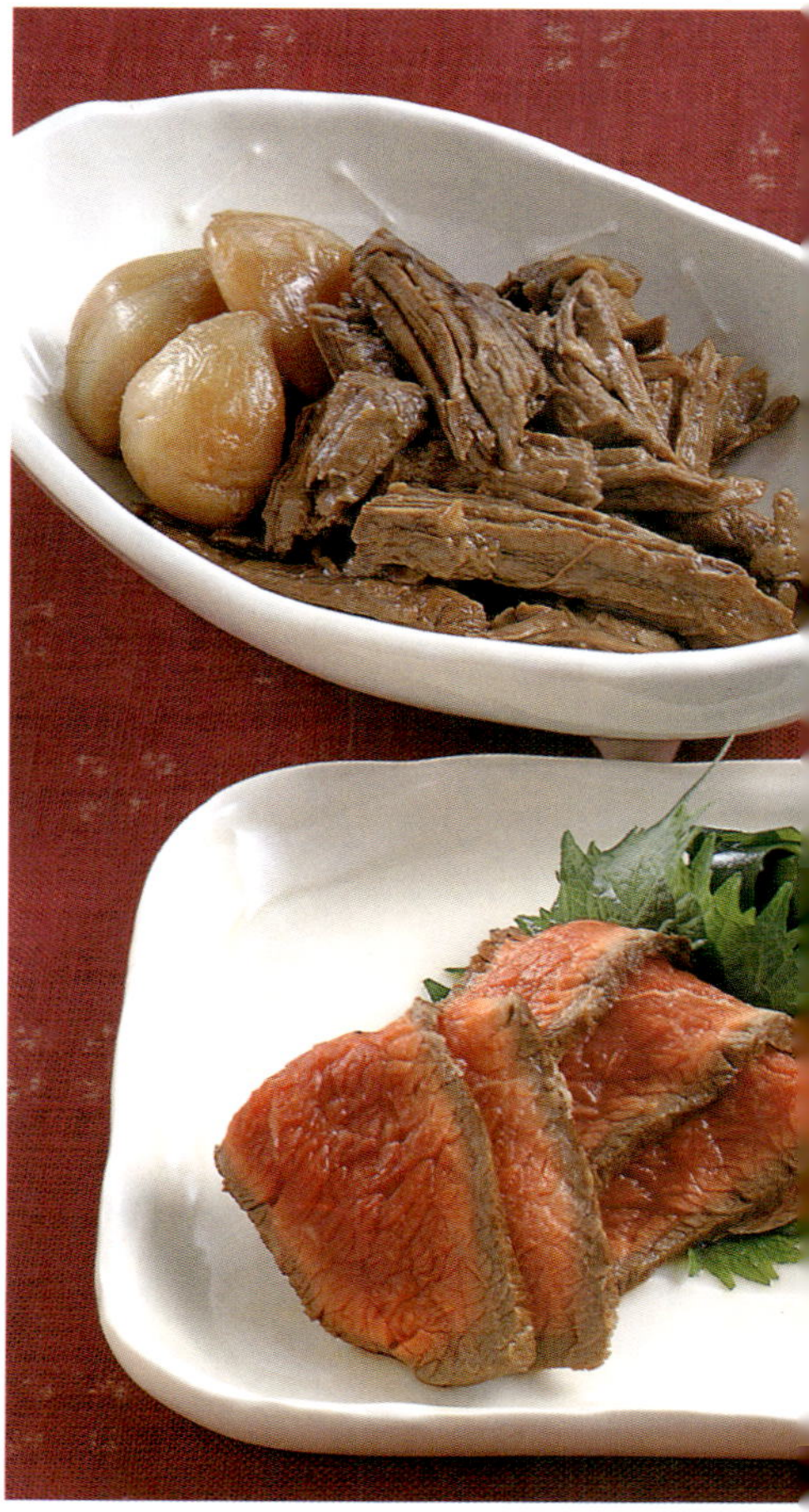

牛肉のたたき(手前)、牛肉の醤油煮(左)、チャイニーズステーキ

豚肉のきのこソース煮

ホワイトソースを作る手間をかけずに、牛乳にマヨネーズを加えて、こくを出しました。

豚肉(1cm厚さのヒレ)……120～150g
塩……小匙¼弱
胡椒……少々
小麦粉……大匙1
サラダ油……大匙1
玉葱(薄切り)……½個
しめじ(小房に分ける)……100g～200g
ブロッコリー……50g
スープの素……½個
ワイン……大匙2～3
マヨネーズ……大匙1
片栗粉……大匙½
牛乳……1カップ
サラダ油……少々

①豚肉は一口大に切り、塩、胡椒して小麦粉をまぶす。鍋にサラダ油を熱し、両面を焼いてとり出す。
②同じ鍋に油を足して、玉葱をしんなりするまで炒め、肉を戻す。しめじと砕いたスープの素、ワインを加える。2～3分蒸し煮にし、マヨネーズに片栗粉を混ぜ、牛乳でのばしたソースを加えて、とろみがつくまで煮る。最後に茹でたブロッコリーを加える。

◆薄切り肉でもよく、その場合は、一口大に折りたたんで同様に。
◆パセリピラフ(炊きたてのご飯にバター、塩、胡椒、パセリのみじん切りをたっぷり混ぜる)にかけていただくのもおいしい。

豚の生姜焼き

卵の衣を薄くつけることで、肉汁を逃がさず柔らかく仕上がります。生姜は皮ごとすりおろしたほうが香りがいいようです。

豚肉(生姜焼き用)……150g
卵……小½個
A 生姜(すりおろす)……大匙½
A 醤油……大匙1
A 砂糖……小匙1
片栗粉……大匙1
サラダ油……大匙½
玉葱……½個
ピーマン……1個
サラダ油……大匙½
塩、胡椒……各少々

①卵をほぐしAを混ぜ、2つに切った豚肉をつける。片栗粉を加えて混ぜ、サラダ油をかける。
②玉葱は縦に包丁を入れて半分にし、横に5mm幅に切る。ピーマンは縦2つに切って、種をとり、横に細切りにし、合わせてサラダ油をまぶす。
③フライパンを熱し、肉を並べ、中火で両面をこんがり焼き、器に盛る。同じフライパンで野菜を炒め、塩と胡椒で味をつける。

(写真は一人分)

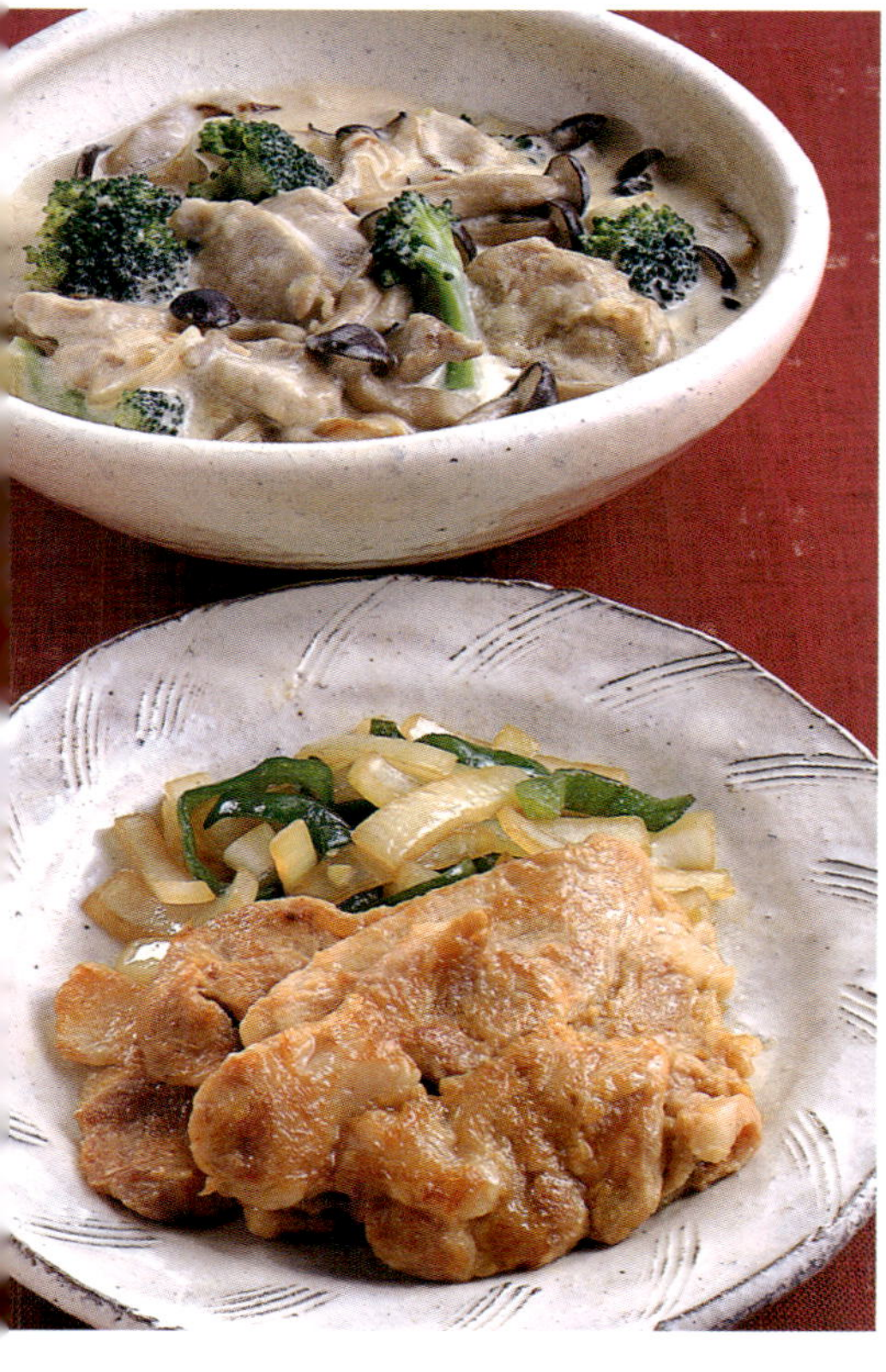

豚の生姜焼き(手前)と豚肉のきのこソース煮

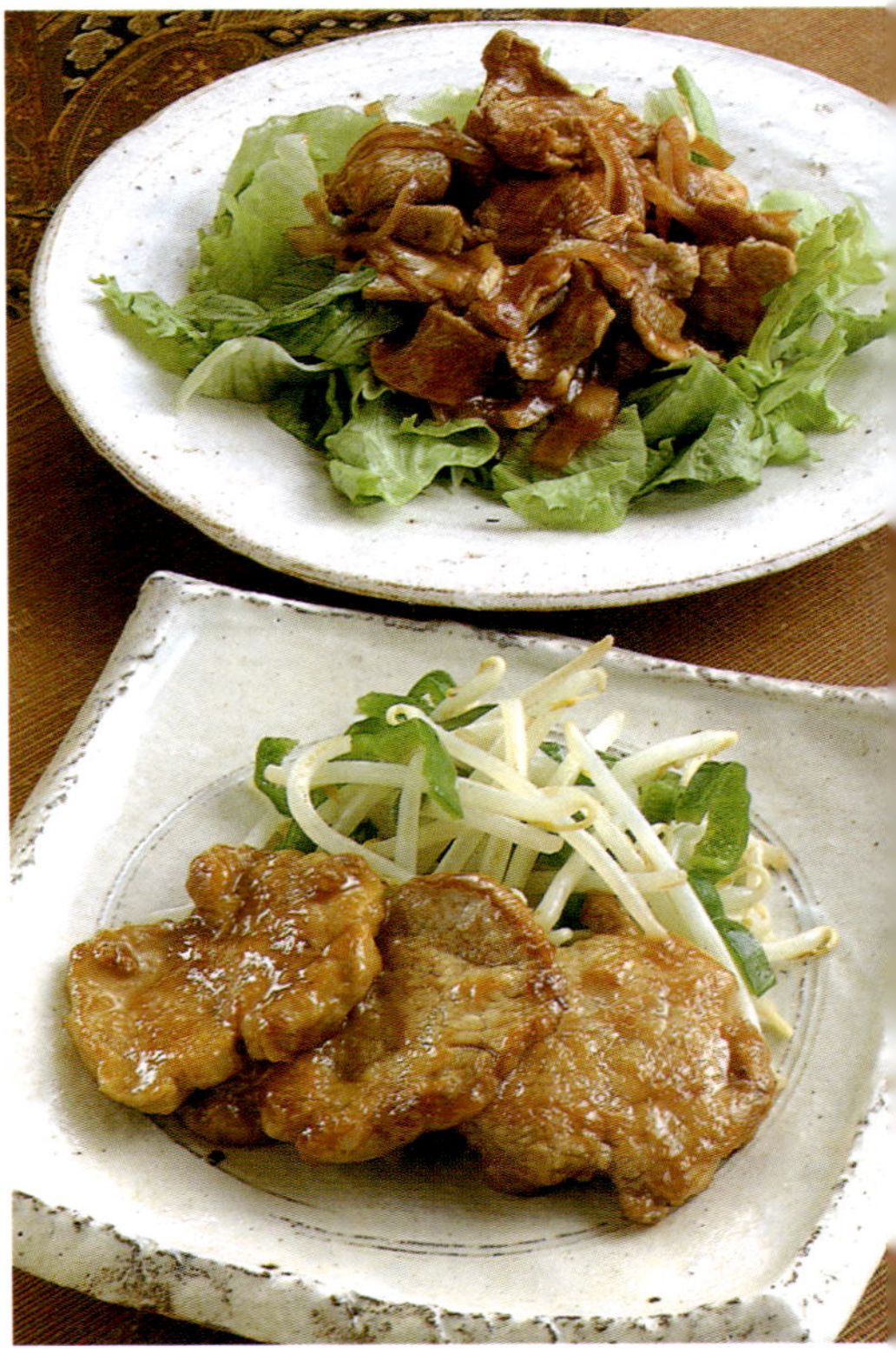

豚肉の梅肉ソテー（手前）とポークマリネ

豚肉の梅肉ソテー

作りおき

梅肉の香りがさわやかなソテーです。梅干しの食欲増進、殺菌作用、腐敗防止などの効果は大です。鶏肉、鰤、鰯、鮭などでもどうぞ。

豚ヒレ肉……120～150g
片栗粉……適宜
サラダ油……適宜
〈梅肉だれ〉
梅肉（裏ごしたもの）……小匙1～1½
だし……大匙2
醤油、砂糖、酒、味醂……各小匙1～1½
もやし……100g
ピーマン（細切り）……1～2個
サラダ油……大匙½
塩、胡椒……各少々

①豚ヒレ肉は5㎜厚さに切って片栗粉をまぶす。
②熱したフライパンにサラダ油をひいて、肉の両面をよく焼く。余分の焼き油を拭きとり、梅肉だれを加えて煮からめ、とり出す。
③同じ鍋で油をまぶしたもやしとピーマンをさっと炒め、塩、胡椒で味をつける。（写真は一人分）
◆薄切り肉を一口大にたたんでもできます。

ポークマリネ

作りおき

簡単に作れて日もちもする便利な一品。冷蔵庫なら1週間は大丈夫。レタスにのせれば、サラダにも。

豚肩薄切り肉……200g
玉葱（薄切り）……小1個
〈ケチャップソース〉
トマトケチャップ……大匙4
ウスターソース……大匙2
サラダ油……大匙2

①ケチャップソースの材料を混ぜて、玉葱を入れる。
②豚肉は一口大に切り、熱湯に入れて箸でさばき、煮立ったらざるにとって水気をきり、熱いうちにソースにつける。冷めてからいただく。（写真は一人分）
◆玉葱はさっと湯通ししてもよい。

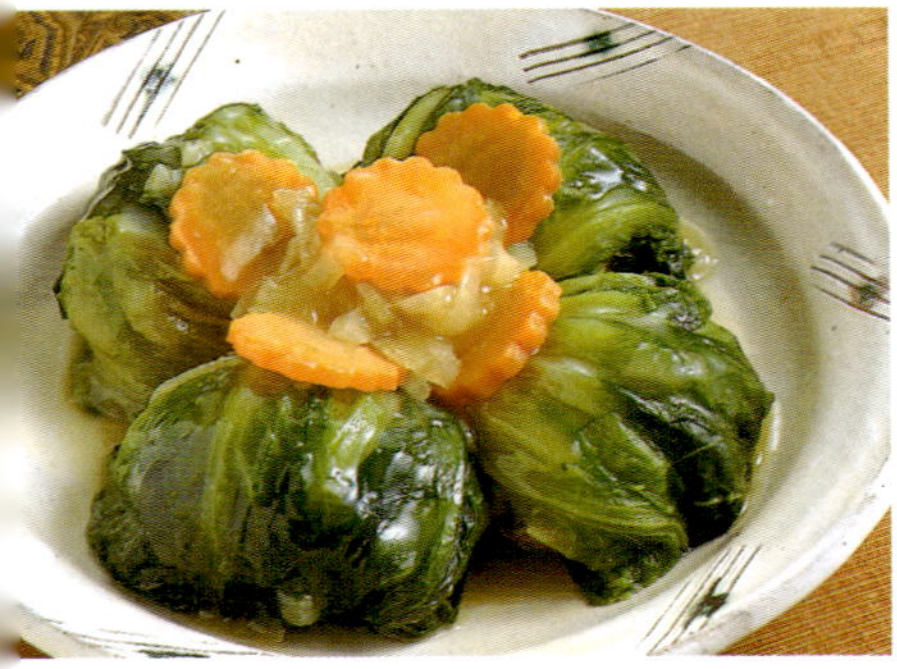

挽き肉のサラダ菜巻き

挽き肉のサラダ菜巻き

ロールキャベツのサラダ菜版。一人1株を使い、包む手間がいりません。サラダ菜をよく茹でて、あくを抜くのがきれいに仕上げるポイントです。

サラダ菜……大2株
小麦粉……大匙1
牛上挽き肉……100～150g
A
玉葱（みじん切り）……¼個
卵……½個
パン粉……¼カップ
塩、胡椒、ナツメッグ……各少々
人参（輪切り）……適宜
玉葱（粗みじん切り）……適宜
スープの素……½個

①サラダ菜は、根元に包丁を入れて2つ割りし、塩を入れた熱湯で茹で水にとる。平らに広げて軽く絞り、平らに広げて小麦粉をふる。
②挽き肉にAを混ぜ合わせ、4つに分けてサラダ菜にのせ、2つ折りにする。
③平鍋に玉葱と人参（写真は型抜き）を散らし②の肉をのせ、ひたひたの湯とスープの素を入れる。落とし蓋をして、あくをとりながら20分煮る。

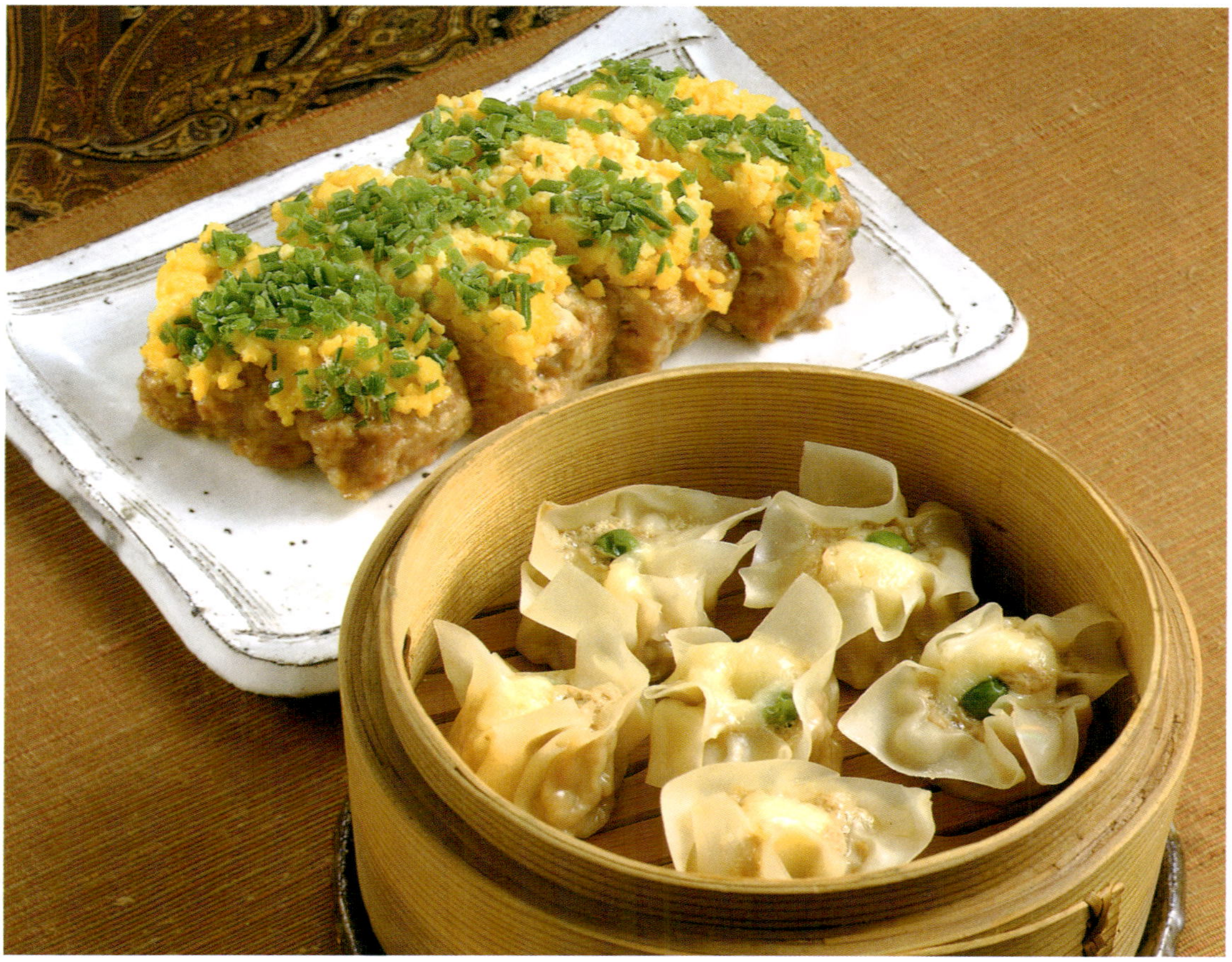

チーズシュウマイ（手前）と挽き肉のしぐれ蒸し

挽き肉のしぐれ蒸し

挽き肉の上に炒り卵をのせた彩りのよい一品です。肉に豆腐を混ぜて口あたりを柔らかくしました。

挽き肉（豚赤身または鶏）……150g
A
- 酒、醤油……各小匙1
- 砂糖……小匙½
- 塩……小匙¼
- 卵白……1個分
- 生姜（みじん切り）……大匙½

片栗粉……大匙1
木綿豆腐……¼丁
卵……1個
卵黄……1個分
砂糖……小匙2
塩……少々
片栗粉……小匙½
さやえんどう（粗みじん切り）……5〜6枚
塩……少々
片栗粉……小匙½

①豆腐は電子レンジで1分加熱し、布巾で水気を絞り、細かくほぐす。
②挽き肉にAを入れて、粘りが出るまでよく混ぜる。片栗粉と豆腐も加え、平らな皿に四角く形作って、蒸し器で約10分蒸す（または蓋をして電子レンジで4分加熱）。
③卵、卵黄、調味料を混ぜ、電子レンジで1分半加熱。泡立て器を使って細かい炒り卵にし、片栗粉をまぶす。
④②の挽き肉に炒り卵と、塩、片栗粉をまぶしたさやえんどうをのせ、2〜3分蒸す（または蓋をして電子レンジで1分加熱）。

チーズシュウマイ

こくもカルシウムもたっぷり、手作りならではのチーズ入りです。

豚挽き肉……100g
A
- 玉葱（みじん切り）……大匙3
- 溶き卵…大匙1（またはうずら卵1個）
- 塩、胡椒……各少々
- 醤油、砂糖、酒、片栗粉…各小匙½

プロセスチーズ……30g（2切れ）
シュウマイの皮……½袋（12枚）
グリンピース……少々

①挽き肉にAの材料を入れて粘りがでるまでよく混ぜ、小さなさいの目切りのチーズを加える。
②シュウマイの皮に①の肉を大匙1ほどのせ、内側に押しつけるようにして握る。表面を平らにし、中心にグリンピースを押しこむ。
③蒸し器にオーブンシートを敷き、シュウマイを並べ、蒸気の上がったところにのせて、強火で約8分蒸す。

（写真は一人分）

豆腐のステーキ

誰にでも大人気のステーキです。合わせ調味料をタイミングよく入れて、野菜を炒めすぎないように。

木綿豆腐……⅔〜1丁
醤油……少々
サラダ油……大匙½
豚薄切り肉（細切り）……50g
にら（2cm長さに切る）……½把
もやし……100g
〈合わせ調味料〉
醤油、酒、だし……各大匙1
片栗粉……小匙1

①豆腐を1cm厚さに切ってペーパータオルに包んで水気をきる。
②フライパンに油を熱し、豆腐の表面に掌で醤油をつけてから、両面をこんがり焼き、とり出す。
③豚肉を炒め、にら、もやしを順に加えて炒め、合わせ調味料を入れて、とろみがついたら豆腐にかける。　（写真は一人分）

豆腐の鍋照りきのこあん　豆腐ステーキの応用。豆腐に片栗粉をまぶし両面を焼く。豆腐を鍋の端に寄せて、きのこ1パックを炒め、醤油・味醂各大匙1と砂糖少々で調味。鍋をゆすりながら煮からめ、最後に万能葱⅓把の小口切りをふり入れ、火を通す。

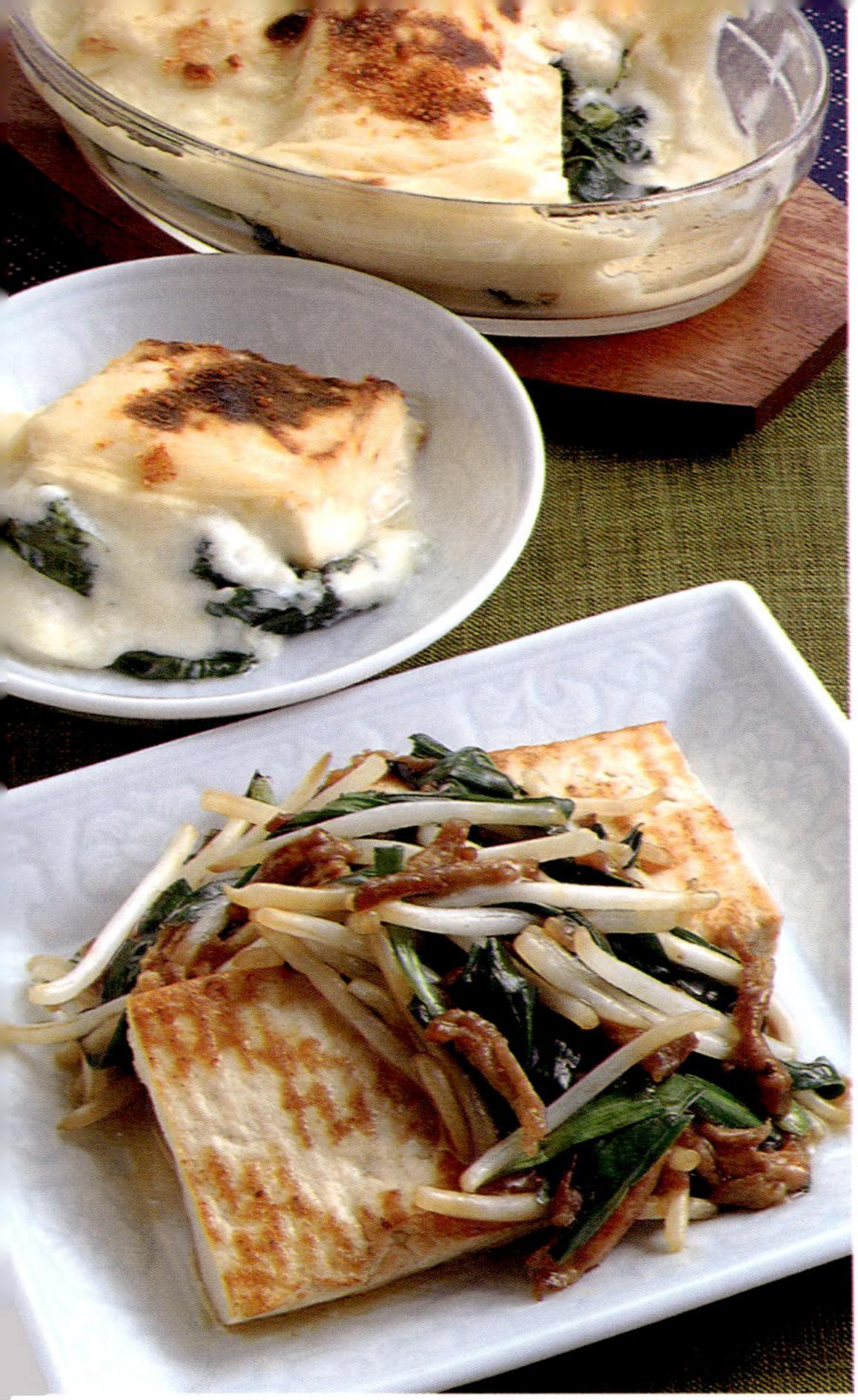

豆腐のステーキ（手前）と豆腐グラタン

豆腐の香り焼き

薬味醤油をかけて炒め焼きに。

木綿豆腐……1丁
〈薬味醤油〉
醤油……大匙1
砂糖……小匙½
味醂……大匙½
にんにく（みじん切り）……少々
万能葱（小口切り）……1本
半ずり胡麻、胡麻油……各少々
サラダ油……適宜

①豆腐は1cm厚さで食べやすい大きさに切り、ペーパータオルに包んで水気をきる。
②樹脂加工のフライパンに油を熱し、豆腐をこんがり焼いて裏返す。
③豆腐の上に薬味醤油をスプーンですくってのせ、弱火で味がしみるように焼く。
◆糸唐辛子があれば散らします。

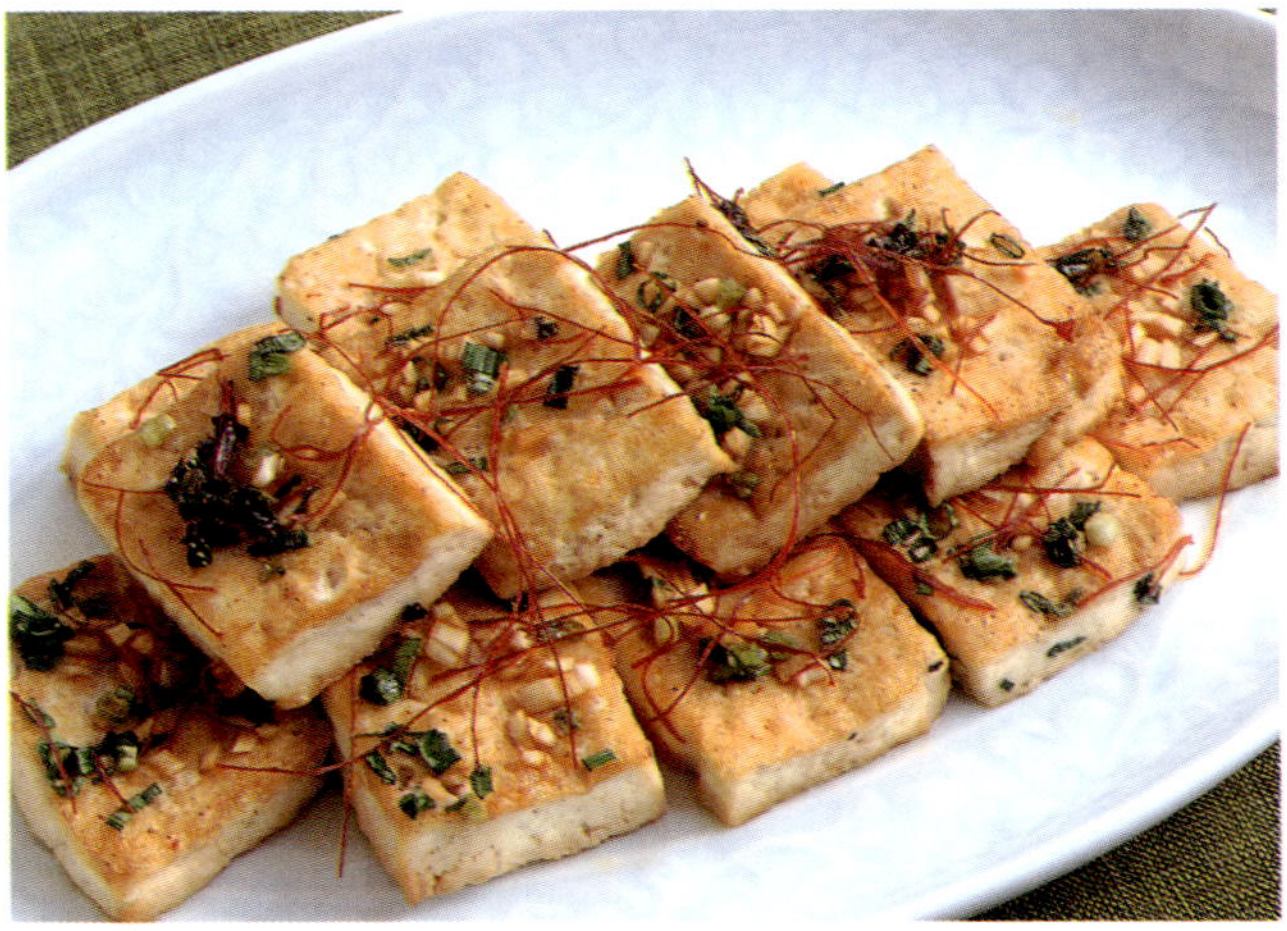

豆腐の香り焼き

豆腐グラタン

香ばしく焼いた豆腐とチーズのグラタン。柔らかくて食べやすく、カルシウムもたっぷり摂れます。

- 木綿豆腐……2/3～1丁
- 醤油……少々
- サラダ油……大匙1/2
- 小松菜……100g
- バター……大匙1/2
- 塩、胡椒……各少々

〈チーズソース〉
- バター……大匙1
- 小麦粉……大匙2弱
- 牛乳……1カップ
- スープの素(チキン味)……1/2個
- 白ワイン……大匙1
- 塩、胡椒……各少々
- レモン汁……少々
- 粉チーズ……大匙1

- 粉チーズ……少々

①豆腐を1cm厚さに切ってペーパータオルに包んで、水気をきる。

②茹でて2～3cmに切った小松菜をソテーし、塩、胡椒する。

③ホワイトソースの要領でチーズソースを作り(牛乳を加えて煮立ったらスープの素、白ワインを入れ弱火で4～5分煮て調味)、最後にレモン汁と粉チーズを加える。

④フライパンに油を熱し、豆腐の表面に醤油を掌でたたきつけ、両面をこんがりと焼く。

⑤耐熱容器にチーズソース、小松菜、豆腐、残りのソースの順に重ね、粉チーズをふってオーブントースターで約10分、きつね色になるまで焼く。

豆腐と鰻の煮もの

栄養バランスのよい煮ものです。男性の料理教室で紹介したところ、たいへん好評でした。お好きな醤油味で、材料も調味料も、その上刻みものまで少なく、短時間でできるからでしょうか。

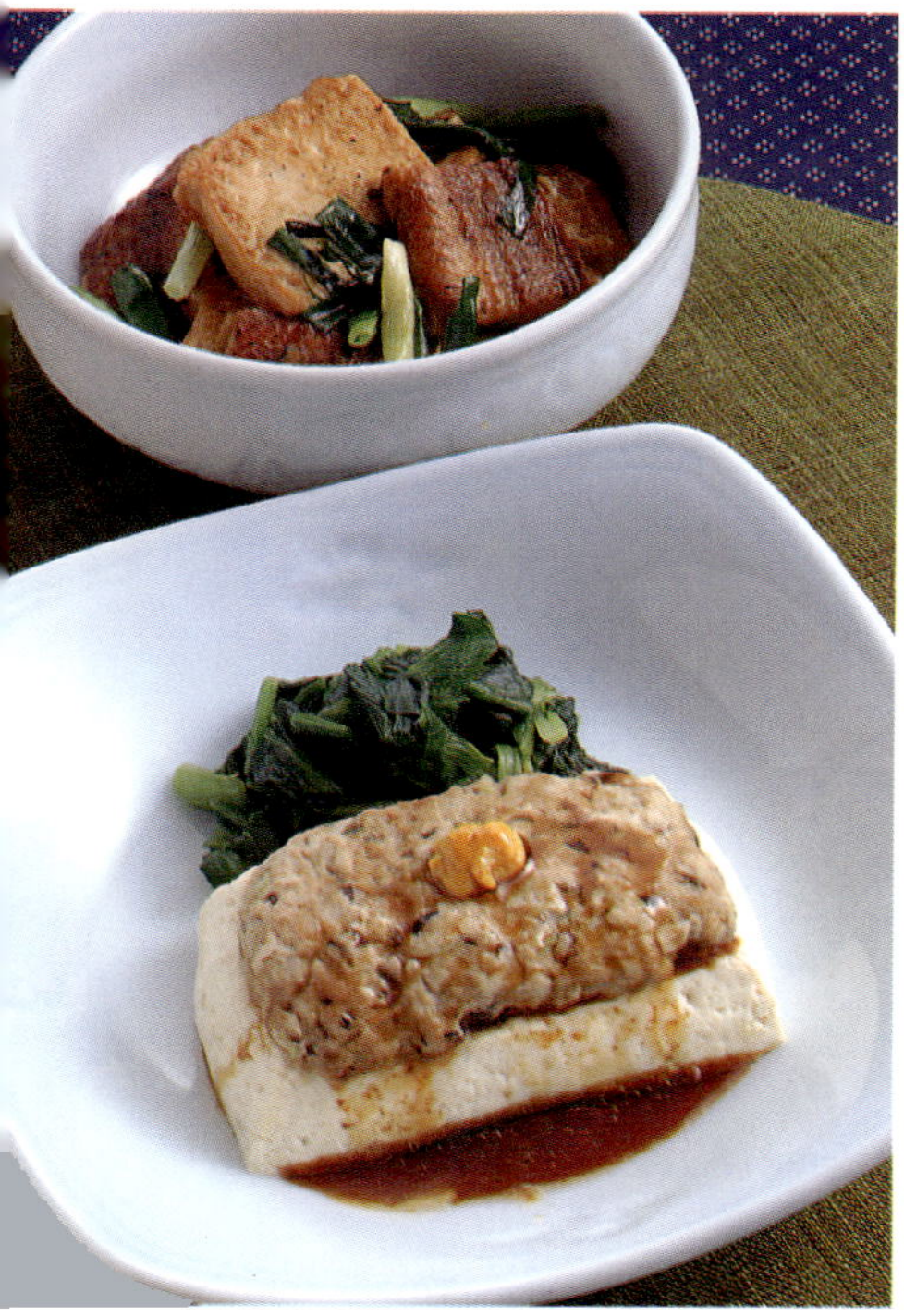

豆腐と挽き肉の重ね蒸し(手前)と
豆腐と鰻の煮もの

- 木綿豆腐……2/3～1丁
- 鰻蒲焼き……1串
- 万能葱(3cmに切る)……1/2把
- 生姜(せん切り)……小1片

〈合わせ調味料〉
- 水(またはだし)……1/4カップ
- 酒、砂糖、醤油……各大匙1～1 1/2

- 片栗粉……小匙1
- 水……大匙1

- サラダ油……大匙1/2

①豆腐は一口大に切り、ペーパータオルに包み、水気をきる。鰻は縦半分にし、2～3cm幅に切る。

②鍋に油を入れて生姜を炒め、香りが出たら豆腐と合わせ調味料を加えて、中火で煮る。豆腐に色がついたら鰻を入れ、蓋をしてひと蒸し。葱を加えてひと煮し水溶き片栗粉でとじる。(写真は一人分)

豆腐と挽き肉の重ね蒸し

豆腐と挽き肉を組み合わせてさっぱりとした蒸しものに。電子レンジを使えば一層手軽にできます。

- 木綿豆腐……1/2丁

〈挽き肉だね〉
- 豚挽き肉……70g
- 長葱(みじん切り)……5cm
- 生椎茸(みじん切り)……1枚
- 生姜(みじん切り)……小匙1
- 醤油……小匙1/2
- 酒、水、片栗粉……各小匙1

〈かけ汁〉
- 醤油……小匙2
- 胡麻油、酢……各小匙1

- 辛子……少々

①豆腐は1～2cm厚さに切り、ざるにのせて水気をきる。

②挽き肉だねの材料をよく混ぜる。

③豆腐を蒸し器に入る平らな皿におき、挽き肉だねをのせる。蒸気が上がった蒸し器に入れて強火で約10分蒸す(または電子レンジで1人分につき約2分半加熱する)。

④蒸したてに辛子をのせ、かけ汁を添える。　(写真は一人分)

◆茹でた小松菜を添えても。

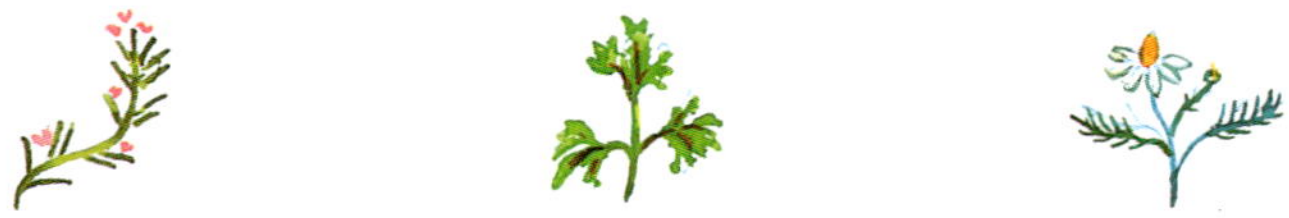

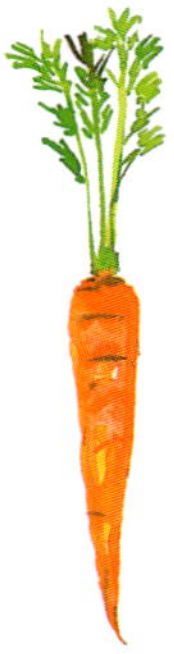

冷凍してもおいしい主菜

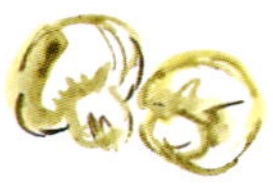

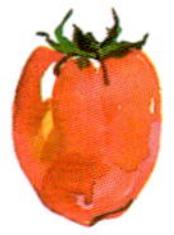

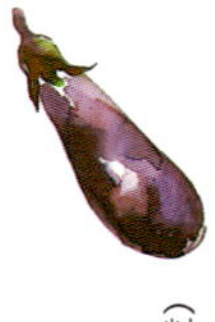

恵子・ギオ
（料理研究家　在イタリア・トリーノ）

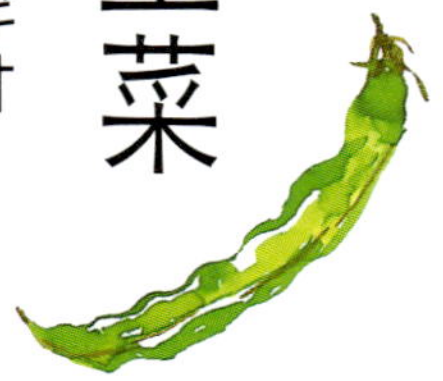

夫と二人暮らしの私は、お菓子でもお惣菜でも、調理するときは6〜8人分の量を作ります。一回目は二人で食べて、残ったものは一人分ずつに分けて冷凍します。外食が嫌いな夫は、私が家を留守にするときも、朝食の後に昼食に食べるものを、昼食の後に夕食に食べるものを冷凍庫から選び出し、解凍して温めます。また、私が忙しくて食事の支度ができないときや買いものに出られないときにも手作りの冷凍食品を利用して、間に合わせでないバラエティーに富んだ食事を準備することを心がけています。冷凍品を非常食ではなく、メニューに組み入れているのが、おいしく使えるコツかもしれません。

ふだん私が便利にしている、作りたてでも冷凍してもおいしい主菜の中から6品をご紹介します。

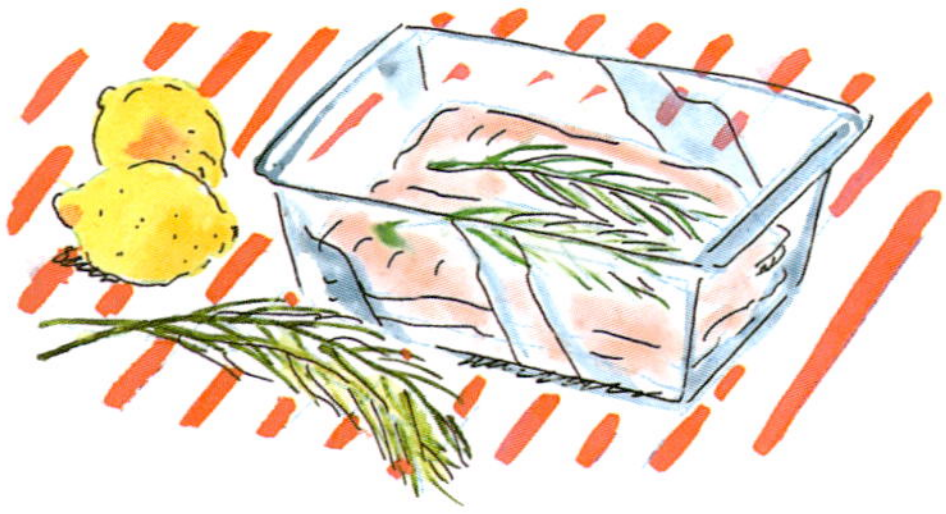

冷凍品をおいしく食べるために

冷凍するときは、必ず一人分または、一回分ずつをホイルペーパーなどで包んで、品名ラベルをつけてからポリ袋に入れます。こうしておくと冷凍庫の臭いがうつりません。

食品によって解凍の仕方がいろいろです。解凍方法が違うだけで、味に大きな違いが出るので気をつけます。

自然解凍するだけのもの　ハム、ローストビーフ、練り羊羹、茶饅頭、ケーキ、パンなどは、室温か冷蔵庫で解凍するだけで、そのままおいしく食べられる。

凍ったまま調理をはじめるもの　冷凍の生パスタ（タリアテッレ、ラヴィオーリなど）やニョッキ（つぶしたじゃが芋に小麦粉やセモリナ粉を加えて作ったお団子）は、解凍せずに凍ったままをたっぷりの熱湯で茹でる。さっと茹でて冷凍したいんげん、グリンピース、ブロッコリーなどの野菜も、凍ったまま直接蒸したり茹でたりした方がいい。洗って水をきり、生のまま冷凍した葱やパセリも凍ったまま使うこと。

自然解凍＋温めるもの　冷凍の生肉や魚、あるいはすでに調理済みの肉や魚などは、室温で最低1〜2時間、または冷蔵庫の下の方で6〜7時間か

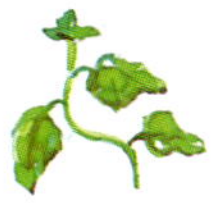
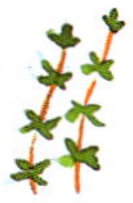
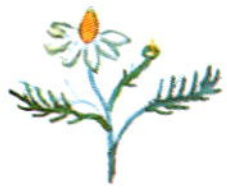
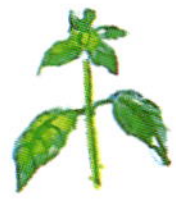

サーモンのマリネー（6人分）

香りのよい生のディルと塩、砂糖で漬けこんだ鮭を茹でていただきます。

刺身用サーモン（3枚おろし）……500g
（または皮や骨をとった生鮭の切り身）
塩……大匙1～1½
砂糖……大匙1
胡椒……小匙1
ディル（生）……1束
＊重石

①バットやガラスの器に、洗って水をきったディルを半分敷き、その上に洗って水分を拭きとった鮭をのせる。塩、砂糖を混ぜ合わせて鮭にふりかける。胡椒をふり、残りのディルをかぶせたら重石をのせてマリネーする。重石ごとポリ袋に包み、冷蔵庫に最低18時間おく。

②マリネーした鮭は、たっぷりの熱湯に丸ごと入れてすぐ火を止め、蓋をして約15分（切り身なら10分）蒸らす。一皿盛りにしてとり分けながらいただくのもよい。

◆①のマリネーした後1回分ずつのブロックを包んで冷凍。完全に解凍してから調理。焼いてもおいしい。

白身魚のグラタン（2人分）

柔らかい魚にクリームをかけて焼きます。簡単なので1回分ずつ作るのも、まとめて作るのもどちらにも具合のよい料理です。

白身魚（骨や皮をとる）……2切れ
オレガノ……少々
ガーリックパウダー……小匙1
パセリ（みじん切り）……小匙1
セージ、胡椒……各少々
塩……約小匙1
パン粉（細かいもの）……大匙4
生クリーム……大匙4

①魚を手のひらで軽く押して6～7㎜の厚さに伸ばしたら、油をひかないで、そのまま魚をオーブン皿やバットにのせ、塩（魚の大きさで加減する）、香辛料をふりかける。

②魚をまんべんなくパン粉で覆い、生クリームをこのパン粉にかけて吸わせしっとりさせる。オーブンに入れ、グリルをつけて表面がこんがりするまで約10分焼く。

◆グリルがないオーブンでは、上段に入れ、200℃でこんがり焼きます。

◆1切れずつ包んで冷凍。

けて完全に中まで解凍してから、調理または温めること。

冷凍庫からとり出した肉や魚をすぐに電子レンジにかけたり、ポリ袋に入れて水につけ、急いで解凍したり、まだ中が少し凍っているまま調理、加熱したりすると、とにかくおいしくない。例外は肉饅頭やピザやシュウマイなどで、解凍してからでもしないままで温めても味は変わらない。

大急ぎで料理するとき

食事の間際にメニューを決めて料理をすることもあります。そんな時は自家製の挽き肉を使った料理が便利です。肉は鶏、豚、牛の薄切り肉がよく、水炊きやしゃぶしゃぶ、すきやきなどで残った肉を、重ねないで薄くのばして冷凍しておき、必要な時に必要な分だけ〝ポキン〟と折って、凍ったままミキサーやフードプロセッサーで挽きます。挽いているうちに解凍が始まり、室温で5分もおけばすぐ使えます。塊になった挽き肉を解凍するより時間がかからないばかりでなく、挽きたてで味もよいのです。店の挽き肉は買いませんが、こんな風にしておいしい挽き肉料理を味わっています。

冷凍してもおいしい主菜

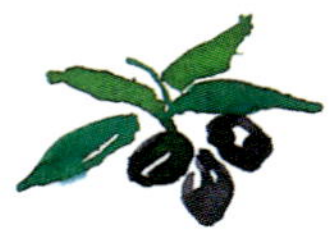

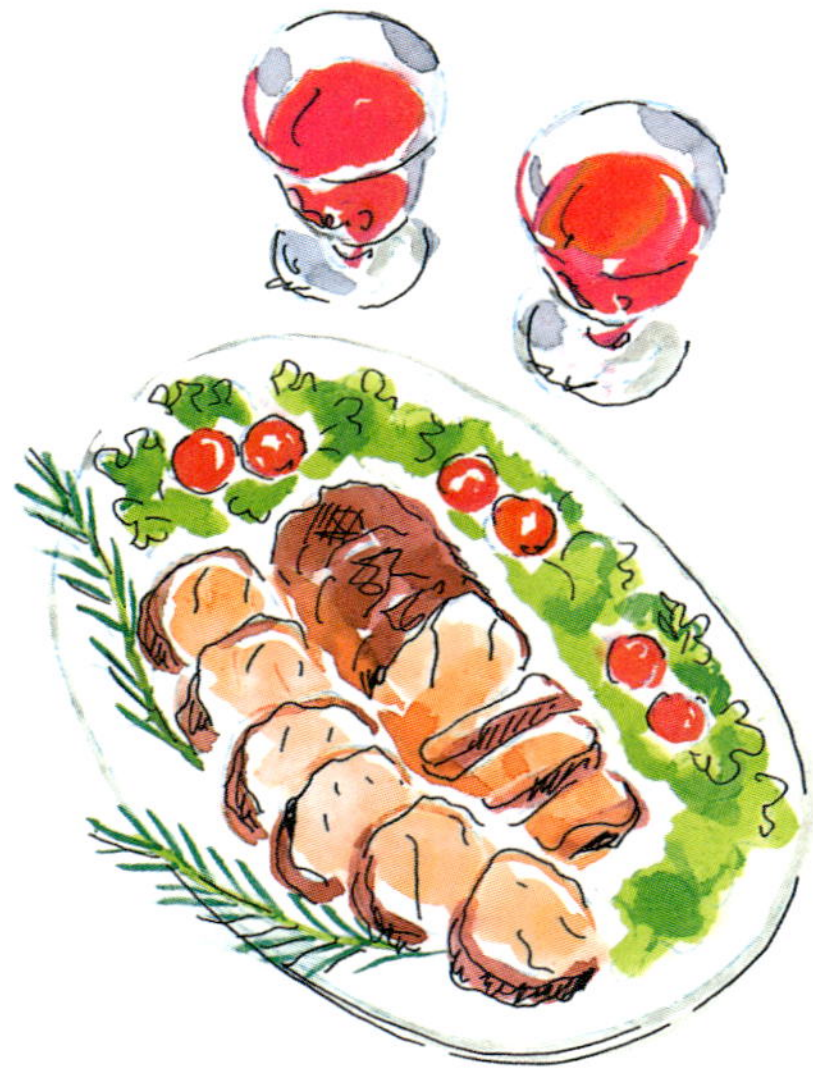

ヒレ肉のローストビーフ　(約6人分)

お鍋で作るローストビーフ。輸入牛でも充分おいしく、柔らかです。

牛ヒレ肉……500g
塩……小匙1強
セージ(粉)……少々
ローズマリー(粉)……少々
胡椒……少々
にんにく……1片
オリーブ油……大匙2

①肉に塩と香辛料をすりこんで5分ほど揉んだら、皿にのせて約1時間、室温におく。このときラップなどで包まないこと。

②肉をまっすぐおける大きさの厚手鍋に、油と押しつぶしたにんにくを入れて中火にかけ、にんにくがこんがりしてきたらとり出して肉を入れ、全体に焦げ目をつける。

③弱火にして蓋をし3分焼き、返して反対側も3分焼いて火を止める。蓋をしたまま5分くらい蒸してから切ると、中央にピンク色が残ったローストビーフができ上がる。

◆冷めてから残った塊、または薄切りを一人分ずつを包んで冷凍。完全に解凍し、火を通さないでそのままいただきます。

◆鍋に残った肉汁はこしてトマトソースやスープに。

マッシュポテトのグラタン　(約6人分)

でき上がりの柔らかさも味を左右します。柔らかすぎず固すぎず…ミックスするときの加減で覚えてください。

じゃが芋……600g
人参、玉葱……各100g
肉(豚、牛、鶏の切り落としなど)……60g
パセリ……少々
卵……1個
パン粉……大匙4〜5
オリーブ油……大匙6〜7
塩……小匙1強
胡椒……少々

①じゃが芋、人参、玉葱は皮をむいて適当な大きさに切り、軽く塩(記載外)をして柔らかくなるまで蒸す。

②油をひいたフライパンに、みじん切りにしたパセリと肉を入れて炒め、火が通ったら軽く塩、胡椒して火から下ろし、フードプロセッサーで細かく挽く。そこに蒸した野菜も加えて挽く。

③野菜と肉のミックスに卵、オリーブ油、パン粉を加えてよく混ぜる。野菜の水分の加減をみながら、ミックスが柔らかくなりすぎないようにパン粉の量を調節する。

④オーブン皿に油(記載外)をひいてパン粉をふり、③のミックスを入れて、フォークで2〜3cm厚さ(厚すぎない方がおいしい)にのばす。180°Cに温めたオーブンに入れ、表面がこんがりするまで30分ほど焼く。

◆冷めてから一人分ずつに分けて包み、冷凍。完全に解凍してから温めます。

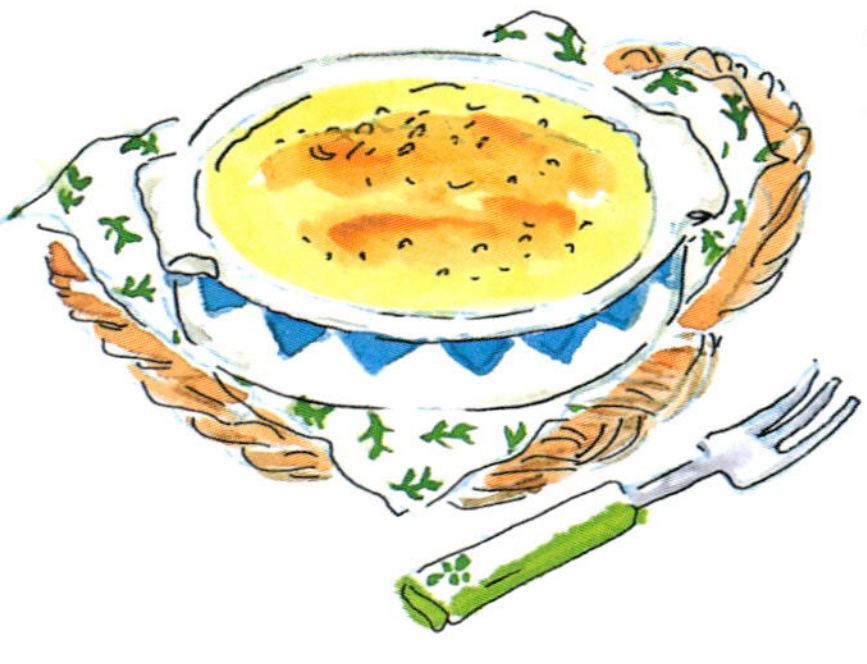

茄子とパンのグラタン

（6〜8人分）

鶏肉と完熟トマトで作ったミートソースがおいしいグラタンです。

米茄子……大2個
食パン（薄切り）……4枚
オリーブ油……約大匙5
パルメザンチーズ……50g
エメンタールチーズ……50g

〈ミートソース〉
完熟トマト（皮をむく）……約600g
人参……小1本
セロリ……茎または葉小1本分
玉葱……小1個
にんにく……1片
ベイリーフ……1枚
鶏胸肉（または皮なしもも肉）……60g
塩……小匙2強
胡椒……少々

〈ホワイトソース〉
牛乳……2½カップ
小麦粉……50g
バター……10g
塩……小匙½
胡椒……少々

①ミートソースの材料すべてを適当な大きさに切って圧力鍋に入れ、圧力がかかってから10分煮る。バーミックスやフードプロセッサーを使って鍋の中身を粗めに挽く（セロリはバーミックスをかける前にとり除く）。

②ホワイトソースを作る。器に牛乳と小麦粉を入れて泡立て器でよく混ぜたら、こし器を通して鍋に移して火にかける。手を休めずに泡立て器を動かしながら、とろっとなったら塩、胡椒を加えて火から下ろす。そこでバターを加えてもう一度よくかき混ぜる。

③オーブン皿に¼〜⅕量のミートソース、ホワイトソース、オリーブ油、パルメザンチーズを入れて中をさっと混ぜる。

④ソースの上に1㎝厚さの輪切りにした茄子をのせ、もう一度③の作業をくり返して、今度はパンをのせる。

⑤もう1〜2回同じことをくり返して、最後にミートソース、ホワイトソース、オリーブ油をかけ、みじんに切ったエメンタールチーズで表面を覆ってアルミホイルで蓋をし、180℃に温めておいたオーブンで45〜60分焼く。その後アルミホイルをとって表面がこんがりするまで焼く。

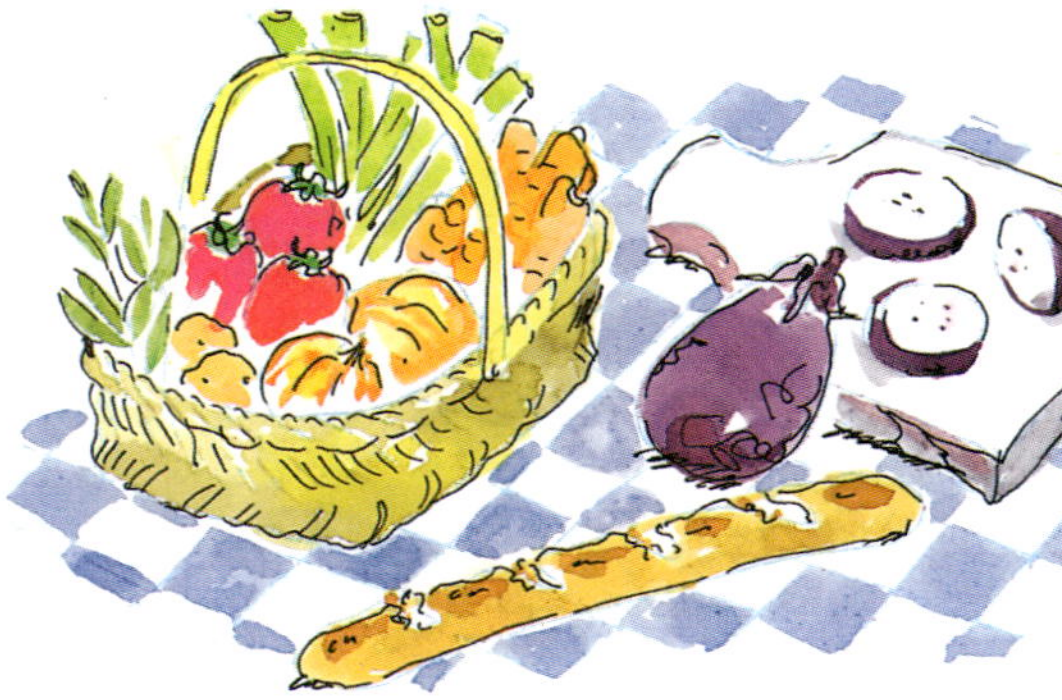

◆冷めてから一人分ずつに分けて包み、冷凍。完全に解凍してから温めます。
◆米茄子の代わりはふつうの茄子4〜5個。
◆食パンの代わりにはフランスパンを使ってもおいしい。

鶏手羽のトマト煮

（約6人分）

時間をかけて煮こみます。焦げないようにできる限りのとろ火で。

鶏手羽元（骨つき）……12本
完熟トマト……約400g
セロリ……茎または葉小1本分
人参、玉葱……各100g
にんにく……1片
パセリ……2〜3本
セージ、ローズマリー……少々
ベイリーフ……1枚
胡椒……少々
塩……小匙1〜2
オリーブ油……大匙1

①トマト（湯むきして種をとる）、セロリ、人参、玉葱、にんにく、パセリをみじん切りに。

②鶏の皮をのぞき、厚底の鍋に入れ、①の野菜と残りの材料を加え、混ぜたら中火にかけ、煮立ってきたらとろ火にする。

③1時間から1時間半、蓋をしないで煮て、肉が骨からポロッと離れるようになったらでき上がり。

◆冷凍品は完全に解凍し、温める。

野菜料理

火を通してたっぷりと

種類が豊富な野菜は、食卓に季節を映す楽しい食材です。体の調子をととのえるビタミンやミネラルを含み、食物繊維も多いので、たっぷりおいしくいただきましょう。

作りおきができるおかずも、当座煮程度の味ですから、保存は4〜5日をめどに。途中で電子レンジにかけ、器の底をさわって熱い！というぐらいになると、中心まで70度ぐらいに温まったことになり、日もちがよくなります。

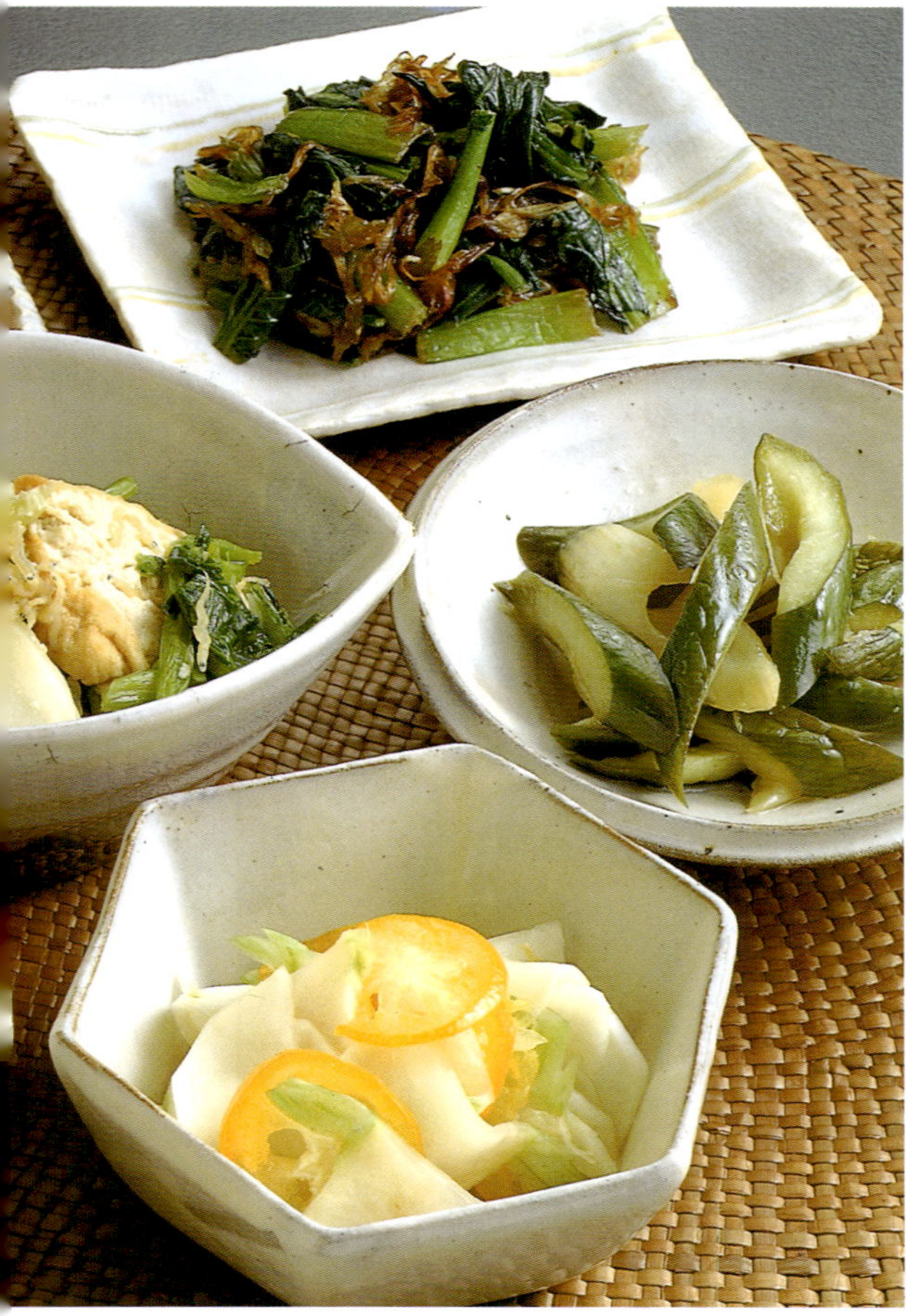

右奥から時計まわりに　青菜の葱炒め、胡瓜とセロリの甘酢炒め、蕪と金柑のなます
芹とこんにゃくの和えもの、蕪の煮びたし、ほうれん草の中華風サラダ

青菜の葱炒め

こくがあって香りのよい、ご飯によく合う一品です。ラーメンの具にしたり、豆腐にのせてもよいでしょう。

青菜……½把（150g）
長葱（斜め薄切り）……1本
赤唐辛子……1本
にんにく（すりおろす）……1片
オイスターソース……大匙½
塩……少々
サラダ油……大匙1

①青菜は下茹でし、水にとってから水気を絞り、食べやすく切る。
②唐辛子は水につけ、種をとって2つに切る。
③鍋に油と葱を入れて、弱めの火加減で約10分、ゆっくりこんがりと炒める。唐辛子とにんにくを入れて香りを出し、オイスターソースを加える。この状態で保存可。
④ほぐした小松菜を入れて全体に混ぜ、塩で味をととのえる。

ほうれん草の中華風サラダ

胡麻油と生姜の香りが食欲をそそります。小松菜や青梗菜、ターツァイを使ってもよいでしょう。

ほうれん草……½把（150g）
トマト……½個
卵……1個
胡椒……少々
サラダ油……小匙1
醤油、酢、酒、胡麻油……各小匙1
砂糖……小匙½
生姜（すりおろす）……少々

①ほうれん草は熱湯で茹で、水にさらして2cmに切ってから水気を絞る。
②卵はほぐして胡椒をし、サラダ油を熱した中に入れ、ふわりとした炒り卵を作る。
③トマトを半月の薄切りにして、器のまわりに並べる。
④調味料と生姜を混ぜ、いただく直前に、ほぐしたほうれん草、炒り卵を和え、器に盛る。

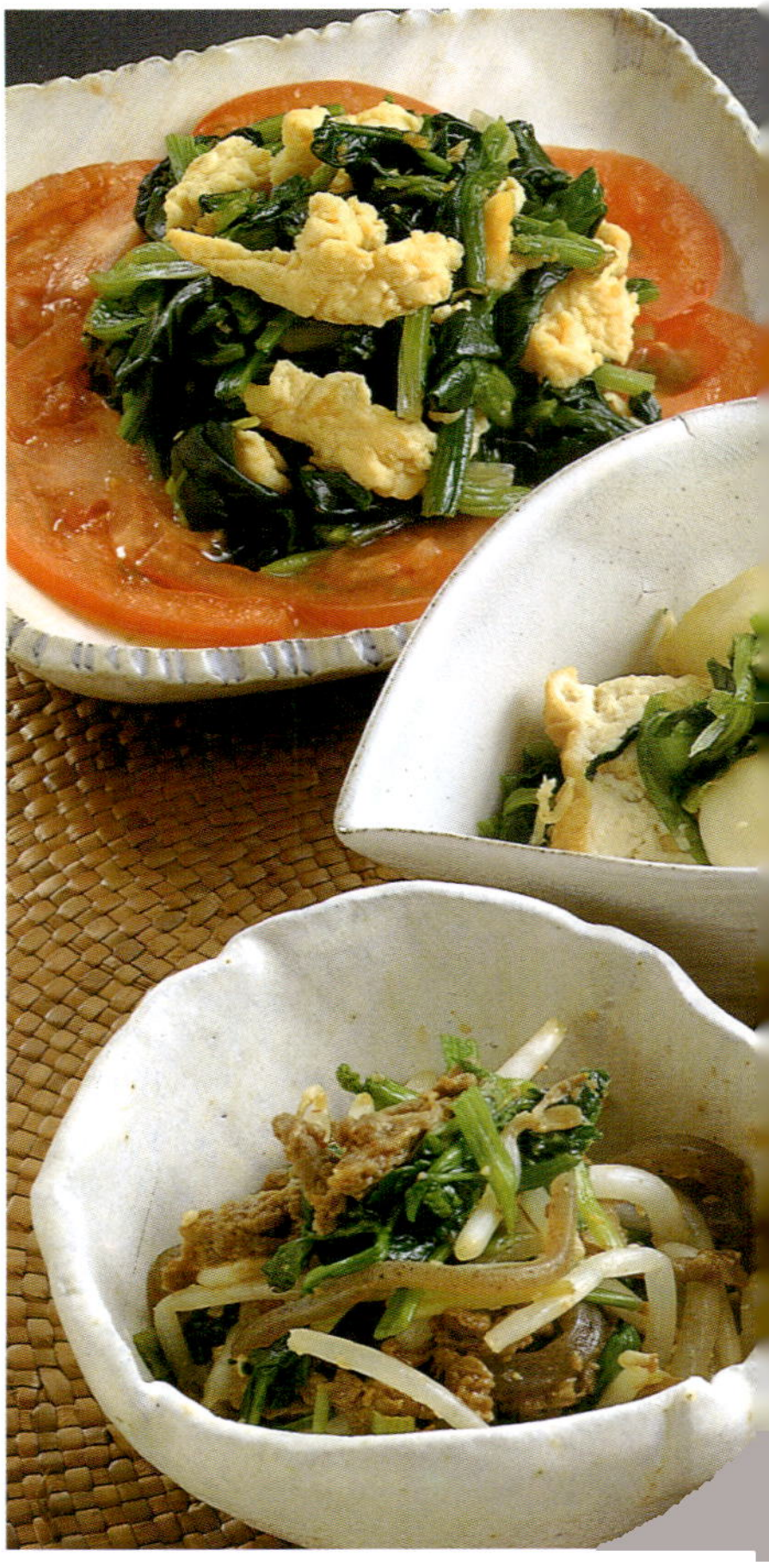

芹とこんにゃくの和えもの

香りを楽しむ一品。ついお箸がのびてしまうおいしさです。

つきこんにゃく……½袋
牛薄切り肉……50〜100g
砂糖……小匙1
A［醤油……小匙2
　 生姜汁、粉唐辛子、すり胡麻…各少々
胡麻油……小匙1
もやし……100g
芹(2㎝長さに切る)……½把
塩、胡椒……各少々
〈合わせ調味料〉
［醤油……小匙2
　酢、胡麻油……各小匙1½
　砂糖、すり胡麻……各小匙1

①つきこんにゃくは食べやすい長さに切り、茹でてから乾煎りする。
②牛肉は砂糖をまぶしてからAの調味料に混ぜ、胡麻油を最後に加えて、強火で炒め焼きにする。せん切りにしておく。
③もやしに芹をのせて軽く塩、胡椒し、蓋をして電子レンジで約2分加熱。ざるに広げて冷ます。(芹は生のままでもよい)。
④食べる直前に、合わせ調味料で和える。
◆好みでにんにく、生姜のすりおろしを合わせ調味料に加えてもよいでしょう。

胡瓜とセロリの甘酢炒め

作りおき

中華風の即席ピクルス。一週間くらい保存できます。胡瓜に塩をしておくと青臭さがとれます。

胡瓜……2本
セロリ(1㎝幅の斜め切り)……1本
塩……小匙1強
生姜(せん切り)……小1片
〈甘酢〉
［酢、砂糖……各大匙2
　醤油……少々
　塩……小匙⅓
サラダ油(または胡麻油)……小匙2

①胡瓜は縦2つに切ってスプーンで種を除き、1㎝幅の斜め切りに。
②野菜に塩をふって10分おき、さっと水洗いし水気をきっておく。
③鍋を熱し油を入れ、油のぬるいうちに生姜を入れて香りを出す。
④野菜を加えて強火で油がまわる程度に炒め、甘酢を加えてひと煮立ちさせ、別の器にあけて冷ます。

蕪と金柑のなます

作りおき

金柑が加わると味、香り、彩りがよく、ビタミンCも多く摂れます。

蕪(薄切り)……2個
金柑……2〜3個
〈合わせ酢〉
［酢……大匙1
　砂糖、だし…各大匙½
　塩……少々

①蕪を5%の塩水につけ(水1カップに塩小匙2)、しんなりしたら水気を絞る。
②金柑は輪切りにして、種をとる。
③合わせ酢で蕪と金柑を和える。
◆好みで薄口醤油少々を加えても。

蕪の煮びたし

蕪を丸ごと使う煮びたしです。栄養的には蕪よりも蕪の葉の方がビタミンや食物繊維が豊富です。しおれやすいので、葉だけまず茹でておくと使いやすいでしょう。

蕪(六〜八つ割り)……150g
蕪の葉(3㎝に切る)…80g
厚揚げ……100g(½枚)
ちりめんじゃこ……20g
だし……¾カップ
薄口醤油……大匙1
砂糖……小匙2

①蕪の葉は茹でて水にとり、水気を絞る。
②厚揚げは油抜きして縦半分に切ってから、1㎝幅に切る。
③鍋でだしと調味料を煮立て、材料を全て入れる。汁気がほとんどなくなるまで煮、味をととのえる。
◆厚揚げは油揚げでも。

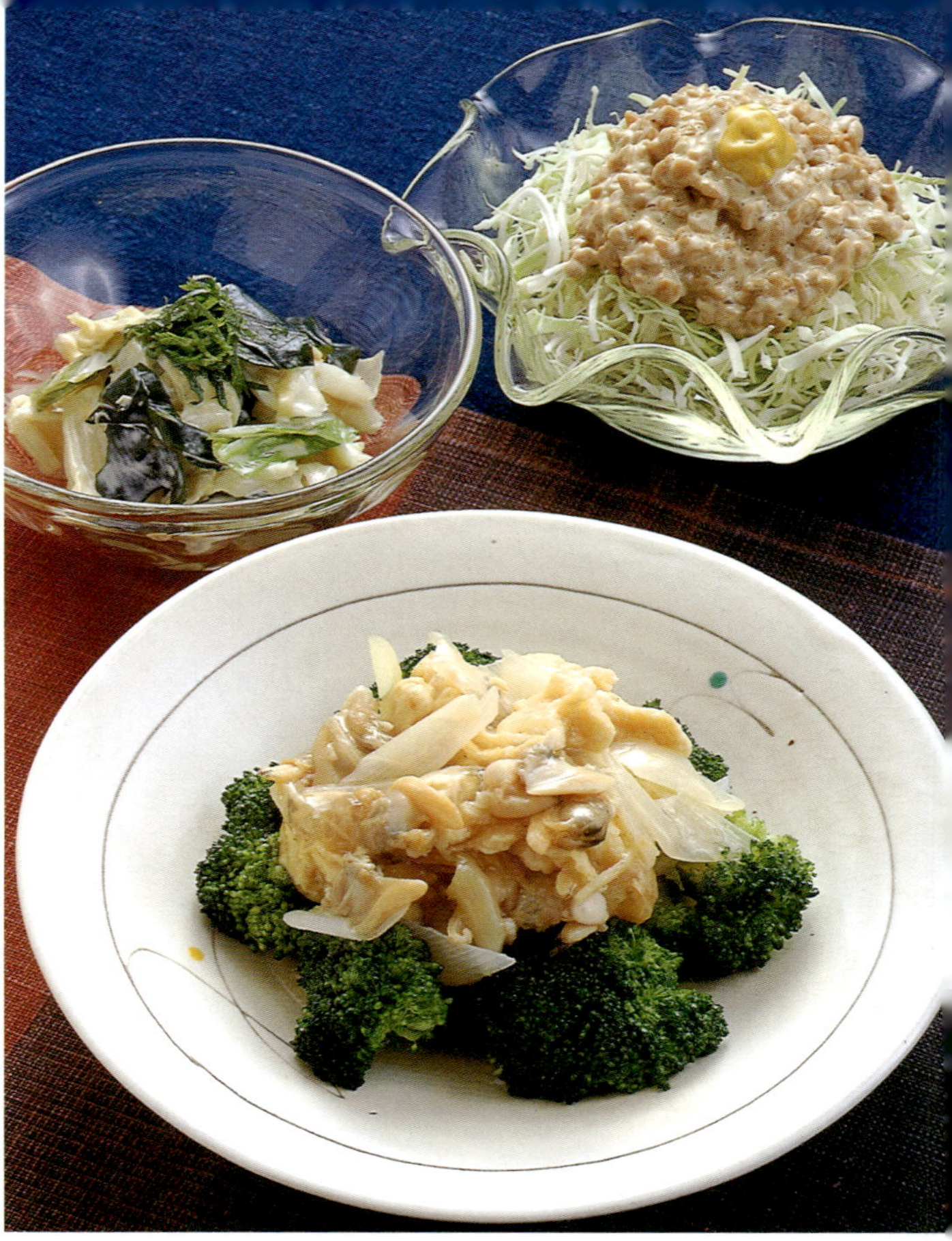

ブロッコリーのあさりあんかけ（手前）
キャベツとわかめの味噌マヨネーズ和え、キャベツと納豆のサラダ

キャベツとわかめの味噌マヨネーズ和え

酢味噌のおいしさと、マヨネーズの低塩分を生かした味つけです。他の茹で野菜でもどうぞ。

キャベツ……100g
わかめ（戻してざく切り）……30g
〈味噌マヨネーズ〉
味噌……小匙1
マヨネーズ……大匙1
酢……少々

①キャベツは熱湯で茹でるか、電子レンジで1分半加熱。ざるにとって冷まし、ざく切りにする。
②水気を絞ったキャベツとわかめを、味噌マヨネーズで和える。
◆季節の香りを添えて。青じそ（縦3つにしてせん切り）のほか、木の芽（みじん切り）、生姜（針生姜）、柚子（皮をせん切り）など。

キャベツと納豆のサラダ

朝がパン食の方にもおすすめ。納豆に醤油だけでなくマヨネーズを加えるのがポイントです。

キャベツ（せん切り）……2枚
納豆（ひきわり）……1パック（50g）
マヨネーズ……大匙2
醤油……小匙1
ねり辛子……少々

①刻んだキャベツを水にはなして、パリッとさせ、充分に水気をきる。
②納豆に調味料を加えて混ぜ、器に盛った野菜にかける。
◆キャベツは電子レンジにかけて、軽く絞って使うのもよいでしょう。

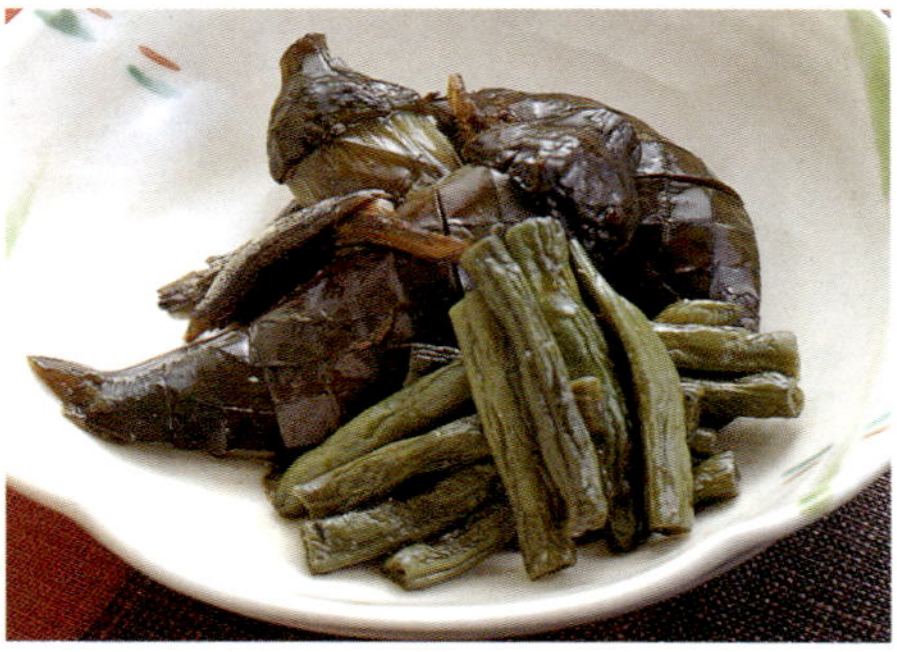

茄子とさやいんげんの直煮

ブロッコリーのあさりあんかけ

冬においしいブロッコリーを、たっぷりどうぞ。鉄分やビタミンAが効果的に摂れる組み合わせです。

ブロッコリー……$\frac{1}{2}$株
サラダ油……小匙1
あさりむき身……50〜80g
卵……1個
塩、胡椒……各少々
サラダ油……大匙1
葱（縦半分にして1cm斜め切り）……$\frac{1}{3}$本
生姜（せん切り）……小1片
スープ（チキンスープの素$\frac{1}{2}$個）……$\frac{1}{2}$カップ
酒（紹興酒）……大匙$\frac{1}{2}$
片栗粉……大匙$\frac{1}{2}$
水……大匙1

①ブロッコリーは小房に分け、茎は皮を厚めにむいて、乱切りに。熱湯にサラダ油を入れ、軸から茹でて、ざるにとり、器に盛る。
②あさりは塩水で洗い、水をきる。卵はほぐして塩、胡椒する。
③鍋に油を熱して炒り卵を作り、生姜、葱を加えて炒める。スープと酒を加えあさりを入れる。再び煮立ったら水溶き片栗粉でとろみをつけ、ブロッコリーにかける。

茄子と
さやいんげんの直煮

茄子とさやいんげんを煮干しと一緒に煮た素朴な味わいの一品です。さやいんげんはくたくたに煮ると、豆の風味が味わえます。

茄子……2個
さやいんげん（3～4cmに切る）…80g
煮干し……5～6尾
だし昆布……5cm
水……1カップ
砂糖、醤油、酒……各小匙2～3
味醂、醤油……少々

①煮干しは頭と腸をとり除き、2つに裂いて昆布と共に鍋に入れ、分量の水に、しばらくつけておく。
②茄子はへたのピラピラした部分をとり、縦半分に切って、皮に斜め格子状の切りこみを入れ、塩水につけてあくを抜く。
③①の鍋にいんげんと茄子を入れて、2～3分煮、砂糖、醤油、酒を加え、落とし蓋をして約15分煮る。味醂、醤油で味をととのえる。

そら豆の塩炒め

塩炒めにしたそら豆は、色鮮やかな初夏の味。鉄分の多い素材としても大いにお使いください。

そら豆……100g
（さやつきなら300g）
塩……小匙¼
水……大匙2
サラダ油……大匙1

①そら豆はさっと茹でて、甘皮をむき、2つに割る。
②サラダ油でそら豆を炒め、塩、水を入れて中火で汁気をとばす。

白菜とあさりの蒸しもの

あさりのうま味が白菜をおいしくします。

白菜……200g
あさり（殻つき）……240g
人参（5mmの輪切り）……3cm
生姜（せん切り）……少々
万能葱（またはあさつき）……少々
酒……小匙2
ポン酢醤油

①白菜は葉と軸に分け、葉はざく切り、軸はそぎ切りに。人参（写真は型抜き）は電子レンジで約40秒加熱する。
②あさりは砂出しして、殻と殻をこすり合わせてよく洗う。
③器に白菜、あさり、人参、生姜を一人前ずつ盛って、酒をふり、蓋をして一人分につき電子レンジで3分加熱（または蒸し器で15～20分蒸す）。
④貝の口が開き白菜がしんなりしたら、小口切りの葱をちらし、好みでポン酢醤油をかけていただく。

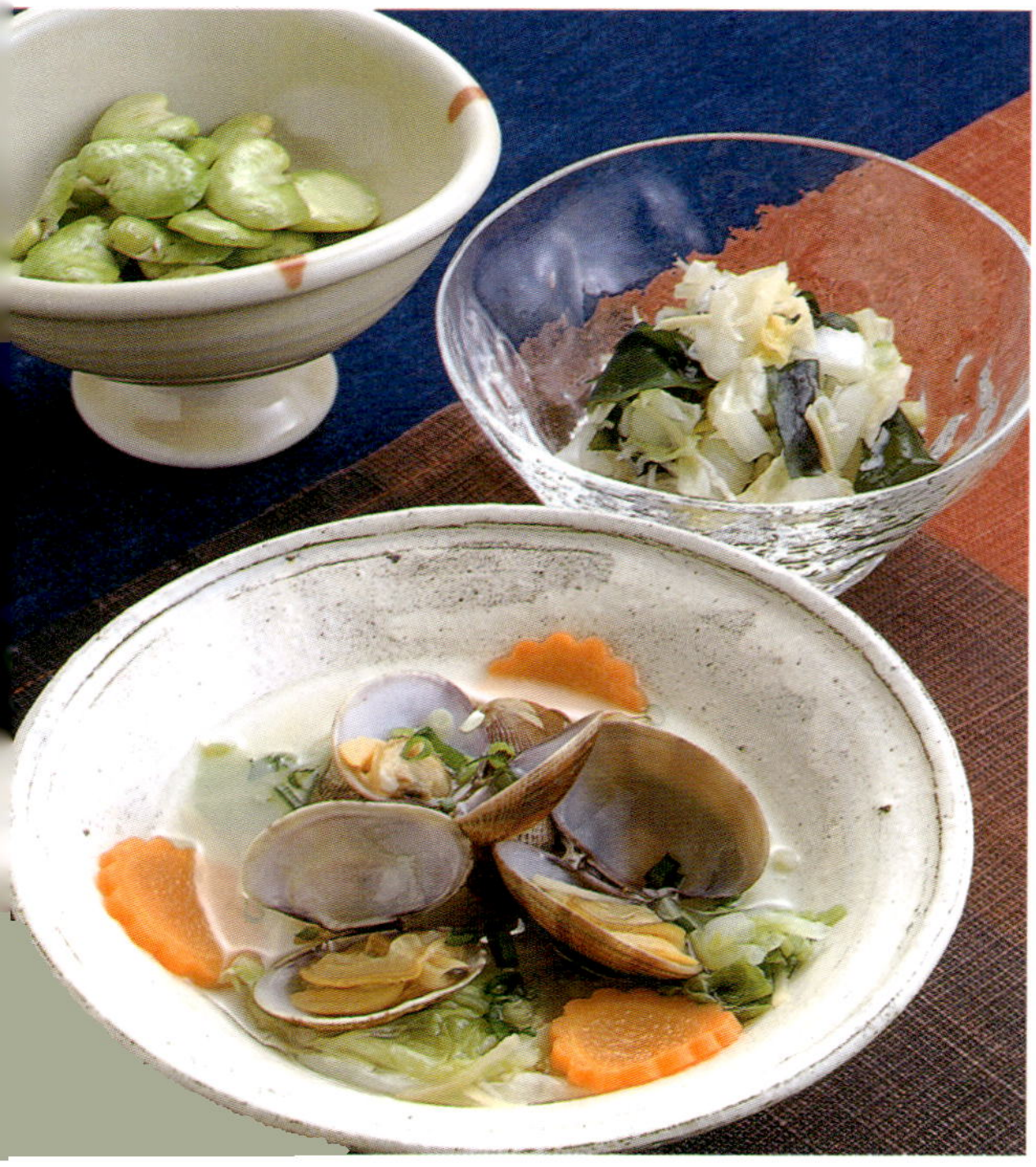

白菜とあさりの蒸しもの（手前）
白菜漬けとじゃこの酢のもの、そら豆の塩炒め

白菜漬けと
じゃこの酢のもの

作りおき

白菜漬けを使った酢のものは、味が柔らかでうま味があり、塩揉みする時間のないときなど重宝です。

白菜漬け……100g
ちりめんじゃこ……大匙1～2
わかめ（戻してざく切り）……10g
針生姜……適宜
〈甘酢〉
酢、だし……各小匙2
砂糖……小匙1
薄口醤油……少々

①甘酢の材料を合わせ、ちりめんじゃこを加えておく。
②白菜漬けを1cm幅に切って絞り、他の材料と甘酢で和える。

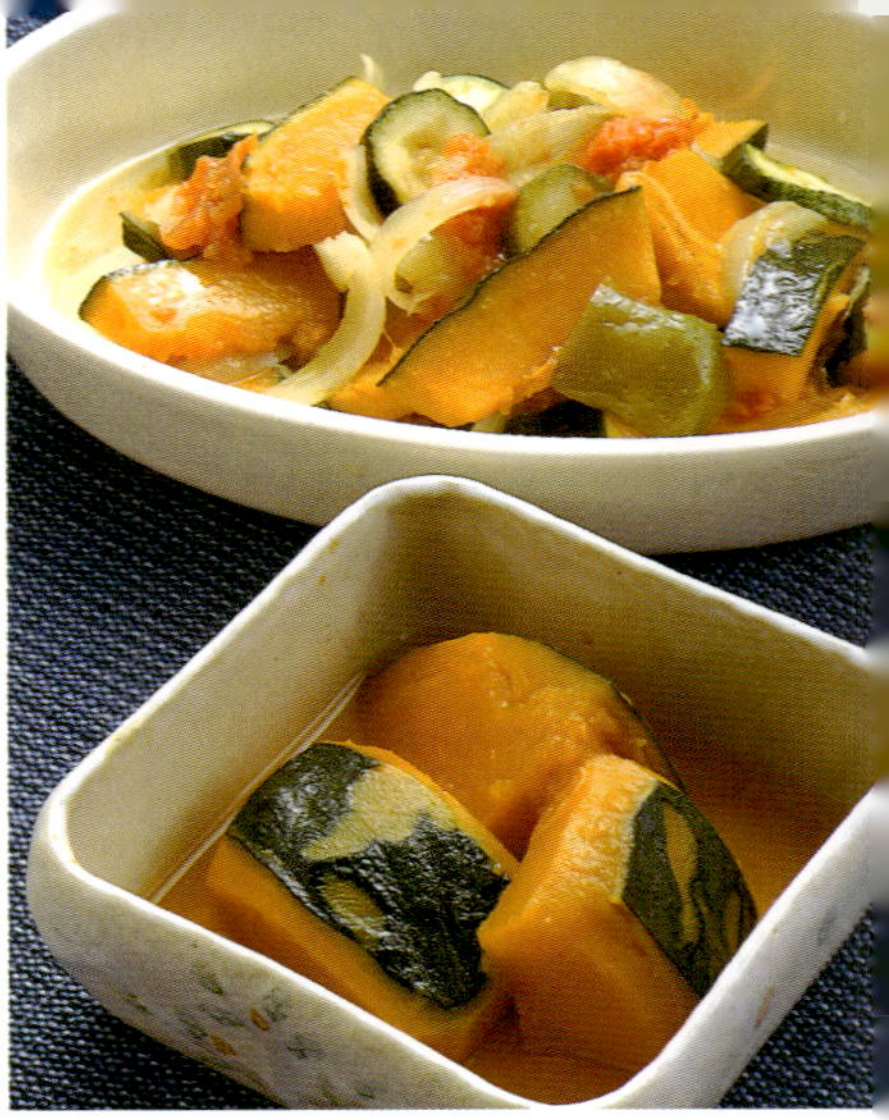

南瓜の煮もの（手前）と夏野菜のラタトゥイユ風

南瓜の煮もの

焦げない

電子レンジを併用するので、火にかけるのは2～3分。

南瓜（一口大に切る）……200g
塩……小匙¼
だし……¾カップ
砂糖……大匙2
醤油……小匙1

①南瓜に塩をまぶしてしばらくおく。蓋をして電子レンジで約4分加熱して柔らかくする。
②鍋にだし、砂糖、醤油を煮立て、南瓜を入れて2～3分煮、火を止めそのまま味を含ませる。

夏野菜のラタトゥイユ風

焦げない

夏野菜をとり合わせて、電子レンジで蒸し煮にします。野菜は茄子やいんげん、人参、じゃが芋など、残り野菜の利用にも便利です。夏でも電子レンジなら部屋も暑くならず、焦げる心配もありません。

南瓜（一口大に切る）……100g
ピーマン（一口大に切る）……1個
玉葱（くし切り）……½個（80g）
ズッキーニ（1cmの輪切り）……½本
トマト（湯むきしてざく切り）……½個
にんにく（つぶす）……1片
塩……小匙½弱
胡椒……少々
オリーブ油……大匙1

容器に野菜を入れて、塩、胡椒、オリーブ油をかけて軽く混ぜる。蓋をして電子レンジで約13分（途中で一度上下を返す）加熱する（100gにつき約2分が目安）。
◆熱いうちでも、冷えてからでも、またミキサーなどでピューレ状にし、牛乳でのばしてポタージュにしてもおいしくいただけます。

里芋の鳴門煮

秋から冬にかけておいしい里芋に鶏肉、人参、わかめを合わせます。

里芋（一口大に切る）……150～200g
わかめ（戻して一口大に切る）……50g
人参（一口大に切る）……小½本（50g）
鶏もも肉（一口大に切る）……小½枚
生姜（せん切り）……小1片
だし……¾カップ
砂糖、薄口醤油……各小匙2
酒（または味醂）……小匙2
薄口醤油……少々
サラダ油……適宜

①サラダ油で生姜を炒めて香りが出てきたら、鶏肉、人参を炒め、里芋、だし、調味料を加える。
②落とし蓋をして煮含める。仕上げにわかめを入れてひと煮し、薄口醤油で味をととのえる。

里芋の共和え

里芋を電子レンジとフードプロセッサーを使って、他のものは作れない85歳の父にもできる料理です。

里芋……200g
砂糖、味噌、白炒り胡麻……各大匙1弱

①里芋は洗って電子レンジで約5分加熱し、熱いうちに皮をむく。
②フードプロセッサー、またはすり鉢で白胡麻をよくすり、砂糖、味噌を加えてさらにすり混ぜる。里芋の⅓量を加えて、なめらかに混ぜて衣を作る。
③残りの里芋は1cm厚さの輪切り（または半月）。冷めてから（くずれにくい）衣と和え、器に盛る。

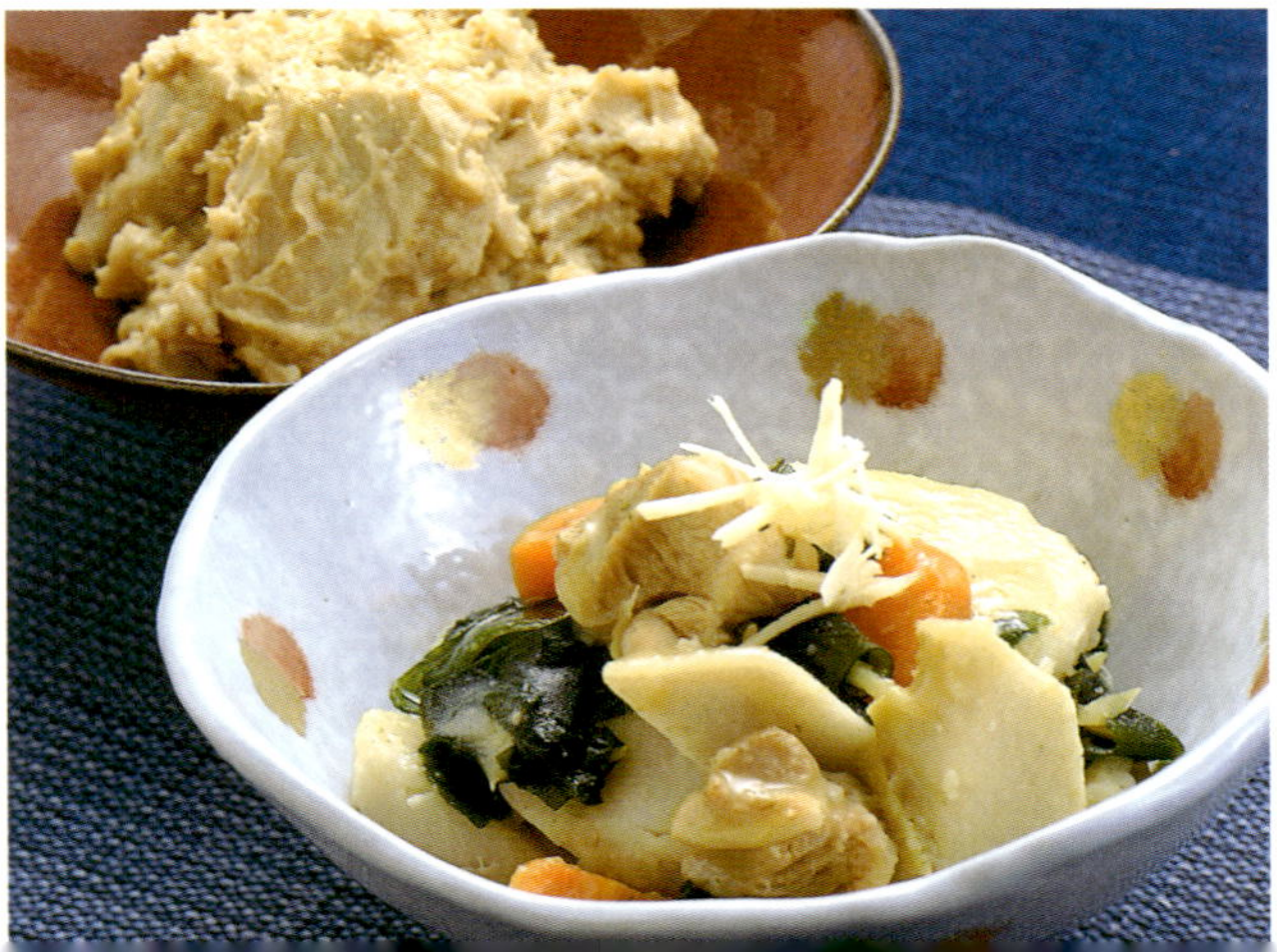

里芋の鳴門煮（手前）と里芋の共和え

肉じゃが

焦げない

おなじみのお惣菜、肉じゃがですが、電子レンジを併用することで、焦げる心配もなく、煮くずれずに仕上がります。

じゃが芋……2個
牛肉（切り落とし）……100g
玉葱……小½個
生姜（せん切り）……小1片
だし……½カップ
醤油、砂糖、酒…各大匙1
サラダ油……少々

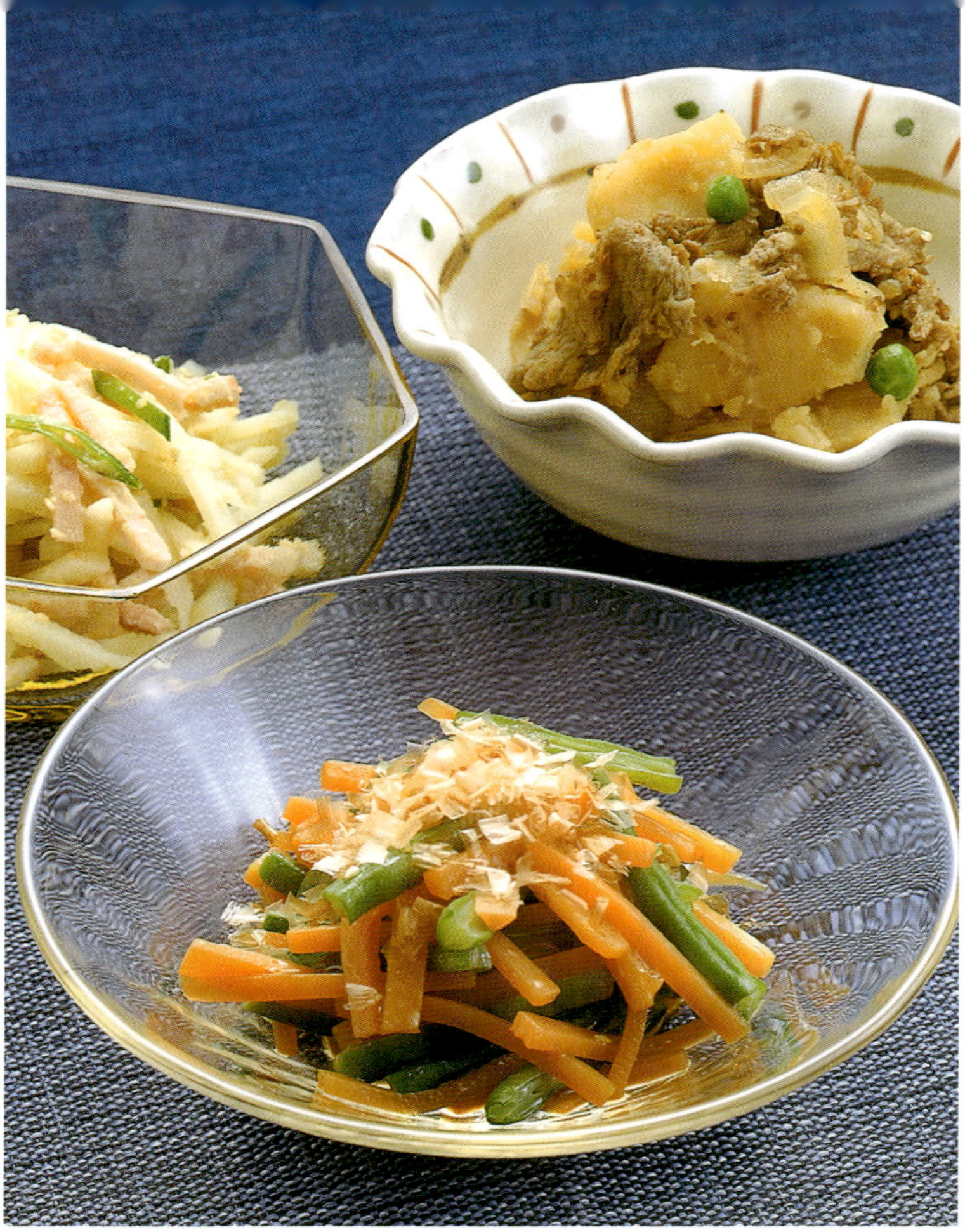
人参とさやいんげんのサラダ（手前）、シャリシャリサラダ、肉じゃが

①じゃが芋は電子レンジにかけて柔らかくし、熱いうちに皮をむいて、一口大に切る。牛肉も一口大、玉葱は1㎝幅に切る。
②サラダ油で生姜を炒めて香りを出し、牛肉を炒める。肉の色が変わったら玉葱を入れて軽く炒め、調味料とだしを加えて煮立てる。
③じゃが芋を入れてひと混ぜし、2～3分煮たら火を止め、そのまま味を含ませる（人肌に冷めるまで、途中1～2回鍋返しする）。
◆仕上げに、グリンピース少々、またすり胡麻やけずり節をたっぷり加えてもよい。

シャリシャリサラダ

じゃが芋は透き通る程度に、さっと茹でると、柔らかなのにしゃりしゃりとしています。

じゃが芋（細めの短冊切り）……1個
さやえんどう（斜め細切り）…4～5枚
ハム（細めの短冊切り）……1枚
〈胡麻酢〉
すり胡麻……大匙1
酢……小匙2
砂糖……大匙½
薄口醤油……小匙1

①じゃが芋は切って水にさらす。
②さやえんどうを熱湯に入れ、再沸騰したら水きりしたじゃが芋を加える。芋が透き通るくらいまで約30秒茹で、ざるに広げて冷ます。
③胡麻酢の材料を合わせ、じゃが芋、さやえんどう、ハムを和える。

人参とさやいんげんのサラダ

茹で野菜のサラダ。大きめに切って茹でるので、体によい人参がたっぷりいただけます。

人参……½本
さやいんげん……50g
けずり節……適宜
〈ドレッシング〉
醤油、酢、サラダ油…各小匙2

①人参は拍子木切りにし、さやいんげんは4㎝長さに切る。
②さやいんげんをたっぷりの熱湯に入れ、充分煮立ったら人参を加える。再沸騰してから2～3分、好みの固さに茹で上げ、ざるに広げて冷ます。
③器に盛ってドレッシングで和え、けずり節をかける。

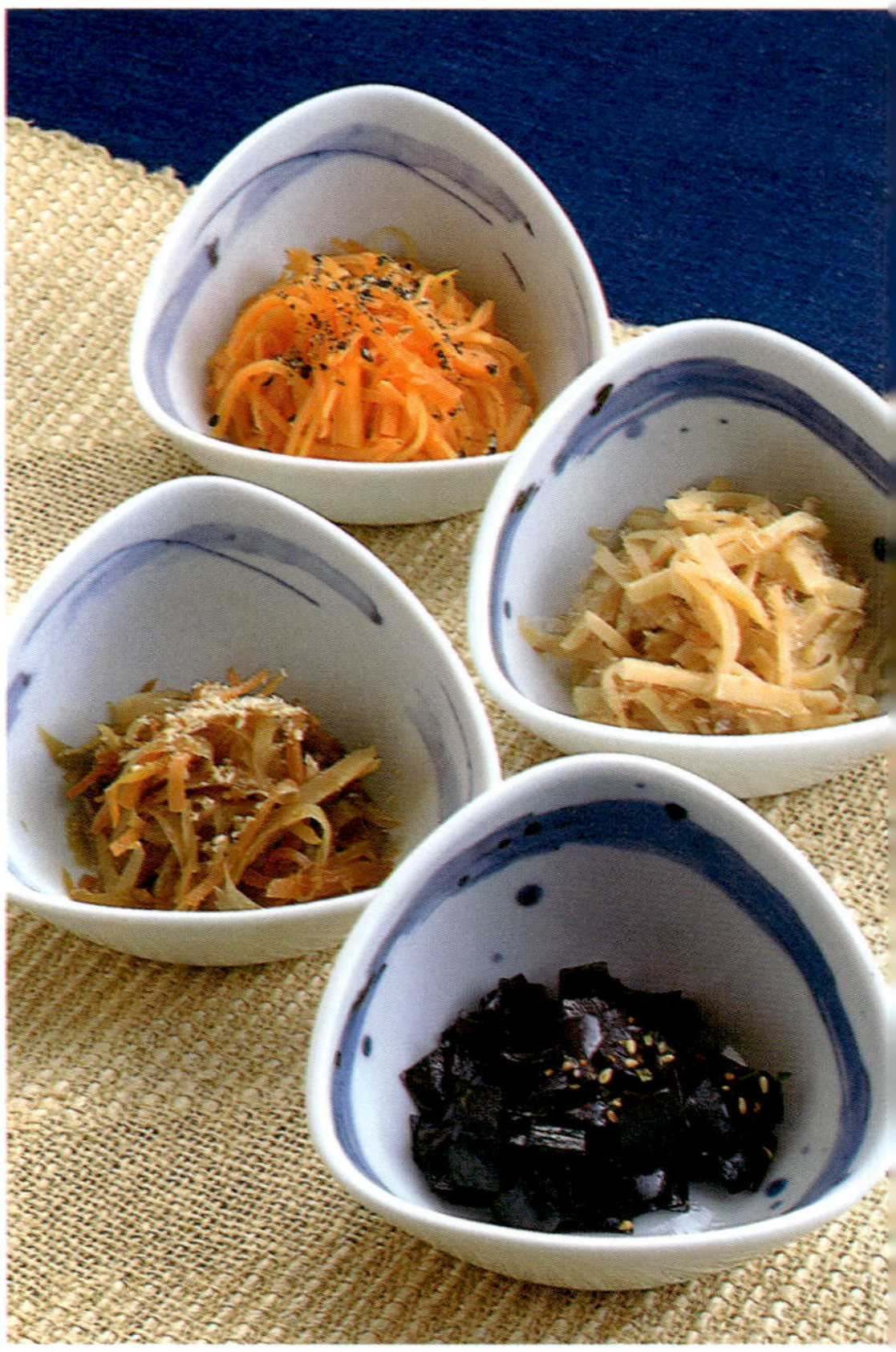

茄子の皮のきんぴら(手前)、きんぴらごぼう(左)
筍のきんぴら(右)、人参のきんぴら

きんぴらごぼう

作りおき

けずり節をたっぷり入れたので風味よくまろやかになりました。まとめて作って冷凍もできます。

ごぼう……小1本(80g)
人参(せん切り)……3cm
砂糖……大匙½
醤油、酒、だし……各大匙1～1½
けずり節……1袋(5g)
サラダ油(または胡麻油)……大匙1

油を熱して、ささがきまたはせん切りのごぼう、人参の順に炒め、油がまわったら、だしと調味料を加えて、中火で汁気がなくなるまで炒め煮し、けずり節を加える。

◆だしの量を増やして長く煮るとより柔らかになります。
◆仕上げに半ずり胡麻、唐辛子粉、七味唐辛子などをふっても。

人参のきんぴら 薄口醤油を使うと色がきれいです。人参1本分に薄口醤油・油各大匙1、味醂・半ずり胡麻各小匙1。茹で卵と一緒にパンに挟んでもおいしい。

茄子の皮のきんぴら 塩昆布のような仕上がり。茄子4個分の皮を1cm角に切り、水にはさらさずに油大匙½で炒め、醤油、酒、だし各小匙2を加え、汁気がなくなるまで煮る。

筍のきんぴら

作りおき

筍の固い部分をごく薄く細く切って使います。思いのほか柔らかく、筍の風味が楽しめる一品です。

茹で筍(固いところ)……100～150g
胡麻油……大匙½
醤油、だし……各大匙1～1½
味醂……大匙½～1
けずり節……1袋(5g)

①筍は繊維に直角に、なるべく薄く切ってから細切りにする。
②胡麻油で筍を炒め、調味料を加えて汁がなくなるまで炒め煮にし、味を確かめ、けずり節を加える。

蓮根の炒めなます

作りおき

蓮根は食物繊維の豊富な野菜で、火の通し方や調理法でいろいろな歯ざわりを楽しむことができます。このなますは口あたりがやさしく、酸味も柔らかです。

蓮根(薄い半月かいちょう切り)……150g
人参(せん切り)……3cm
〈合わせ調味料〉
酢……大匙1½
砂糖……大匙1
塩……小匙½
薄口醤油……少々
だし……大匙½
サラダ油……大匙½

①蓮根は切って酢水にさらす。
②せん切りの人参も水にさらす。
③鍋に油を熱し、水気をきった野菜を炒め、合わせ調味料を加えて炒め煮にする。

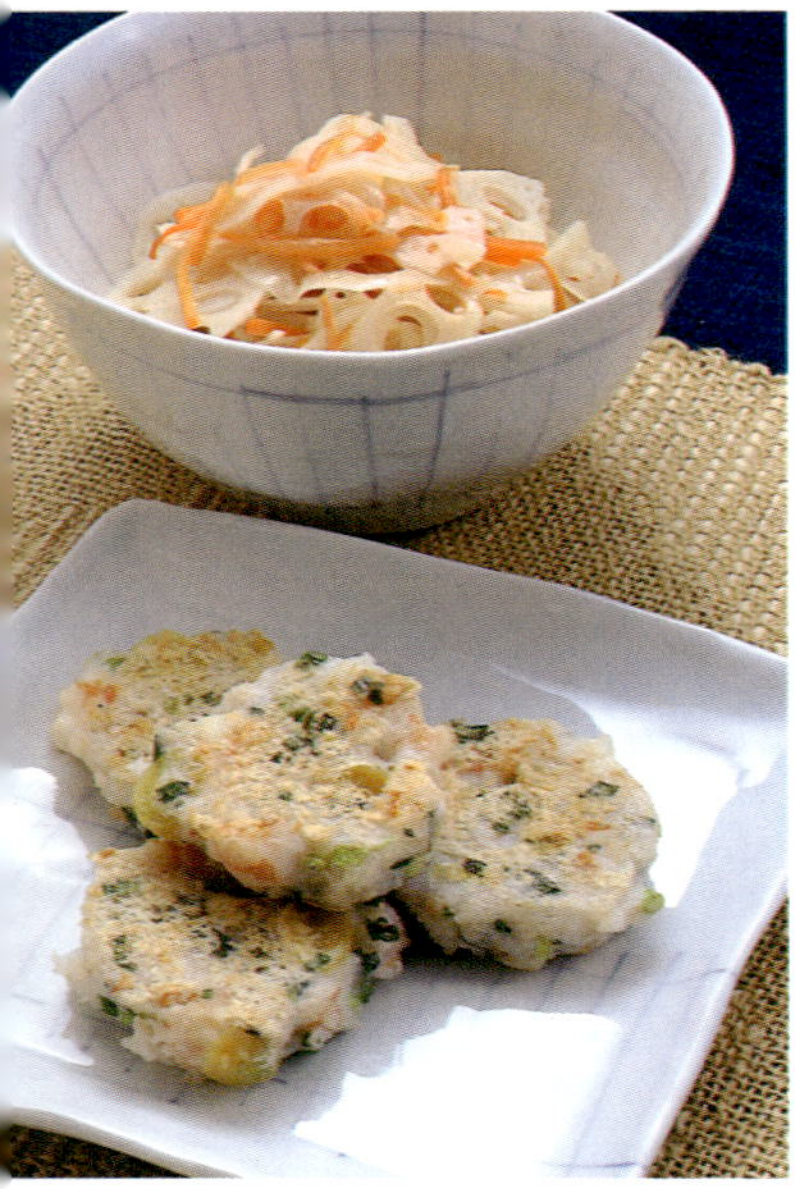

蓮根の落とし焼き(手前)と
蓮根の炒めなます

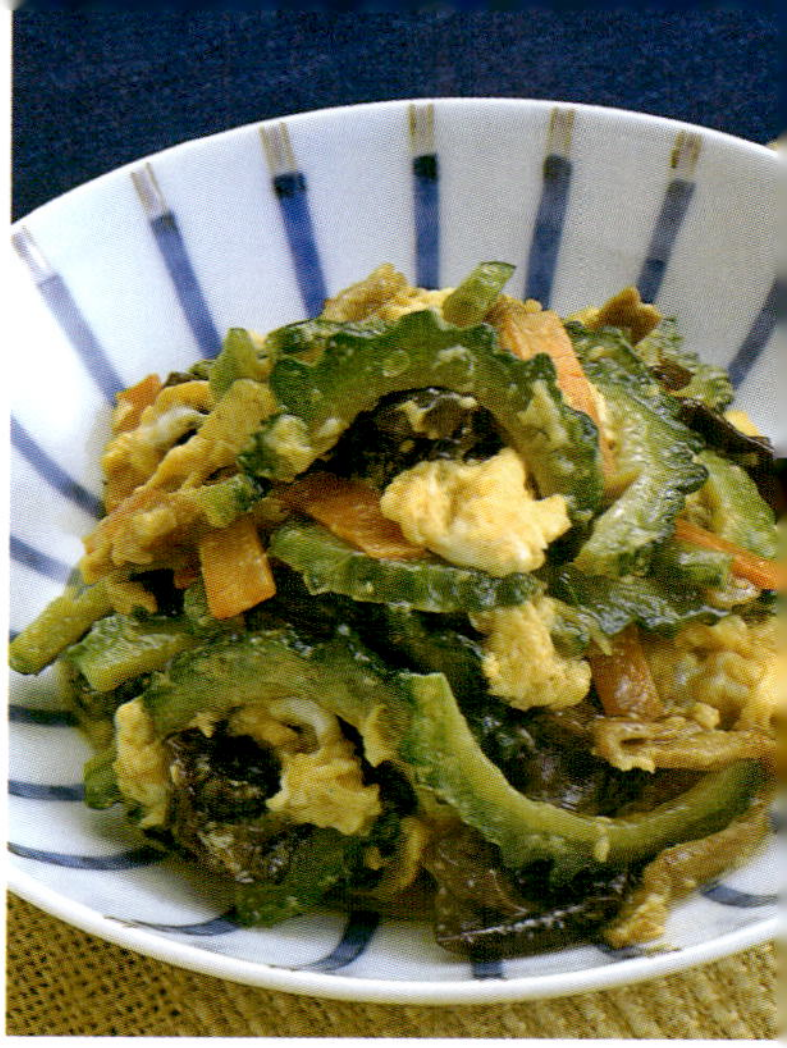

苦瓜の味噌炒め卵とじ

蓮根の落とし焼き

蓮根はすりおろして焼くだけでもおいしいもの。海老やぎんなんが入って華やかになりました。

蓮根	100g
むき海老	100g
ぎんなん（2～3つに切る）	10個
青葱（小口切り）	4～5本
卵白	½個分
片栗粉	大匙1～1½
塩	小匙¼
サラダ油	適宜

①蓮根は皮をむいて、酢水につけ、すりおろして水気を軽くきる。
②海老は背わたをとってぶつ切り。
③材料全部を混ぜ合わせる。
④フライパンを熱して油をひき、一口サイズのたねをスプーンで落とし入れて焼く。裏返して薄い焼き色をつける。

苦瓜の味噌炒め卵とじ

後をひく心地よい苦味がおいしい苦瓜です。野菜の中でもビタミンCが多く、油や卵と一緒に調理すると苦さが和らぎます。

苦瓜	細1本
人参（短冊切り）	3cm
豚薄切り肉	50g
きくらげ	3枚
卵	1個
生姜（せん切り）	小1片
〈合わせ調味料〉	
味噌	大匙1½
砂糖	大匙½
醬油	少々
酒	大匙1
水	大匙2
サラダ油	大匙1

①苦瓜は縦2つに切って種を除き、5㎜厚さに切る。きくらげは戻して石づきをとり、大きければちぎる。豚肉は一口大か細切りにする。
②油で生姜を炒めて香りを出し、豚肉を炒める。肉の色が変わったら人参、苦瓜、きくらげを炒める。
③合わせ調味料を加えて炒め煮し、味をととのえ、ほぐした卵を加えて軽く火を通す。

野菜と牛乳肉味噌

作りおき

玉葱の甘みと牛乳のおかげでマイルドな味になった肉味噌。野菜に添えてどうぞ。

野菜
胡瓜やセロリ、電子レンジで加熱した南瓜や茄子、人参など。

〈肉味噌〉（1単位）

豚上挽き肉	100g
玉葱（みじん切り）	小½個
味噌	大匙1½
牛乳	1カップ
（または水1カップ＋スキムミルク大匙2～3）	
サラダ油	大匙½

①肉味噌を作る。玉葱を油で炒め、透き通ったら、挽き肉を加えて色がかわるまで炒める（なめらかにしたいときはここでフードプロセッサーにかける）。
②味噌を加えて混ぜ、牛乳を入れてのばし、木杓子で混ぜながら弱火で約10分、適当な固さになるまで煮つめる。
◆ご飯やうどんにのせたり、厚揚げに添えたり、生野菜とパンに挟んでもおいしい。

香り味噌　香りの野菜をとり合わせて作る韓国風練り味噌。材料は、みじん切りの玉葱¼個、ピーマン½個、生姜・にんにく各少々、粉唐辛子・白胡麻各少々、味噌100g、砂糖大匙1½、水大匙4、胡麻油大匙1。小鍋に材料を入れて、混ぜながら弱火で約15分煮つめ、最後に胡麻油を落とす。
◆さっと茹でた野菜や豆腐に添えたり、ご飯や白髪葱と一緒に包菜やレタスで包んだり。

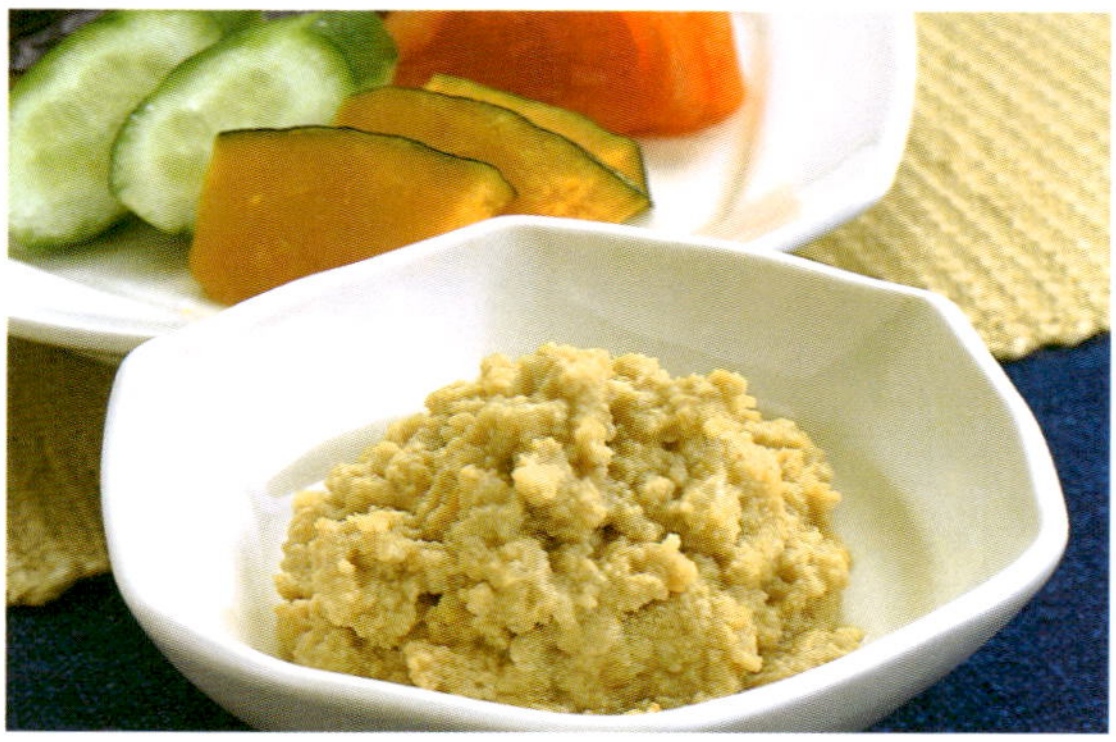

野菜と牛乳肉味噌

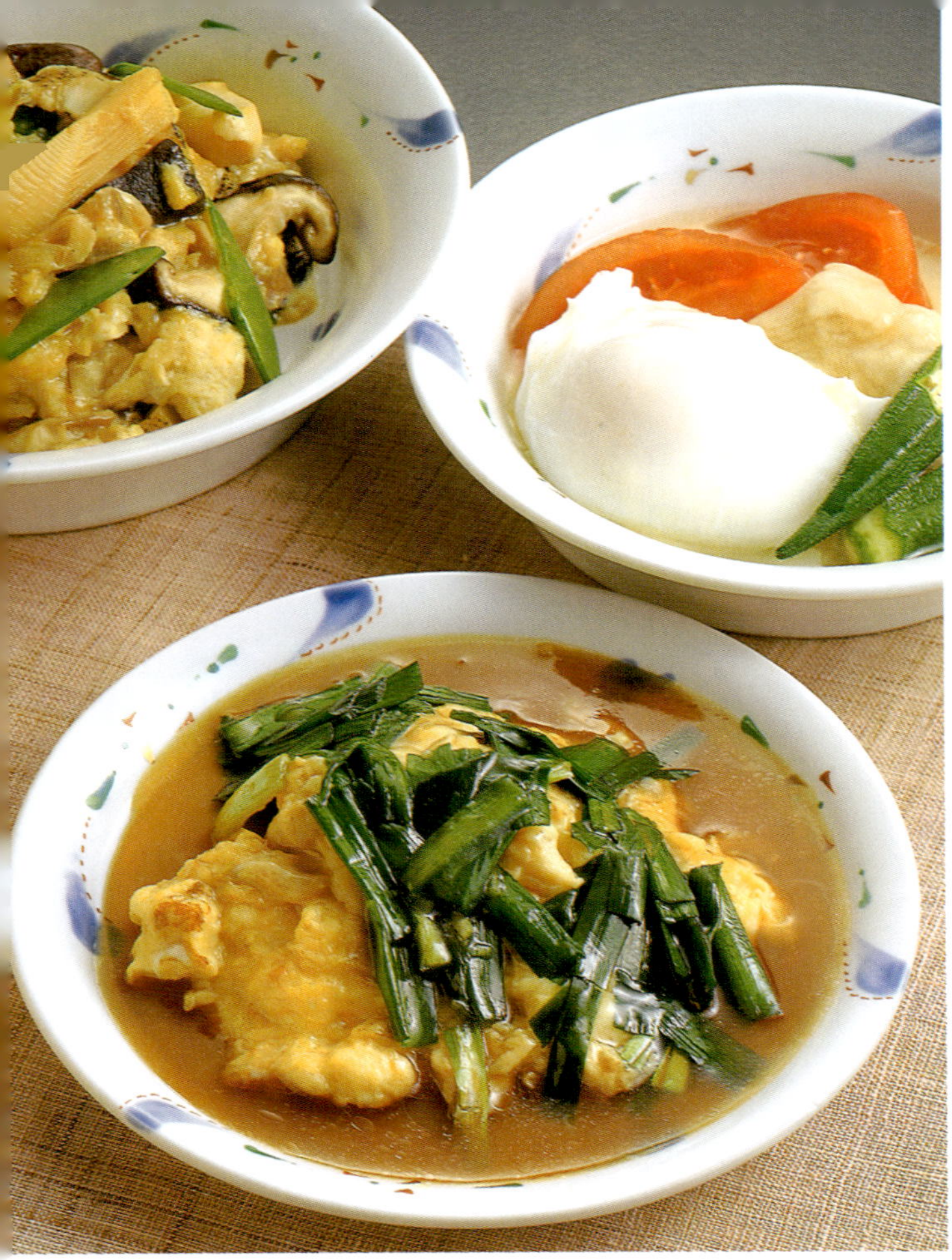

ふわふわ卵のにらあんかけ（手前）
落とし卵のくずあんかけ、筍とばい貝の卵とじ

買いおき素材で作るおかず

乾物や缶詰、冷凍食品、また卵などの買いおきの食材があると心強いもの。冷凍の野菜は必要な分だけとり出せるものが多く、値段も手頃、栄養価も安定していておすすめしたい食材です。でき合いの料理に抵抗のある方も、冷凍やレトルトの食材の中に好みのものを見つけておくと、いざというときに助かります。

落とし卵のくずあんかけ

上手にできた半熟卵のおいしさをどうぞ。落とし卵なら表面を軽く押すことで、固さが確認できます。

卵……2個
　水……3カップ
　塩……小匙½
　酢……大匙1
ささみ（そぎ切り）……1本
塩、酒……各少々
片栗粉……適宜
トマト（皮をむいてくし切り）……小½個
オクラ……2本
塩、味醂……適宜
〈くずあん〉
　だし……¾カップ
　塩……小匙¼
　酒……大匙1
　薄口醤油……少々
片栗粉、水……各小匙1
生姜汁……少々

①鍋に卵用の湯をわかし塩、酢を入れて煮立てる。火を弱めて沸騰をしずめ、卵を器に1個ずつ割り、湯の中に落とし入れて3～4分、好みの固さに茹でて玉杓子ですくい上げ、水にとって冷ます。
②ささみは塩、酒、片栗粉をまぶす。
③くずあんのだしと調味料を煮立てる。ささみを入れて火を通し、水溶き片栗粉でとろみをつけ、生姜汁を入れて冷やす。
④オクラは塩茹でし、2～3つに切って塩、味醂でふり味にする。
⑤深めの器に卵、トマト、オクラ、鶏を盛り、くずあんをかける。

高野豆腐のサラダ

たらこマヨネーズで和えました。高野豆腐をスープで煮てから使います。含め煮の残りでもできます。

高野豆腐（戻して角切り）……1枚
　スープ……½カップ
トマト（いちょう切り）……½個
胡瓜（小口切り）……½本
　塩……少々
〈たらこマヨネーズ〉
　塩たらこ（生食用）……½はら
　マヨネーズ……大匙1½
　牛乳……大匙½～1
パセリ（みじん切り）……少々
レタス……適宜

①高野豆腐はスープで約10分煮る。
②胡瓜に塩をし、しんなりさせて水気を絞る。たらこはほぐす。
③たらこマヨネーズを作って、高野豆腐、トマト、胡瓜を和え、レタスを敷いた上に盛る。

ふわふわ卵のにらあんかけ

こくのあるあんをかけた色のきれいなおかず。スープと片栗粉が入った卵を高温の油で仕上げます。

卵……2個
　スープ……1/4カップ
　片栗粉……大匙1/2
　胡椒……少々
サラダ油……大匙1 1/2〜2
〈にらあん〉
にら（2〜3cmに切る）……1/2把
A
　スープ……1/2カップ
　オイスターソース……小匙2
　片栗粉……小匙1
サラダ油……大匙1/2

①卵用とあん用のスープを3/4カップ用意する（湯にチキンスープの素1/2個またはガラ味小匙1/2を溶かしてもよい）。
②ほぐした卵にスープ、片栗粉、胡椒を混ぜ合わせる。
③フライパンに油を熱し、卵を流し入れて大きく混ぜ、ふんわりした半熟状態で火を止め、器に盛る。
④同じフライパンににらあんのサラダ油を入れ、にらとAを煮立て、とろみがついたら卵にかける。

筍とばい貝の卵とじ

春、筍の季節に祖母がよく作ってくれた一品です。

茹で筍……100g
卵……2個
　片栗粉、水……各大匙1/2
生椎茸（一口大に切る）……4枚
ばい貝（薄切り）……50g
きぬさや（斜めに2〜3つに切る）……5〜6枚
だし……3/4カップ
砂糖……小匙2
酒……大匙1
薄口醤油……小匙2
味醂……少々

①筍の柔らかい部分は繊維にそって、固めの部分は繊維に直角に包丁を入れ、一口大に切る。
②鍋にだしと砂糖、酒を入れ、筍を加えて煮立ったら火を弱める。落とし蓋をして10分くらい煮、椎茸、ばい貝を軽く煮る。薄口醤油、味醂で味をととのえる。
③水溶き片栗粉に卵を加えほぐしておく。
④③の卵を流し入れ、木杓子で混ぜながら半熟にとじ、茹でたきぬさやを散らす。

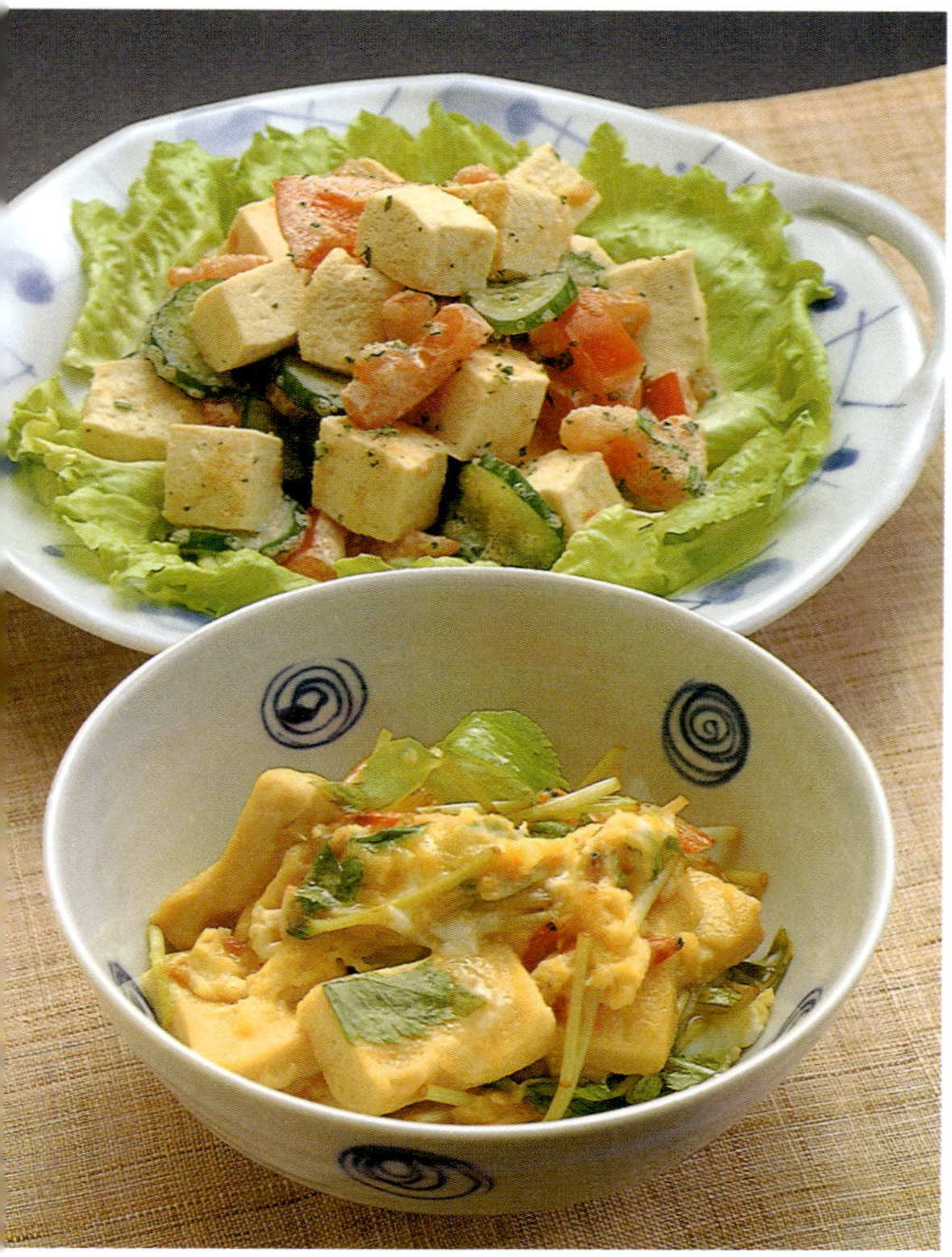

高野豆腐と桜海老の卵とじ（手前）と高野豆腐のサラダ

高野豆腐と桜海老の卵とじ

常備食材で作る主菜にもなる一品。彩りもよく、栄養吸収の面からも効果的な組み合わせです。

高野豆腐……1枚
桜海老……大匙2〜3
卵……2個
　片栗粉、水……各小匙2
三つ葉（3cmに切る）……1/2把
だし……3/4カップ
砂糖、酒……各大匙1/2
塩……小匙1/3
薄口醤油……小匙1/2

①高野豆腐はたっぷりの熱い湯に入れて戻し、掌に挟んで水気を絞り、短冊に切る。
②鍋にだしを入れ砂糖、酒、塩で調味し高野豆腐、桜海老を加えて、煮立ったら火を弱め、落とし蓋をして10分くらい煮、醤油を加える。
③水溶き片栗粉に卵を加えほぐしておく。
④②の高野豆腐に三つ葉を加え、卵でとじる。
◆高野豆腐の保存期間は半年を目安に。古くなるほどに戻りにくく、ぼそぼそした感じになります。

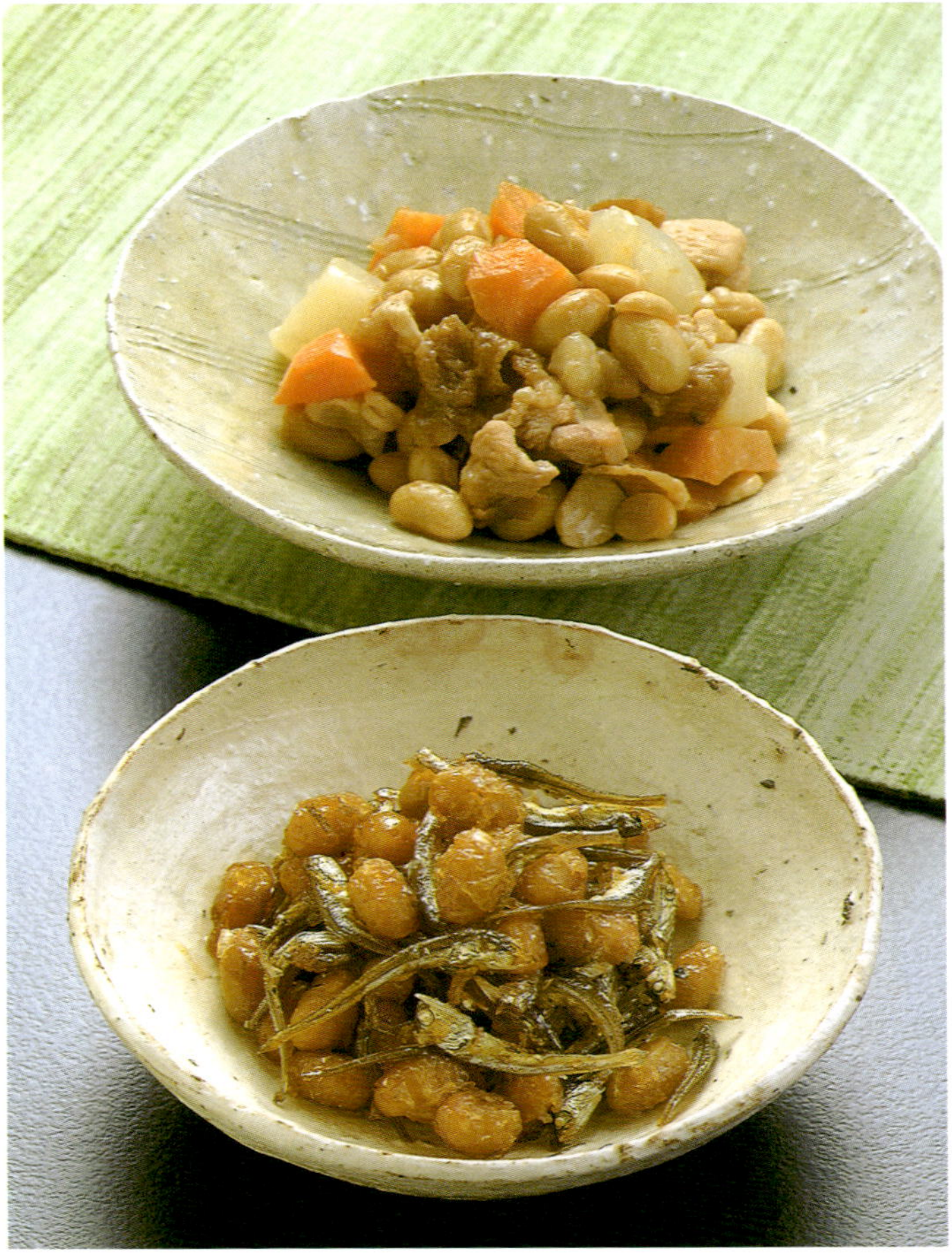

大豆とじゃこのあめ煮（手前）と大豆と鶏の梅肉煮

大豆と鶏の梅肉煮

作りおき

梅干し入りの日もちする煮もの。

- 茹で大豆……約150g
- 鶏もも肉（一口大に切る）……小½枚
- 人参（乱切り）……3cm
- こんにゃく（小さめにちぎる）……½枚
- 梅干し……2～3個
- だし……1½カップ
- 砂糖……大匙2
- 醤油……少々

鍋にだし、手でくずした梅干し、大豆、人参、下茹でしたこんにゃくを入れ、煮立ったら鶏肉を加えてあくをとり、砂糖を加えて弱火でゆっくりと20分くらい煮こむ。梅干しがとろけるようになったら種を除き、醤油で味をととのえる。

◆梅干しの量は塩分により加減を。

◆大豆は缶詰のドライパック（蒸し大豆）を使うのも便利です。

大豆とじゃこのあめ煮

作りおき

たんぱく質やカルシウムがたっぷり、〝あとをひくおいしさ〟のひとつです。ご飯のおかずだけでなくお茶請けにも。

- 茹で大豆……約150g
- 片栗粉……大匙1
- じゃこ……約50g
- 砂糖……½カップ
- 醤油……大匙1½
- 味醂……大匙1
- 揚げ油

①じゃこを中温の油に入れて、からりとなってきたら、片栗粉をまぶした大豆も加えて揚げ、ペーパータオルを敷いた上にとり出す。

②耐熱容器に調味料を入れて電子レンジで約3分加熱（鍋で煮つめて作ってもよい）。少しとろりとしたら、①のじゃこと大豆を加えてからめる。

◆小さな煮干しや田作りでも同様にできます。大きいときは、頭と腸をとり除き、2つにさいて使います。

金時豆の甘辛煮

作りおき

おかずになる甘辛味。なぜか懐かしい味がします。お豆もすぐ使える冷凍品やドライパック（蒸したもの）が出て、便利になりました。

- 金時豆（茹でたもの）……山1カップ
- 豚薄切り肉（1cm幅に切る）……50g
- 生姜（せん切り）……小1片
- だし……約1カップ
- 砂糖、醤油……各大匙1
- 味醂……少々
- サラダ油……小匙1

①鍋に油を入れ、生姜を炒めて香りを出し、豚肉を加えて色が変わるまで炒める。

②豆とだしを入れ、煮立ったら砂糖と醤油を加えて15～20分煮、味をみて醤油や味醂でととのえる。

◆豚肉は挽き肉でも。またトマト味にしてチリビーンズのように煮るのもおいしいものです。

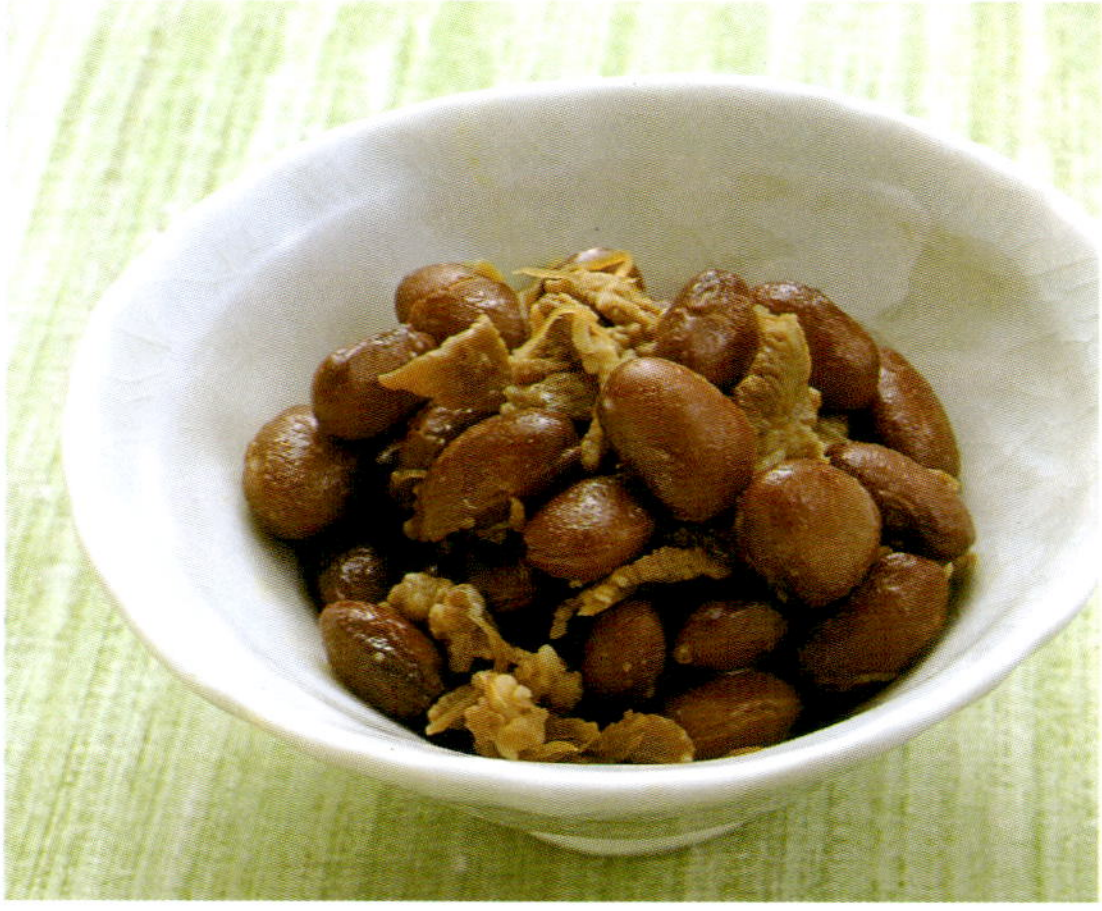

金時豆の甘辛煮

打ち豆と切り干し大根の煮もの

戻した大豆を打ちつぶして乾燥させたものが打ち豆です。栄養価は大豆と変わらず、煮る時間は大豆より短くてすみます。

打ち豆……1/2カップ
切り干し大根……15g
豚薄切り肉（細切り）……50g
人参（太めのせん切り）……3cm
生姜（せん切り）……小1片
だし……1 1/2カップ
酒、味醂、醤油……各大匙1
サラダ油……大匙1/2

①打ち豆は洗ってざるに上げる。
②切り干し大根はもみ洗いしてざく切りにする。
③鍋に油を熱し生姜を炒めて香りを出し、豚肉を加え、色が変わったら、切り干し大根を入れて炒める。油がまわったらだしと打ち豆を加えてひと煮立ちさせる。
④調味料を入れて煮汁がほとんどなくなるまで15分くらい煮、人参を加えて蓋をして蒸し煮にし、醤油、味醂で味をととのえる。

切り干し大根のナムル

作りおき

食物繊維、カルシウム、鉄分の多い切り干し大根を、胡麻と胡麻油をたっぷり使った韓国の和えもの〝ナムル〟に仕立てました。

切り干し大根……30g
水……1/2カップ
薄口醤油……大匙1弱
砂糖、胡麻油、すり胡麻……各小匙1
葱（みじん切り）……大匙1/2
にんにく、生姜（みじん切り）……少々
粉唐辛子……少々

①切り干し大根は手早く揉み洗いし、軽く水気をきり、ざく切りに。
②分量の水に切り干し大根を入れ、電子レンジで4分加熱して茹で戻す（柔らかめにするときは長めに）。または鍋で汁がなくなるまで煮る。
③他の材料と調味料を合わせ、②の切り干し大根を和える。
◆味つけを変えれば、酢のものやサラダにも。

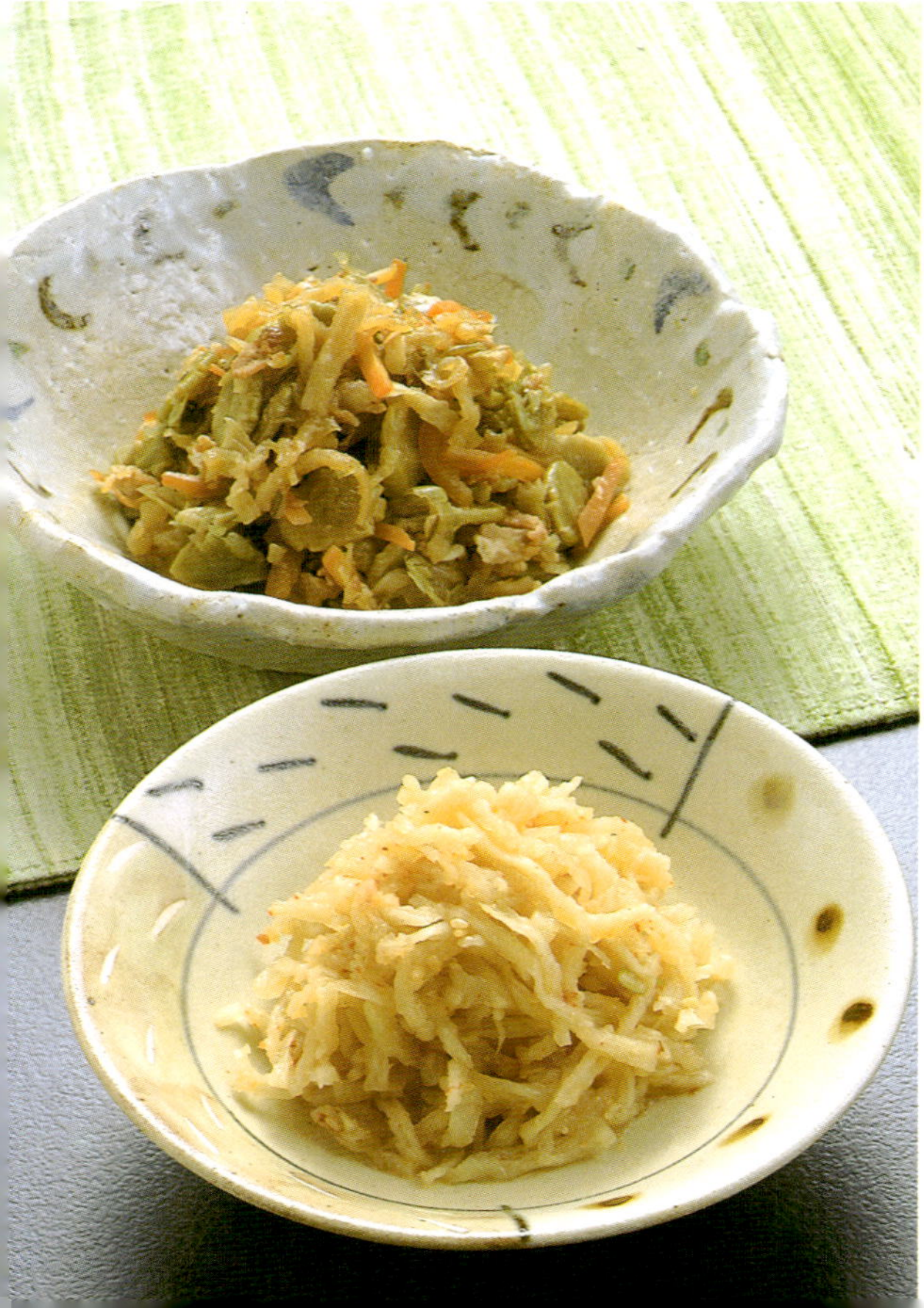

切り干し大根のナムル（手前）と打ち豆と切り干し大根の煮もの

冷凍ポテトのツナじゃが

〝冷凍ポテト〟は煮ものやサラダにも使えます。皮むきと切る手間が省け、煮る時間が短くてすみます。

冷凍ポテト……100g
ツナ缶……小1/2～1缶
玉葱（1cm幅のくし切り）……小1/2個
生姜（せん切り）……小1片
グリンピース……大匙1
だし……3/4カップ
砂糖、醤油、酒……各小匙2
サラダ油……少々

①鍋に油を熱し生姜を炒めて香りを出し、じゃが芋を凍ったまま入れ、だし、玉葱、ツナを加えて強火でひと煮し、調味料、グリンピースを加えて中火で約10分煮る。
②じゃが芋が柔らかくなったら軽く芋をつぶして仕上げる。
◆ツナの代わりに豚肉などを使えば肉じゃがになります。

ツナマヨグラタン

サラダの味つけですが、グラタン風に焼いて熱々をいただきます。

冷凍ポテト……100g
ツナ缶……小1/2～1缶
玉葱（薄切り）……小1/4個
マヨネーズ……大匙2
牛乳……大匙1
塩、胡椒……少々
粉チーズ……適宜

①玉葱は布巾に包み塩少々で揉み、流水で揉み洗いして水気を絞る。
②マヨネーズを牛乳でのばし、油をきったツナを加えてほぐす。冷凍ポテト、玉葱と和え、軽く塩、胡椒して耐熱皿に盛り、粉チーズをふって、オーブントースターで12～13分焼く。
◆ツナの代わりに他の缶詰やハムなどを加えてもよく、カレー粉を入れるのもおいしい。

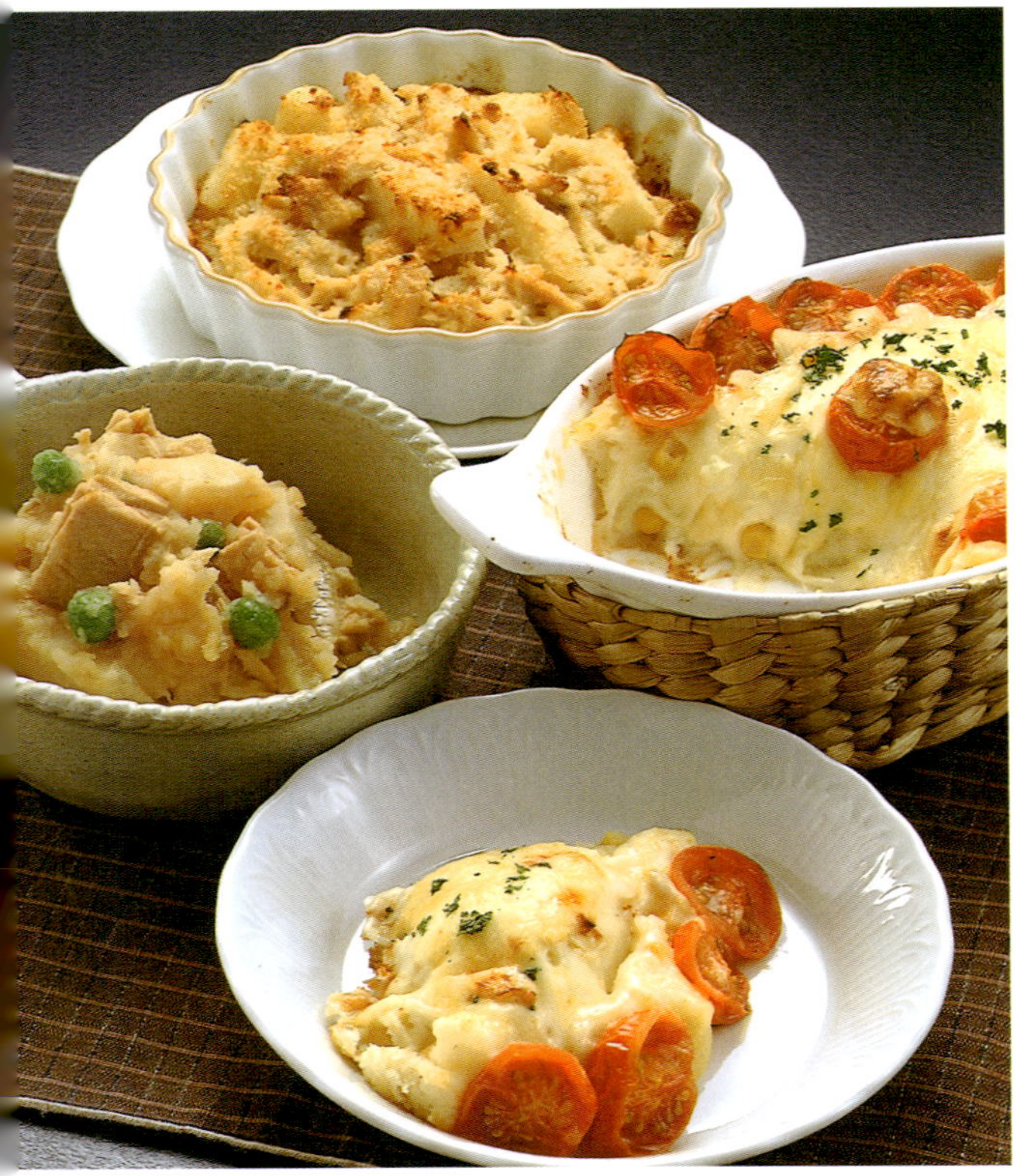

マッシュポテトグラタン（手前）、冷凍ポテトのツナじゃが、ツナマヨグラタン（奥）

マッシュポテトグラタン

マッシュポテトの素は、牛乳や熱湯を混ぜてサラダ、コロッケ、ポタージュにと便利に使えます。

マッシュポテトの素……1/2袋（25g）
A 牛乳……1カップ
A バター……大匙1/2
塩、胡椒……各少々
ホールコーン……小1缶（50g）
ミニトマト（2つに切る）……1/2パック
（またはトマトいちょう切り）……1/2個
ピザ用チーズ……適宜
パセリ（粗みじん切り）……適宜

①Aを合わせて電子レンジで2分加熱し、マッシュポテトの素と混ぜ、水気をきったコーンを加える。
②耐熱皿に①のポテトを入れ、ミニトマトを飾り、チーズを全体にかける（トマトの皮が気になるときは熱湯で湯むきする）。
③オーブントースターで7～8分、または電子レンジで3～4分加熱し、パセリを飾る。
◆マッシュポテトの素を買うときは、アルミの小袋入り（50g）がよいでしょう。1袋で300g分のじゃが芋に相当します。ポテトのほかに南瓜のパウダーなどもあります。

ひじきの煮もの

作りおき

おなじみの一品。まとめて作って一食分ずつ冷凍保存しておくと、いつでも自然解凍でいただけます。

1単位
ひじき（乾）……1袋（50g）
油揚げ（細切り）……1〜2枚
人参（せん切り）……3cm
だし……1½カップ
砂糖……大匙3
酒……大匙2
醤油……大匙3〜4
味醂……少々
サラダ油……大匙2

①ひじきは水に20〜30分つけて戻し、長ければ3〜4cmに切る。
②鍋に油を熱してひじきを炒め、油がまわったら油揚げを加え、だし、砂糖、酒を入れてひと煮し、醤油を加えて、落とし蓋をして中火でゆっくり煮る。
③汁がほとんどなくなったところに人参を加えて、蓋をして蒸し煮にし、味醂、醤油で味をととのえる。

ひじきと人参の胡麻酢和え ひじき10gを戻して3cmくらいに切り、塩少々を加えた熱湯に入れ、煮立ったらせん切りの人参少々を加えて好みの固さに茹でる。胡麻酢（すり胡麻大匙2、酢・だし各大匙1、砂糖大匙½、醤油小匙2）で和える。

わかめの和えもの

食欲のないときにもおいしい韓国風の和えもの。

わかめ（戻して）……約50g
かに（缶詰のかに、帆立でも）約20g
トマト（いちょう切り）……小1個
〈合わせ調味料〉
醤油、酢、すり胡麻……各小匙1
胡麻油……小匙½
葱（みじん切り）……小匙1

①わかめは一口大に切り、熱湯をかけるか、電子レンジで1分加熱。
②かには軟骨をとり、ほぐす。
③食べる直前にかにとわかめ、トマトを合わせ調味料で和える。
◆錦糸卵を飾ってもよい。

わかめのにんにく炒め 箸休めに。にんにくのみじん切りを胡麻油でゆっくり炒めて香りを出し、戻してざく切りにしたわかめを加えて炒め、醤油少々で味をつける。

刻み昆布とさつま芋の煮もの

さっと煮ても柔らかく、刻み昆布をたくさん食べられる煮ものです。

刻み昆布（さっと洗う）……⅓袋（10g）
さつま芋（皮つきで1.5cmの輪切り）……150g
油揚げ（2cm幅に切る）……1枚
だし……2カップ
酒、砂糖、醤油……各小匙2
味醂……少々

鍋にだしとさつま芋、油揚げを入れて、ひと煮立ちさせる。調味料を加えて煮立ったら火を弱めて約10分煮、刻み昆布を加えてさらに10分煮る。醤油、味醂で味をととのえる。
◆煮干しも腸をとって一緒に煮るとこくが出て素朴な味わいです。煮干しごとおいしく食べられます。

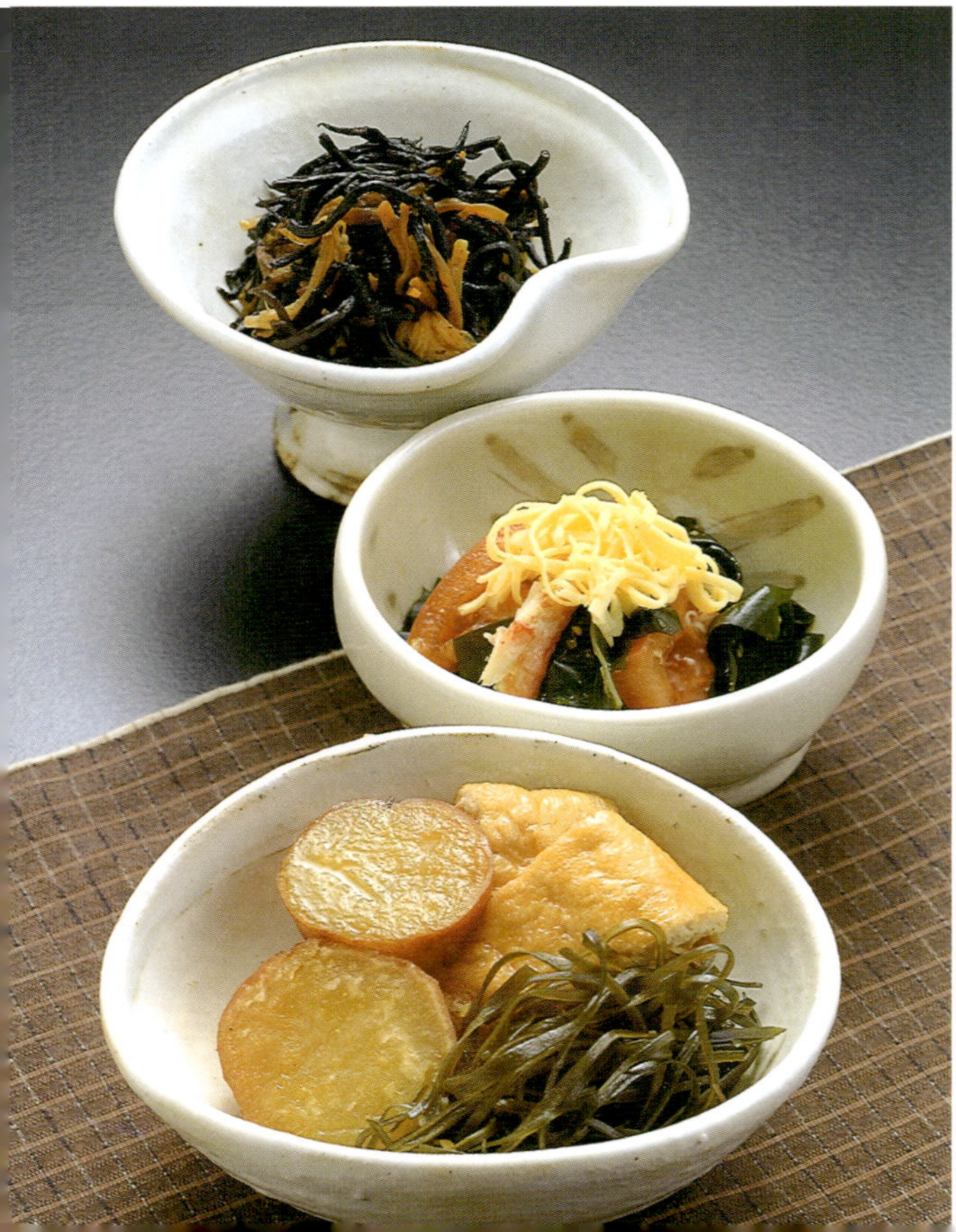

刻み昆布とさつま芋の煮もの（手前）
わかめの和えもの、ひじきの煮もの

のどごしのよいおかず

とろみがあって、つるりとした口あたりのおかずが食卓にあるとうれしいものです。山芋、海藻、お豆腐など素材がもつそれぞれの味を大切にしながら、細かくたたいたり、ゼラチンや寒天で固めたり…。このひと手間を加えることが、どんなに具合がよいか、ふだんの食事でもお試しいただきたいと思います。

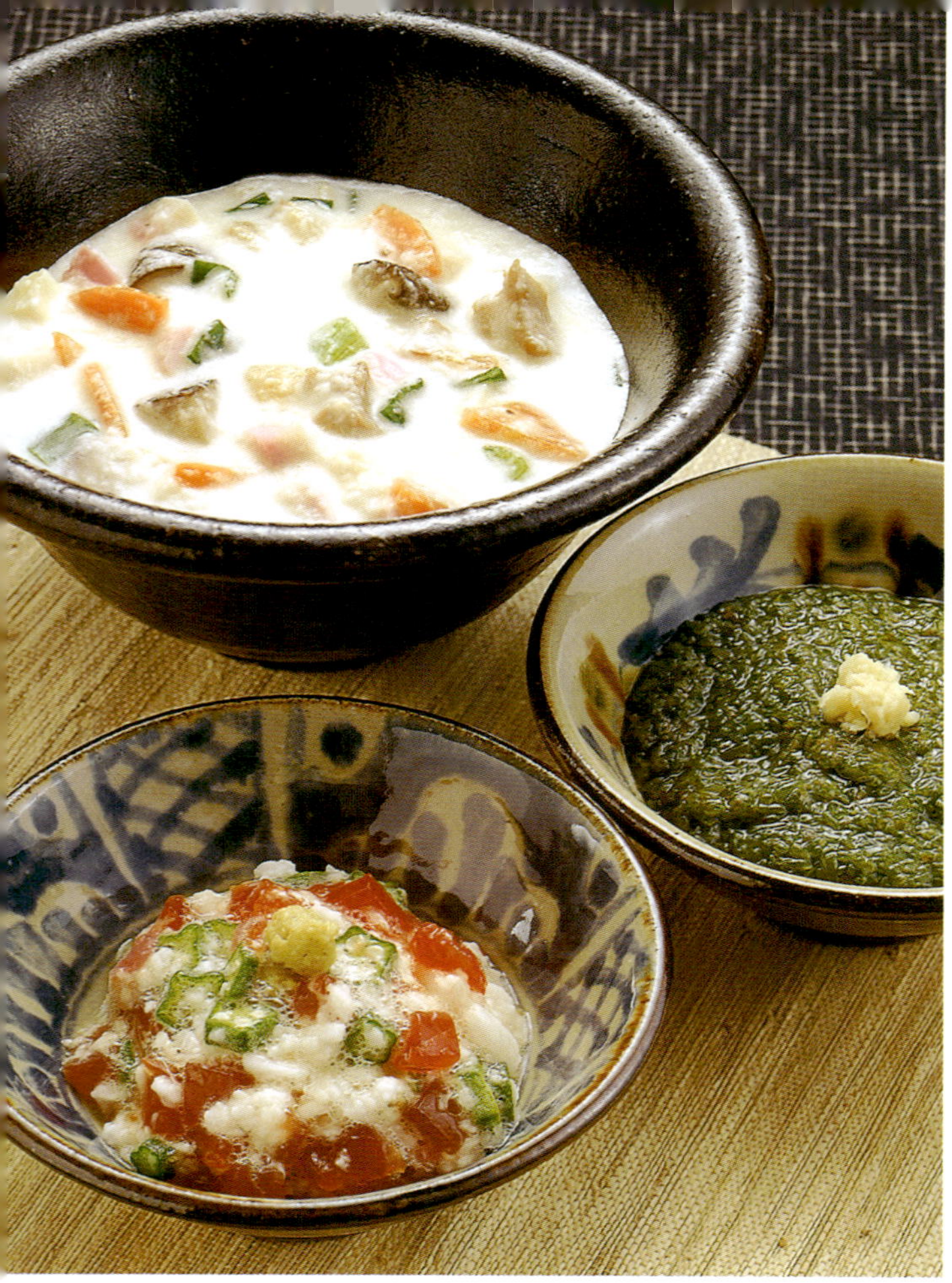

鮪の山芋和え(手前)、めかぶとろろ、五目とろろ

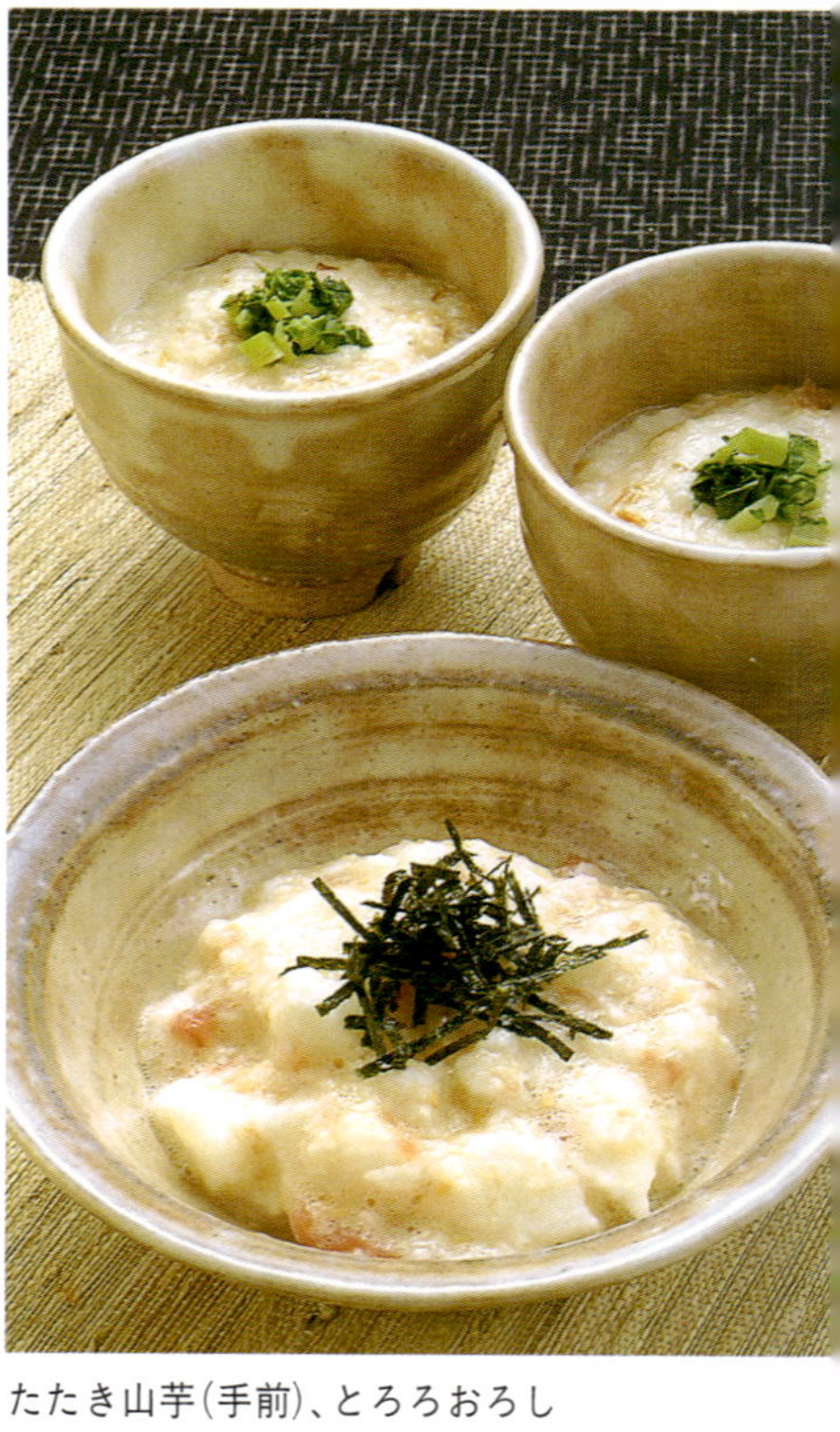

たたき山芋(手前)、とろろおろし

とろろおろし

すりおろした山芋に大根おろしを汁ごと加えてのばすので、切れのよい柔らかさです。酢を入れない醤油味もおいしくいただけます。

- 大和芋(すりおろす)……80g
- 大根(すりおろす)……80g
- 薄口醤油……小匙2
- 酢……小匙1½
- けずり節……少々
- 大根葉(または青海苔)…適宜

おろした大和芋と大根を合わせ、調味料、けずり節を加えて混ぜ、茹でて小口切りにした大根葉を散らす。

◆大和芋、大根は2～3cm角に切っておろし刃をつけたフードプロセッサーにかけると簡単です。

たたき山芋

長芋は袋に入れてたたくと、手がかゆくならず、その上お芋がしゃりしゃりと口にあたる食感も、楽しいものです。

- 長芋……100g
- 梅肉……小匙2
- すり胡麻……小匙1
- 味醂……小匙½
- 醤油……少々
- 焼き海苔(刻む)…適宜

①長芋は皮をむき、ポリ袋に入れめん棒などでよくたたきつぶす。②梅干しは種をとり除き、細かくたたく。③材料全てを合わせて和え、味を確かめて、器に盛り海苔をのせる。

鮪の山芋和え

鮪を小さく刻んで下味をつける、それだけでこんなにおいしくなるのかと思う一品です。オクラを入れると彩りがきれいです。

鮪（刺身）……100g
　薄口醤油、味醂…各小匙2
長芋……100g
オクラ……4本
わさび、醤油……適宜

①鮪は5㎜角くらいに切り、下味をつけておく。
②オクラは塩揉みして洗い、さっと茹でるか、電子レンジで1分加熱し小口切りにする。
③長芋は皮をむいてすりおろすか、ポリ袋に入れめん棒などでたたいて砕く。
④長芋とオクラ、汁気をきった鮪を和え、器に盛りわさびを添える。

五目とろろ

具だくさんのとろろ汁。そのままでいただいても、ご飯（麦ご飯）やおそばにかけてもおいしいもの。こくがあり彩りもきれいです。ふるさと宮崎の郷土料理です。

大和芋（すりおろす）……100g
鶏もも肉（1㎝角切り）……50g
干し椎茸（戻して1㎝角切り）…1枚
人参（いちょう切り）……少々
かまぼこ（1㎝角切り）……適宜
わけぎ（1㎝ぶつ切り）……1～2本
だし（椎茸戻し汁を含む）……1カップ
塩……小匙½弱
酒……大匙1
薄口醤油……少々

①鍋にだし、塩、酒を入れて火にかけ、椎茸、人参を加えて煮立ったら鶏肉を加えて煮る。薄口醤油を加えて清汁より少し濃いめに調味し、かまぼこ、わけぎを入れて火を止め、冷ます。
②おろした大和芋に①の汁だけを少しずつ加えてすりのばす。最後に具を加え、味をととのえる。
◆長芋のときは、こしがないので芋を多くし、だしは少し控えます。

めかぶとろろ

ミネラル豊富なめかぶをとろりとさせてたっぷりどうぞ。味つけは醤油でも、ポン酢醤油でも。

めかぶ（塩蔵）……100g
だし……大匙2
けずり節（粉末にする）…小1袋（3g）
薄口醤油（または二杯酢）……少々
生姜（すりおろす）……少々

①めかぶをよく洗い、塩抜きする（乾燥のものは戻す）。熱湯で20～30秒茹でて色が鮮やかな緑になったら、氷水にとって冷やし、水気をきる。
②フードプロセッサーにかけてとろとろにし、だしを加えてさらにかけ、けずり節を混ぜる。薄口醤油で味をととのえ、生姜をのせる。
◆けずり節は電子レンジで乾煎りして揉むと、簡単に粉末に。
◆小柱（80g）を入れるときは、醤油・だし各大匙1、わさび少々を加えた中に1～2分浸け、汁気をきって器に盛り、めかぶとろろをかけ、わさびを天盛りに。帆立貝や鮪、霜降りにしたささみもおいしく、たんぱく質も補えます。

ところてんの酢のもの

あと一品ほしいとき、わが家ではよくところてんの酢のものが登場します。夏の香り、茗荷や青じそを添えてさわやかなひと鉢です。

ところてん……1パック
茗荷……1個
貝割れ菜（2つに切る）…¼パック
かに風味かまぼこ……1本
〈合わせ酢〉
　酢……大匙1
　砂糖……大匙½
　塩……小匙⅕
　醤油……少々

①ところてんはざるにあげて汁気をきり、食べやすく切る。
②茗荷は縦半分に切り、斜め薄切りにして水にさらし水気をきる。かに風味かまぼこは2～3つに切り、ほぐす。
③合わせ酢を作り、食べる直前に材料を和えて器に盛る。

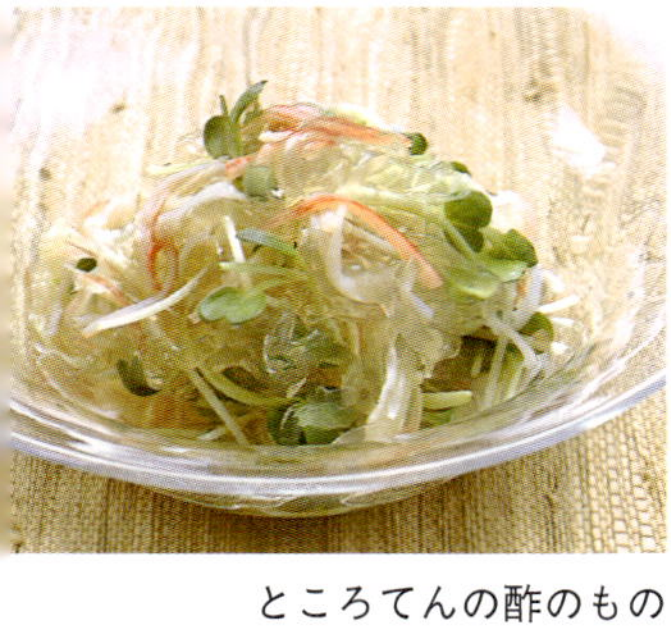

ところてんの酢のもの

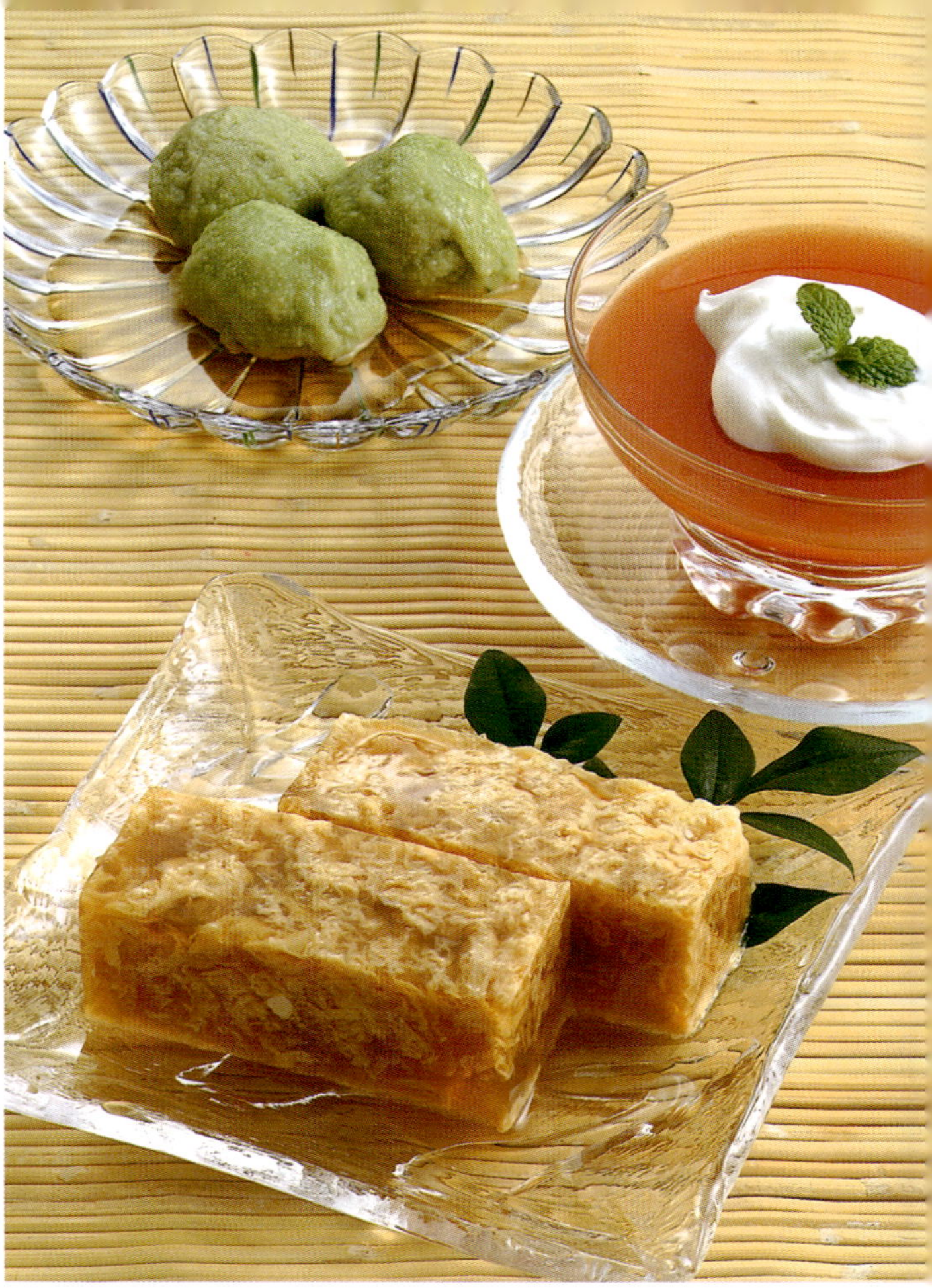

べろべろ（手前）、トマトゼリー、枝豆豆腐

枝豆豆腐

枝豆とくずで作った淡い若草色の一品。豆腐のような口あたりです。

枝豆（さやごと）……150g
塩……小匙1
だし……½カップ
吉野くず……15g
〈かけ醤油〉
だし……¼カップ
薄口醤油……大匙1
味醂……大匙1弱

①枝豆はよく洗って鍋に入れ、水2カップと塩を加えて柔らかくなるまで蒸し煮にし、茹で上がったらざるにとる。
②豆の薄皮をむき、フードプロセッサーにかける。だしとくずを加えて攪拌し、なめらかにする。
③耐熱の大きめのボウルにあけ、蓋またはラップをして電子レンジで3分30秒加熱し、途中1～2回泡立て器で手早く混ぜる。
④ボウルに氷水を入れ、スプーンで丸めながら落として冷やす（または水でぬらした型に流して冷やし固め、切り分ける）。
⑤かけ醤油は煮立てて冷やす。
⑥器に水気をきった枝豆豆腐を入れ、冷たいかけ醤油をかける。
◆好みでわさびを添えてどうぞ。
◆そら豆（甘皮つき100g）を使って同じように作れば、鉄分豊富な〝そら豆豆腐〟です。

べろべろ

富山の郷土料理の一つで、少し甘辛いかき玉汁を固めたようなもの。つるんとしたのどごしで、おかずにもなります。

（4切れ分）
卵……1個
だし……1½カップ
粉寒天……½袋
醤油、酒、砂糖……各大匙1
生姜汁……少々

①だしに寒天を入れて、充分に煮溶かし、調味料を加えて煮立て、水でぬらした流し箱に流す。
②だしが熱いうちにほぐした卵と生姜汁を加えて箸で手早く混ぜ、冷やし固めて切り分ける。
◆生姜汁は中に入れずに、いただくときにかけてもよいでしょう。

トマトゼリー

よく冷えたトマトジュースのおいしさはそのままに、のどごしのよい柔らかなゼリーができました。かくし味のレモンと砂糖がきいています。

トマトジュース……1缶（200g）
粉ゼラチン……1袋（5g）
水……½カップ
塩……少々
砂糖……小匙1
レモン汁……大匙½
生クリーム……大匙3
レモン汁、塩、胡椒……少々

①水でゼラチンをふやかし、電子レンジに1分かけて溶かす。
②トマトジュースを少しずつ混ぜ入れ、塩、砂糖、レモン汁を加えて味をととのえる。
③器にそそいで冷やし固める。
④生クリームにレモン汁、塩、胡椒を加えて軽く泡立て、ゼリーにかけて、ミントの葉を添える。
◆タバスコ少々を加えてもよい。

牛乳茶碗蒸しそぼろあんかけ

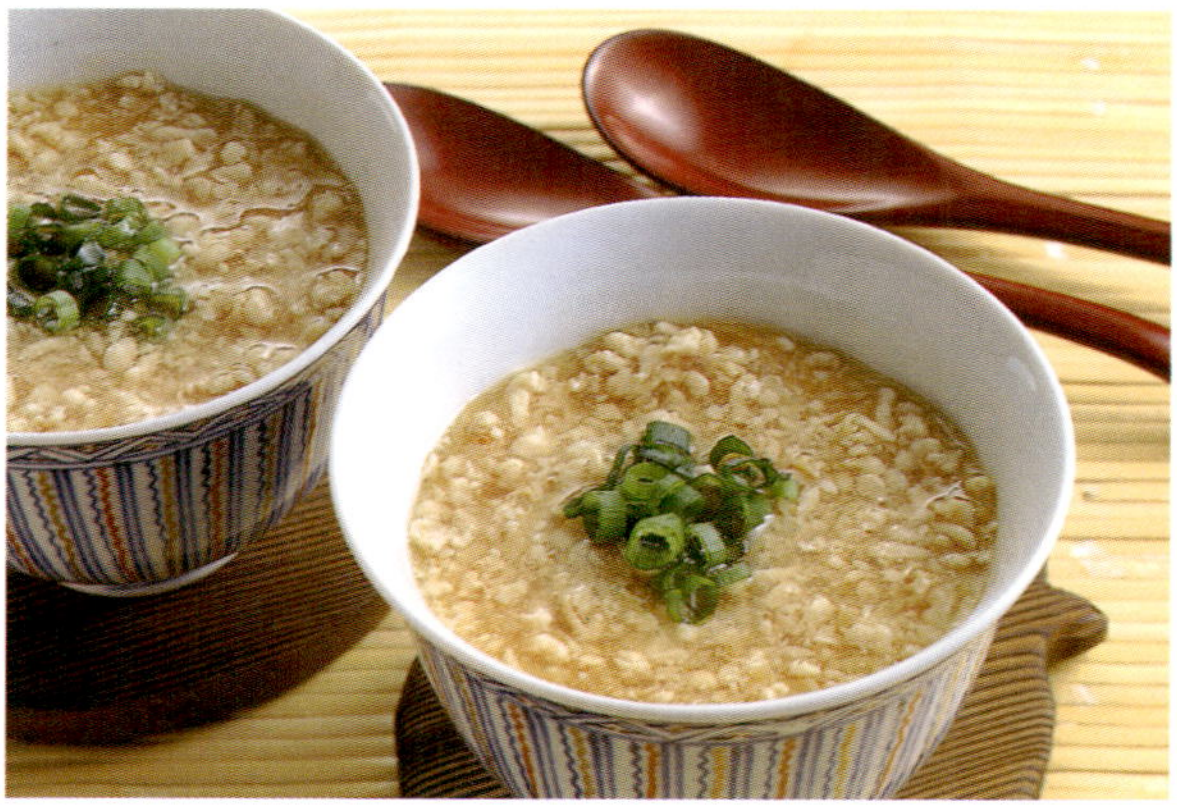

牛乳茶碗蒸しそぼろあんかけ

だしをとる手間が不要ですぐ蒸し始められ、蒸している間にあんを作ります。牛乳嫌いの方も召し上がってくださる味です。

- 卵……1個
- 牛乳……1カップ
- 塩……少々
- 〈そぼろあん〉
  - 鶏挽き肉……30g
  - 酒、味醂、醤油……各小匙1
  - 生姜（みじん切り）……小匙1
  - だし……1/3カップ
  - 片栗粉……小匙1
  - 水……小匙1
- 万能葱（小口切り）……少々

①卵をほぐし、電子レンジで温めた牛乳を少しずつ混ぜ入れ、塩を加えてこす。

②器に①の卵液をそそぎ、蒸気の上がった蒸し器に入れ、蓋をして強火で2～3分、火を弱めて15～20分ぐらい蒸す。竹串をさして澄んだ汁が出てくれば蒸し上がり。

③鍋に挽き肉、調味料、生姜を入れてよく混ぜ、火にかける。肉がぱらぱらになったらだしを加えて煮立て、あくをとり、水溶き片栗粉でとろみをつける。

④②にあんをかけ、葱を散らす。

◆挽き肉はたたいた海老や帆立でも。銀あんでも、生姜は忘れずに。

春菊の白和え

衣の用意がひと手間と思う白和えも、電子レンジやフードプロッセッサーを使えば、手軽にできます。材料の下煮をしないので、和え衣は少し濃いめに味つけします。

- 春菊……50g
- 白こんにゃく……1/4枚
- 人参……3cm
- 〈和え衣〉
  - 木綿豆腐……100g
  - 白炒り胡麻……大匙1
  - 味噌（淡色辛味噌）……大匙1
  - 砂糖……大匙1

①春菊は塩を入れた熱湯で茹で、3cm長さに切って絞り、よくほぐす。こんにゃくを短冊切りにして茹で、湯を捨てて乾煎りする。人参も短冊切りにして茹でる。

②豆腐は電子レンジで1分加熱し、布巾に包んで水気を絞る（豆腐は固めに絞り、後で衣の固さの調節に使うので汁を少しとっておく）。

③フードプロセッサーで胡麻をすり、豆腐と調味料を加えて、さらに撹拌する。衣がかたければ絞り汁を加えて加減する。

④①の具を③の衣で和える。

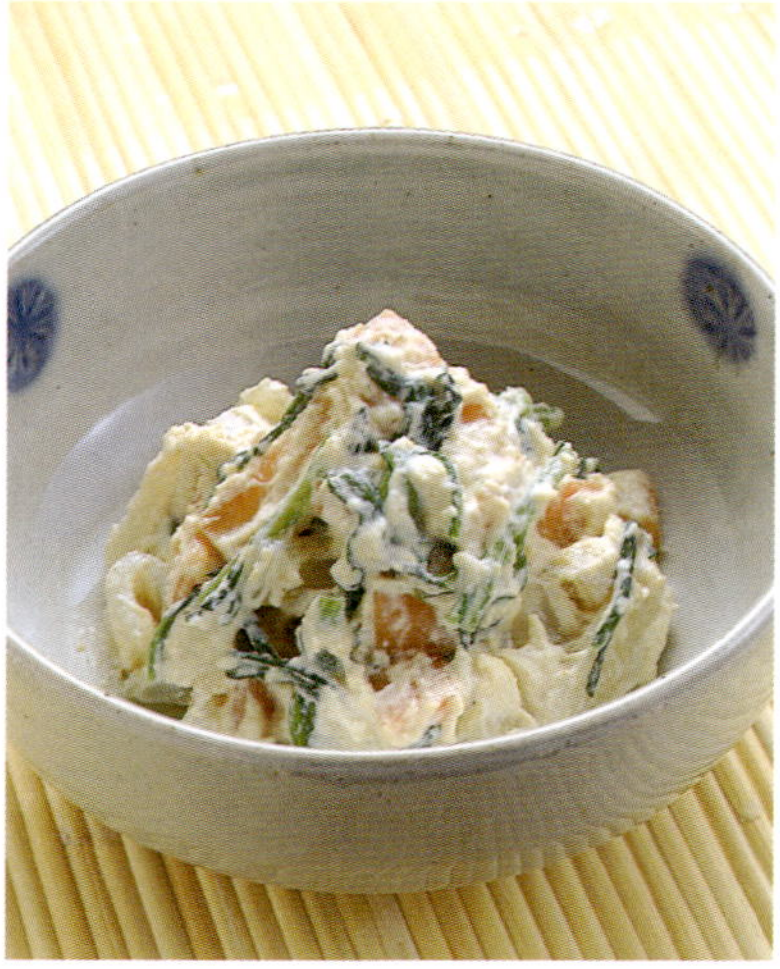

春菊の白和え

茄子の白和え　祖母は夏になると庭の茄子で気軽に作ってくれました。茄子1本は半分に切り、電子レンジで2分加熱。短冊切りにして水気を絞って和えます。

汁もの・鍋料理

おいしさいろいろ楽しんで

献立を考えるとき、他のおかずに不足している栄養素を汁の具に加えると、一食の栄養バランスがとりやすくなります。また薄めてたくさん…ではなく、具だくさんにしてできたてをいただけば、おいしくて塩分も控えられます。

鍋料理は大勢で囲むだけでなく、一人のときにも楽しく、また、準備に手間がかからないので、おもてなしや忙しいときにも便利です。あっさり、ぐつぐつ、いろいろな楽しみ方でどうぞ。

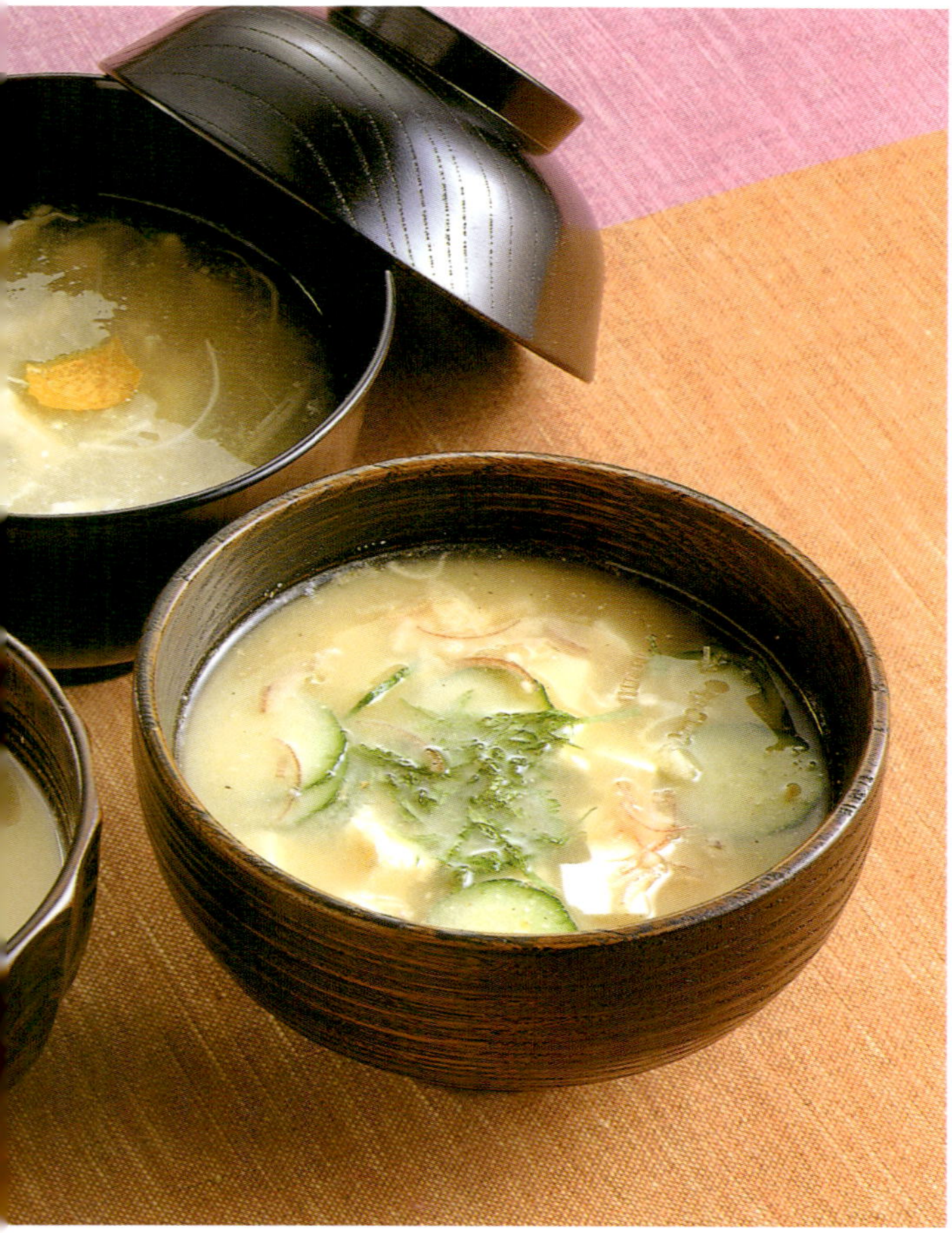

みぞれ汁

大根おろしをたっぷり加えた、体の温まる汁もの。ささみに片栗粉をまぶすので口あたりがなめらかになり、汁にもとろみがついて大根おろしが沈みません。

ささみ	1本
塩	少々
酒	小匙1
片栗粉	大匙½
大根（すりおろす）	150g
葱（せん切り）	3cm
だし	1½カップ
塩	小匙⅓
酒	大匙1
薄口醤油	少々
柚子（または三つ葉）	適宜

①ささみは筋をとり、そぎ切りにしてせん切りにする。塩、酒をふり、片栗粉をまぶす。

②だしを煮立て、塩、酒を加えてささみを入れ、箸でさばく。再び煮立ったら大根おろしと葱を加え、薄口醤油で味をととのえる。

③お椀にそそぎ、へぎ柚子または小口切りにした三つ葉を添える。

◆牡蠣を使ったみぞれ汁もお試しください。だしに牡蠣を入れ、ひと煮立ちさせて水溶き片栗粉でとろみをつけ、大根おろしを加えます。

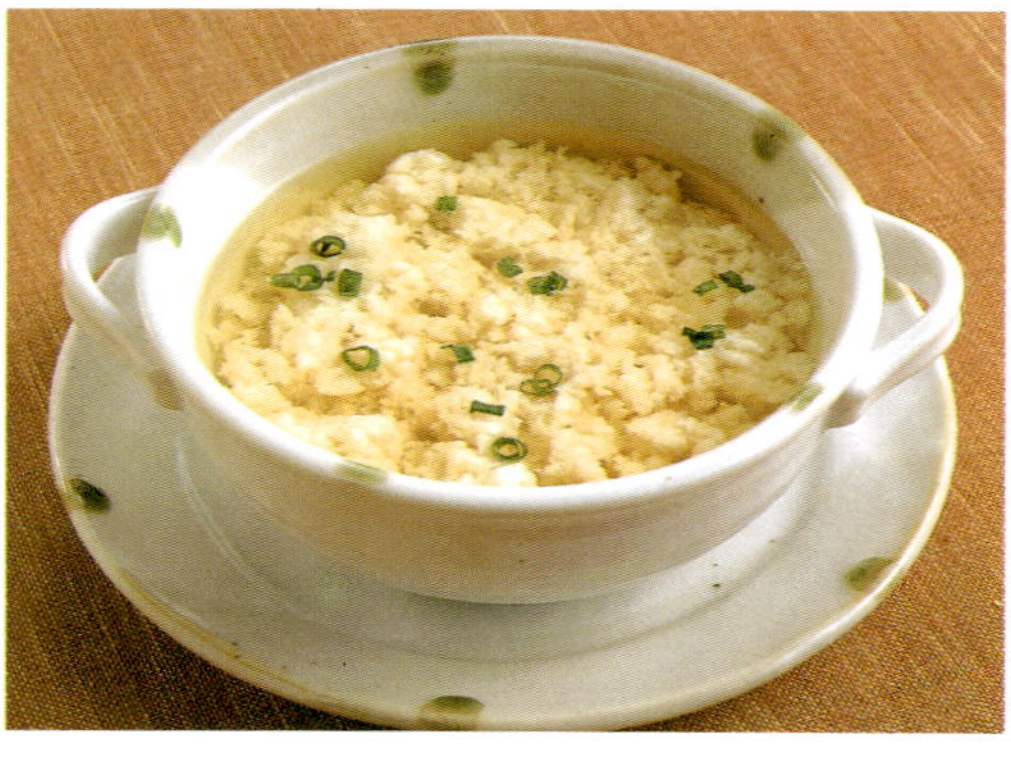

ふわふわスープ

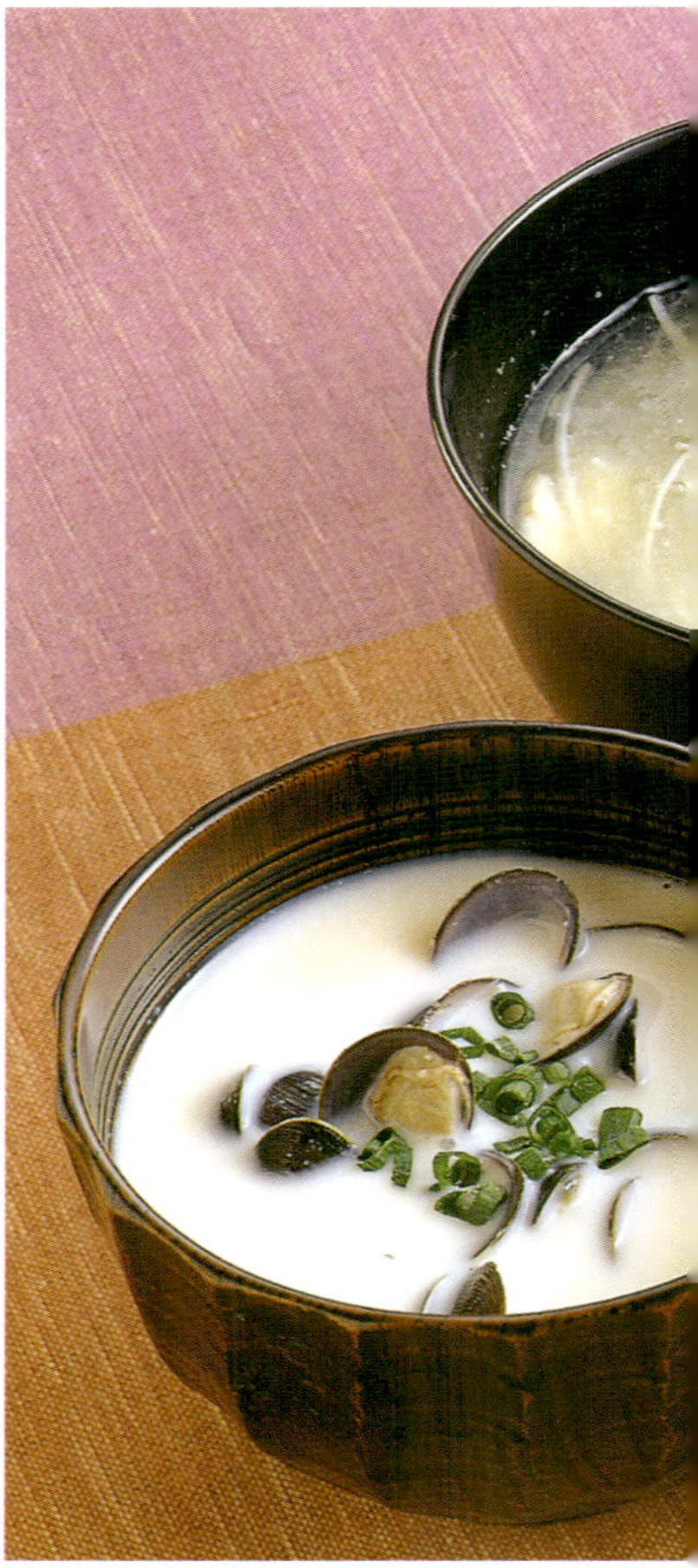

しじみの牛乳味噌汁（手前左）、冷や汁（右）、みぞれ汁

しじみの牛乳味噌汁

味噌汁に牛乳を加えると、いっそうこくが増し、まろやかな味になります。

しじみ……100g
だし……1カップ
味噌……20g（大匙1強）
牛乳……½カップ
万能葱（小口切り）……少々

①しじみは水につけて砂を出し、殻をこすり合わせてきれいに洗う。
②だしにしじみを入れて火にかけ、しじみの口が開いたら、味噌を溶き入れ、牛乳を加える。ひと煮立ちさせて、葱を散らす。
◆初めての方は、残った味噌汁に牛乳を少し足して、温めて召し上がってみてください。豚汁、豆腐の味噌汁でもよく合います。においの気になる方はお椀に盛ってから、生姜汁を少々落としてどうぞ。

茄子と素麺の味噌汁　素麺は茹でずにそのまま入れて作ります。素麺の塩分を考えて味噌は少なめに。

鍋に水2カップ、昆布5cm、煮干し5gを入れておく。鍋を火にかけ、弱火で蓋をしないで5～6分煮る。茄子1個を輪切りにして加えて2～3分煮、2～3つに折った素麺を加えて、ひと煮立ちしたら味噌大匙1を溶き入れる。

冷や汁

冷たい味噌汁。麦ご飯にかけると〝汁かけ飯〟に。カルシウムも豊富で食欲のないときにぴったりです。

豆腐（あられ切り）……¼丁
胡瓜（小口切り）……¼本
水……約1½カップ
〈焼味噌〉1単位（4人分）
- 煮干し……15g
- 白胡麻……大匙山2
- けずり節……1袋（5g）
- 麦味噌……大匙5

〈薬味〉
青じそ（縦3つに切りせん切り）、おろし生姜、茗荷（小口切り）など

①焼味噌を作る。頭と腸をとった煮干しは電子レンジで1分加熱し、香ばしく炒った胡麻、けずり節と一緒にフードプロセッサーで粉末にし、麦味噌（ふつうの中辛味噌のときは量を控えめに）を入れてすり混ぜる。オーブントースターのトレイにアルミホイルを敷き、味噌を平らに広げて4～5分焼き、こんがり色をつける。
②焼味噌の半量を水でのばし、豆腐と胡瓜を入れ、薬味をはなす。
◆残った焼味噌は、冷蔵保存を。

ふわふわスープ

かき玉汁よりもっとふわふわで、のどごしのよい中華風のスープ。はじめは濁っていますが、煮ているうちにみごとに透き通ります。

ささみ……1本
卵白……1個分
酒（あれば老酒）……大匙1
A
- 胡椒……少々
- 片栗粉……大匙½
- 水……½カップ
- スープの素（チキン味）……½個

スープ……1½カップ
塩、胡椒……少々
あさつき（小口切り）……適宜

①ささみ、卵白、酒をフードプロセッサーにかけて充分なめらかにし、Aを入れてさらに撹拌する。
②鍋にスープを煮立て、①のとろとろの肉を3～4回に分けて加え、きれいに澄むまで静かに煮る。塩、胡椒で味をととのえ、あさつきを散らす。

そば団子のスープ

そば粉は食物繊維やミネラルが多く、血圧を下げるルチンも含んでいます。すいとん風にして、具だくさんのスープでいただきます。

〈そば団子〉
- そば粉……大匙4
- 片栗粉……大匙1
- 塩……少々
- 熱湯……大匙5

- 鶏もも肉（親指大に切る）……50～100g
- 玉葱（1cm幅のくし切り）……小$\frac{1}{2}$個
- 人参（短冊切り）……3cm
- アスパラガス（斜め切り）……2本
- 水……2$\frac{1}{2}$カップ
- スープの素……1個
- ワイン……大匙1
- 塩、胡椒……少々
- サラダ油……大匙$\frac{1}{2}$

①鍋にサラダ油を熱し、鶏肉を炒め、肉の色が変わったら玉葱、人参を入れて炒め、水、砕いたスープの素、ワインを加えて煮立て、あくをとり弱火にして4～5分煮る。

②そば団子の材料を混ぜ合わせ、スープの中へつみれのように落とし、煮立ったらアスパラガスを加えて、塩、胡椒で味をととのえる。

ミートボールスープ

92歳まで元気だった祖母の好物で、主菜にもなる具だくさんのスープ。ミートボールは焼かずに直接スープに入れるので手間がかからず、その上肉のうまみがほどよく出て、スープがおいしくなります。

〈ミートボール〉
- 牛上挽き肉……100g
- ハム（みじん切り）……1枚
- パン粉……大匙3～4
- 卵……小$\frac{1}{2}$個
- 小麦粉……大匙1
- 塩、胡椒、ナツメッグ……各少々

- 玉葱（みじん切り）……小$\frac{1}{2}$個
- にんにく（みじん切り）……1片
- 人参（あられ切り）……3cm
- じゃが芋（さいの目切り）……中1個
- バター……大匙1
- 水……2カップ
- スープの素……1個
- ベイリーフ……1枚
- クリームコーン缶……小$\frac{1}{2}$缶
- 牛乳……1カップ
- パセリ（みじん切り）……少々

①鍋にバターを入れ玉葱、にんにくを色づかぬように炒め、ミートボール用として半分をとり出す。人参、じゃが芋の順で加えて炒め、油がまわったら水、スープの素、ベイリーフを入れ、煮立ったら火を弱めてあくをとる。

②ミートボールの材料に①でとり出した玉葱、にんにくを加え、混ぜ合わせておく。

③スープの野菜が半煮えのうちに②の挽き肉を丸めて落とし、あくをとる。

④ミートボールに火が通ったらクリームコーンを加え、食べる直前に電子レンジで熱くした牛乳を入れ、塩、胡椒で味をととのえる。

⑤器に盛ってパセリをふる。

◆ミートボールにハムを加えると口あたりが柔らかくなります。

◆牛乳を加えてぐらぐら煮立てると分離したようになってしまいます。電子レンジで牛乳を熱くしておき、煮上がったスープに加えて火を止めると失敗しません。

◆残ったら翌日は、カレー粉を少し加えてカレースープに。

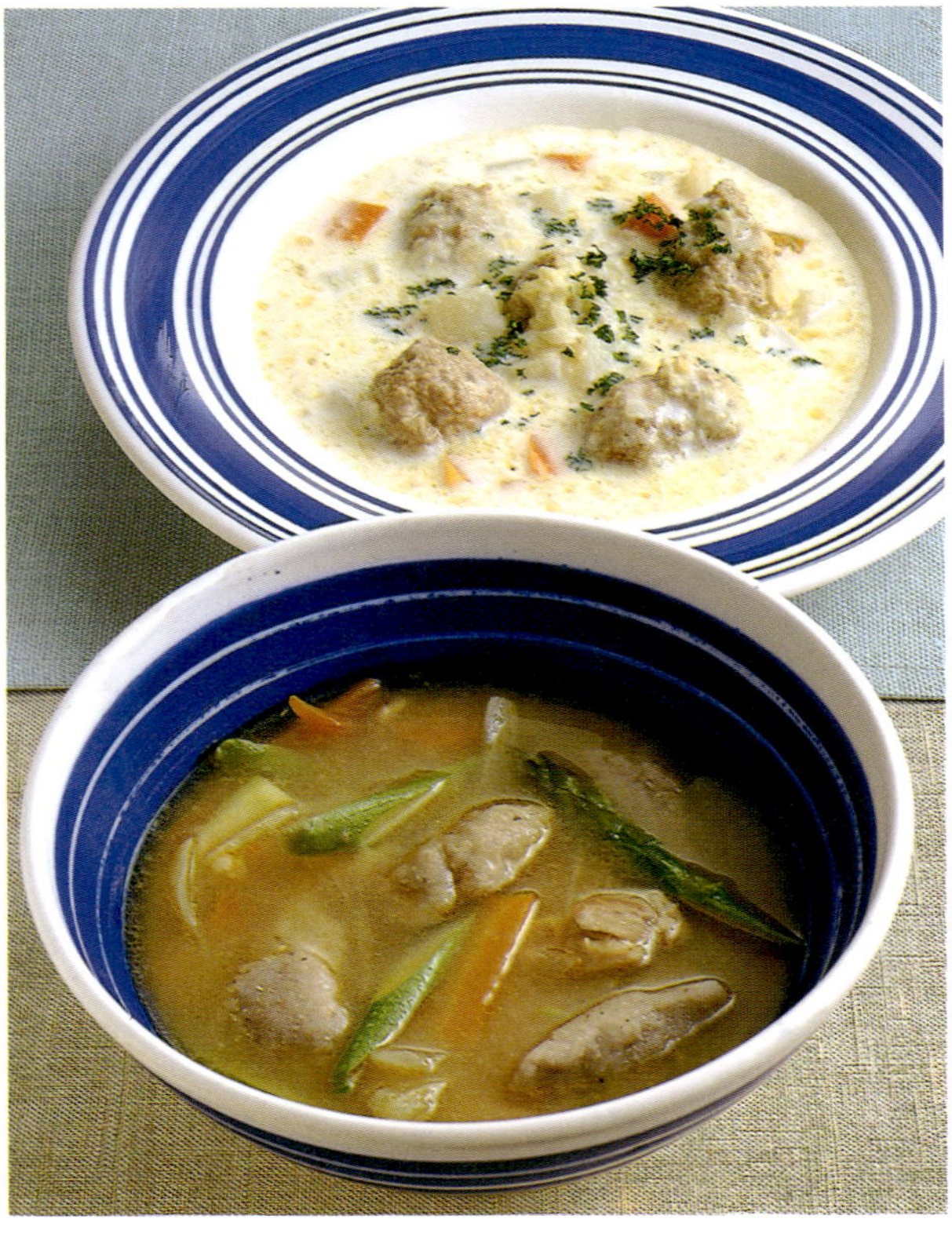

そば団子のスープ（手前）とミートボールスープ

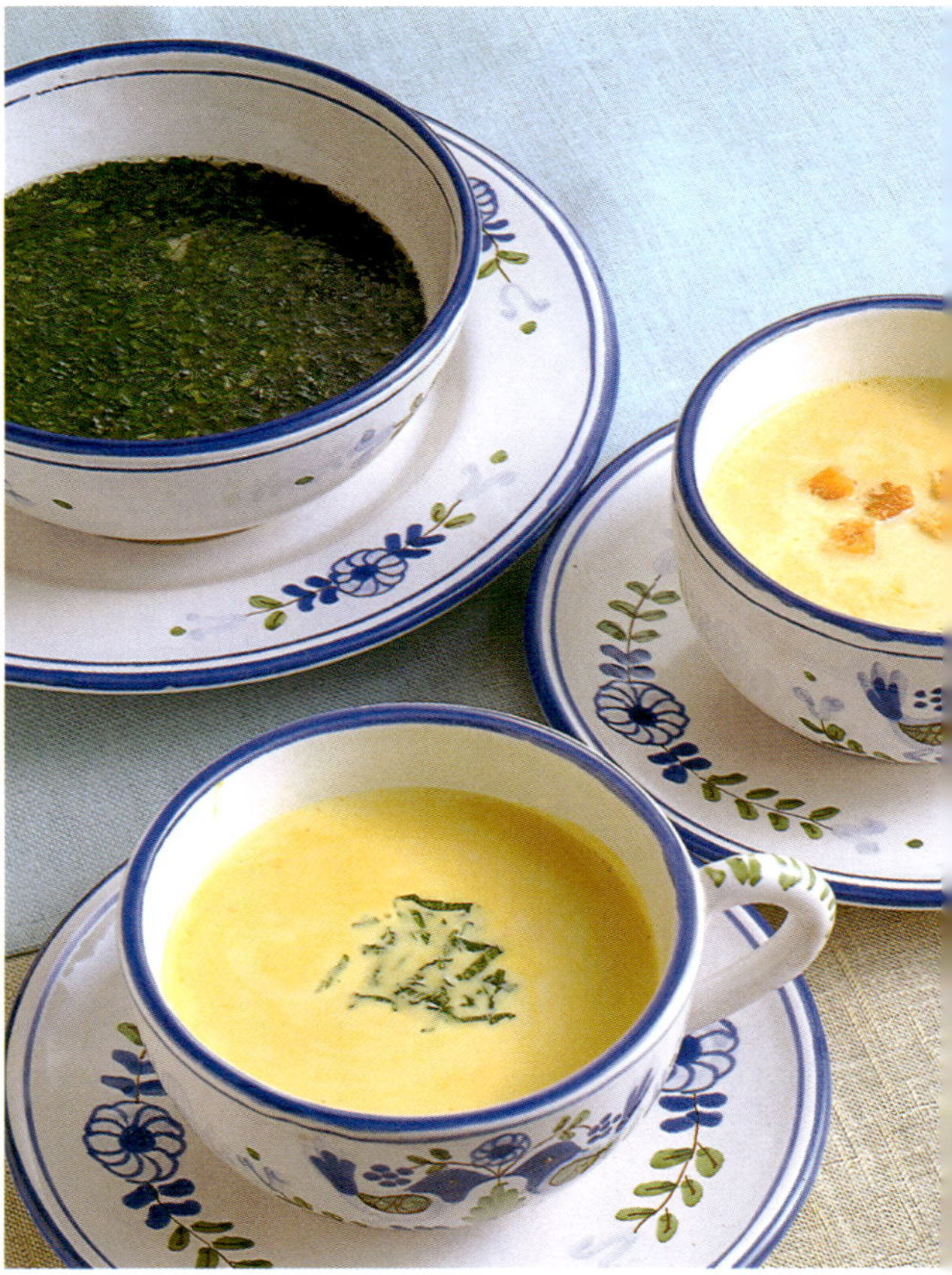

パンプキンスープ(手前)
キャロットスープ、モロヘイヤのスープ

パンプキンスープ

作りおき

水を1滴も加えずに電子レンジで作る栄養豊かなスープ。トマトで南瓜の甘みを押さえ、さっぱりと。

1単位(4人分)

南瓜……200g
玉葱(薄切り)……½個
バター……大匙1
トマト(完熟、皮と種をとる)……½個
スープの素……1個
牛乳……2カップ
塩、胡椒……少々

①玉葱とバターを耐熱容器に入れ、電子レンジで約3分加熱する。

②南瓜は種をとり、蓋をして電子レンジで3分加熱し、皮を除く。玉葱、トマト、砕いたスープの素と合わせて、さらに約5分加熱。フードプロセッサーをかけるかフォークでつぶすかして冷やす。

③牛乳でのばし、味をととのえる。

◆残りの半量は②のピューレの状態で冷蔵や冷凍で保存。食べるときに牛乳でのばします。熱くしていただいてもおいしい。

◆写真の浮き身は青じそ。

キャロットスープ

作りおき

人参の色がきれいに出るように、ご飯でとろみをつけました。ポタージュは野菜をごく柔らかくなるまで煮ると艶のあるなめらかな舌ざわりになります。

1単位(3～4人分)

人参(薄切り)……100g
玉葱(薄切り)……小½個
バター……大匙½
水……2カップ
スープの素(チキン味)……1個
ご飯……大匙1
香草(ベイリーフ、パセリの軸など)
牛乳……約1カップ
塩、胡椒……少々

①バターで玉葱を炒め、透き通ったら人参を加える。水、砕いたスープの素、ご飯、香草を入れ、野菜が柔らかくなるまで中火弱で25～30分煮る。

②少し冷まして香草をとり出し、ミキサーまたは裏ごしにかける。

③鍋に戻して火にかけ、熱くなったら電子レンジで熱くした牛乳を加え、塩、胡椒で味をととのえる。

◆この分量は3～4人分。保存はパンプキンスープ同様②のピューレの状態で。

◆セロリ¼本の薄切りを加えるとよりおいしくなります。

モロヘイヤのスープ

エジプト王家の野菜といわれ、食物繊維、ビタミン、カルシウム、鉄分が豊富なモロヘイヤ。おひたし、和えもの、天ぷらのほか、とろりとしたスープもおいしいです。

モロヘイヤ(葉をみじん切り)……100g
ベーコン(小口切り)……1～2枚
にんにく(みじん切り)……1片
スープの素(チキン味)……1個
水……1½カップ
塩、胡椒……少々
サラダ油……少々

①にんにく、ベーコンを油で炒め、香りが出たら水と砕いたスープの素を加えて煮立てる。

②モロヘイヤを加えてひと煮立ちさせ、塩、胡椒で味をととのえる。

◆好みでいただく直前にレモン汁少々を加えてもよいでしょう。

七色鍋

わが家で一番人気のお鍋です。下ごしらえでさっと炒めて塩、胡椒し、薬味なしでスープごといただきます。大勢でも少人数でもおいしく、〝まだ煮えていない〟といったわずらわしさもありません。

- 豚薄切り肉(1cm幅に切る)……50g
- いか……小1ぱい
- かに風味かまぼこ……2本
- 卵……1個
  - 塩……少々
  - 砂糖……小匙1
- 白菜……2枚
- 干し椎茸(戻してせん切り)……2〜3枚
- 春雨(戻してざく切り)……¼袋(約20g)
- 青葱(3〜4cm長さに切る)……½把
- 塩、胡椒……各適宜
- サラダ油……適宜

〈スープ〉
- 水(椎茸の戻し汁を含めて)……3カップ
- スープの素(チキン味)……1個
- 生姜……小1片
- 葱葉先……10cm
- 酒……大匙1
- 塩、胡椒、薄口醤油……各少々

①白菜は軸と葉に分け、軸は4〜5cm長さの拍子木切り、葉はざく切りにする。かに風味かまぼこは2つにさいて半分に切る。いかは皮をむいて縦3つに切って1cm幅に切る。

②卵は塩、砂糖で調味して薄焼きにし、短冊切りにする。

③豚肉、いか、椎茸、白菜、葱は1種ずつサラダ油少々で炒め、塩、胡椒で味をつける。

④土鍋に具を彩りよく入れる。

⑤別鍋にスープの材料を合わせて火にかける。

⑥スープの葱、生姜をとり出して、土鍋にそそぎ味を確かめる。煮ながらスープごと小鉢にとり分ける。

◆ご飯を二口くらい入れて一緒に食べるとよけいにおいしいように思います。

◆いかの足とエンペラはすり身にして鍋に入れても(塩少々、酒大匙½、片栗粉大匙1、生姜1片でフードプロセッサーにかける)。

◆戻した干し貝柱や干し海老を加えると一層おいしくなります。

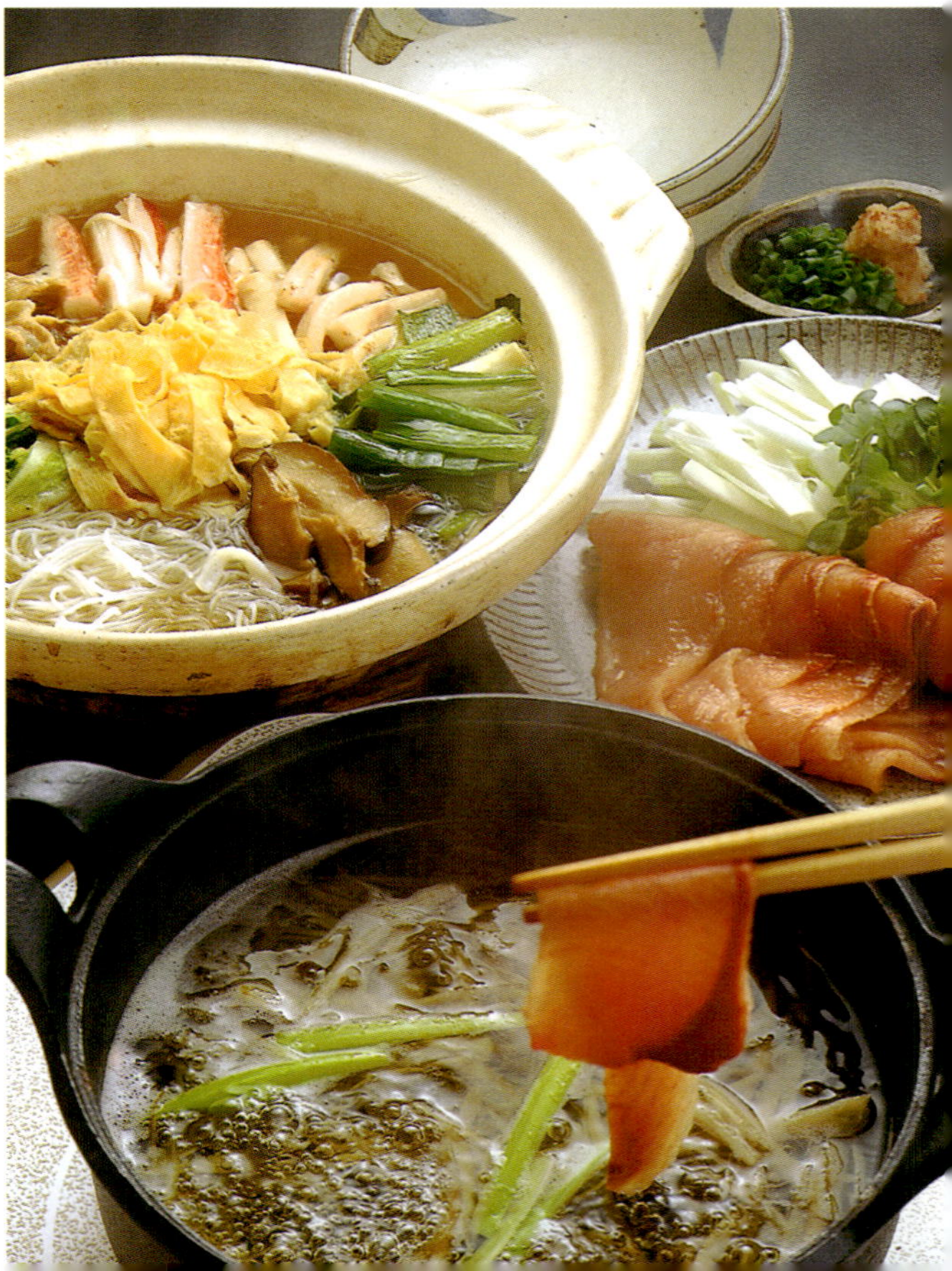

ごぼうと鰤のさっと煮鍋(手前)と七色鍋

ごぼうと鰤の さっと煮鍋

ささがきごぼうと脂ののった鰤が、絶妙なとり合わせです。

- ごぼう……1本(100g)
- 鰤……約200g
  - 塩……少々
- 葱(4cm長さの短冊切り)……1本
- 貝割れ菜……1パック
- だし昆布……10cm
- 酒……大匙2
- 水……3〜4カップ
- ポン酢醤油

①ごぼうは皮をこそげ、長めのささがきにし、水にさらす。鰤は薄くそぎ切りにし、塩少々をふる。

②だし昆布に水と酒を加えて煮立てる。ごぼうを入れ、煮立ったら鰤、葱、貝割れ菜をさっと煮ながら、ポン酢醤油と薬味(もみじおろし、あさつきなど)でいただく。

鶏団子鍋

味つけしただしで煮ながらいただきます。七味唐辛子、粉山椒、すり胡麻、あさつきの小口切りなどを添えてどうぞ。

〈鶏団子〉
- 鶏挽き肉……100g
- 生姜(みじん切り)……少々
- 醤油、酒……各小匙1
- 片栗粉……大匙1

豆腐(一口大に切る)……½丁
白滝(茹でてざく切り)……½個
舞茸(またはしめじ)……1パック
葱(斜め切り)……½本
春菊……½把
だし……1½~2カップ
酒、味醂……各大匙1½
醤油……大匙2

①鶏団子の材料を混ぜ合わせる。
②野菜を食べやすい大きさに切る。
③鍋にだしと調味料を入れて煮立て、豆腐や白滝を入れる。再び煮立ったら、①の挽き肉をスプーンですくって煮汁に落とす。まわりが固まったら他の材料も加え、煮えたものからいただく。
◆そぎ切りにした鶏肉やつみれ、また2~3種の魚介をとり合わせて寄せ鍋にしても。

大根鍋

鍋というと白菜ですが、これは大根。しかもピーラーでけずるように切って使います。甘みが出すぎず、心地よい歯ざわりで、冬の大根を充分味わえます。

大根……15cm
豚肉(しゃぶしゃぶ用)……100g
油揚げ……1枚
葱……1本
水……½カップ
酒……大匙2
ポン酢醤油　七味唐辛子

①大根はピーラーで薄くけずる(ピーラーがなければ、せん切り器でせん切りに)。油揚げは油抜きし、1cm幅に切る。
②葱は縦に2~3本切り目を入れ4~5cmに切るか、斜め切りに。
③土鍋に水、酒を入れて煮立て、豚肉を加えて箸でほぐしてひと煮立ちさせてから、他の材料を加えてひと煮する。ポン酢醤油や七味唐辛子などでいただく。

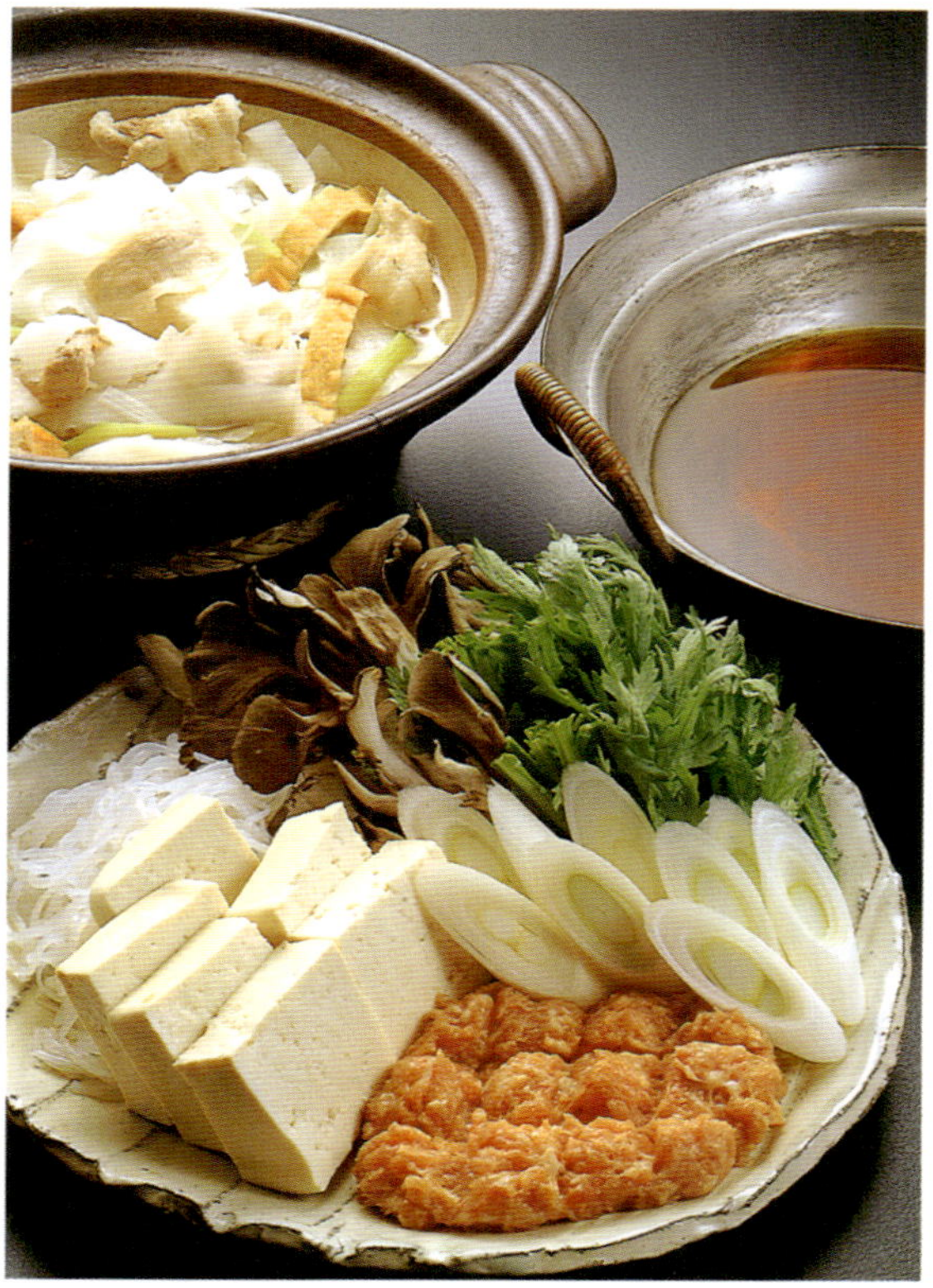

鶏団子鍋(手前)と大根鍋

◆人参½本、干し椎茸2~3枚をせん切りにして加えてもおいしい。
◆油揚げの油抜きはペーパータオルで包んで水をくぐらせ、皿にのせて電子レンジで30秒加熱してもできます。

みぞれ鍋　揚げた鮭と大根おろしがよく合います。牡蠣やその他の魚介を組み合わせてもよく、また牡蠣なら揚げずに加えてもかまいません。

生鮭2切れを一口大に切り、塩、生姜汁各少々をふり、片栗粉をつけて中温の油で揚げる(塩鮭を使う場合は、ふり塩をしない、だしの塩分を控えるなど調節する)。鍋にだし2カップ、酒大匙1、塩小匙½、醤油大匙½を煮立て、揚げた鮭、石づきをとって食べやすく切ったきのこ1パック分、大根おろし300gを入れてひと煮立ちさせ、味をととのえる。葱、春菊、わかめなど好みの材料を加えて煮ながら薬味(柚子の皮、あさつきなど)を添えていただく。

ご飯・麺料理

主食の味つけは控えめに

三食を毎日家で召し上がることが多くなると、白いご飯ばかりでなく、味つけご飯や麺の登場回数が多くなります。具だくさんにすれば、作りおきのお菜を添えて簡単に一食がととのいます。目先が変わって食もすすむことでしょう。また、おこわや炊きこみご飯など、残ったら少量でも冷凍しておくと便利です。

主食はいただく分量が多いので味つけは薄めに。健康のためには、汁麺の汁は残すようにと声をかけたいものですね。

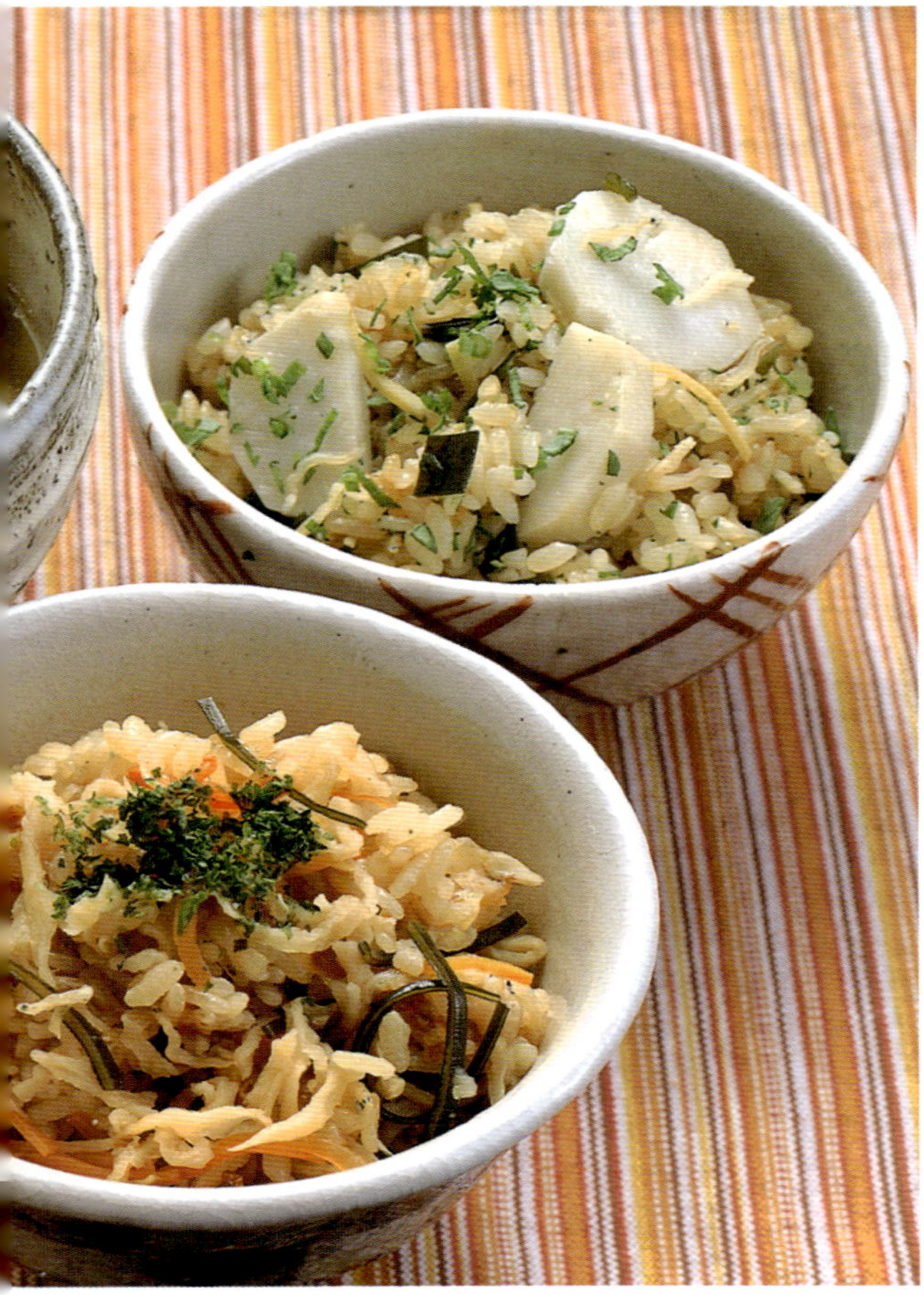

切り干しご飯（手前）、里芋ご飯（右）、鶏飯

お粥のそぼろあんかけ

調子のわるいときはお粥がいいですね。行平や土鍋でことこと炊いてもよいし、この頃のお粥炊き機能のついた炊飯器は、吹きこぼれたりせず上手に炊けます。定番の梅干し、佃煮、炒り卵に並んでおいしいのがあんかけです。

米……1/2カップ
水……3〜4カップ
〈そぼろあん〉
鶏挽き肉……80g
生姜（みじん切り）……小匙1
醤油……大匙1強
砂糖……大匙1/2
だし……3/4カップ
グリンピース……少々
片栗粉、水……各大匙1

①米は洗って土鍋や厚手鍋に入れ、分量の水を加えて30分以上おく。
②火にかけて、沸騰したら火を弱め、蓋を少しずらす。吹きこぼれに注意しながら50分くらい炊く。
③小鍋に挽き肉と生姜、調味料を入れてよく混ぜ、火にかけて箸数本で混ぜながら炒りつけ、そぼろにする。だしを加えて煮立て、グリンピースを入れ、水溶き片栗粉でとろみをつけてお粥にかける。
◆お粥の水加減は、米の5〜10倍の間で嗜好、用途に合わせます。
◆具は挽き肉のほか、たたいた海老（味つけは薄口醤油か塩で）、蟹、帆立なども合います。また具を入れずに銀あんでも。

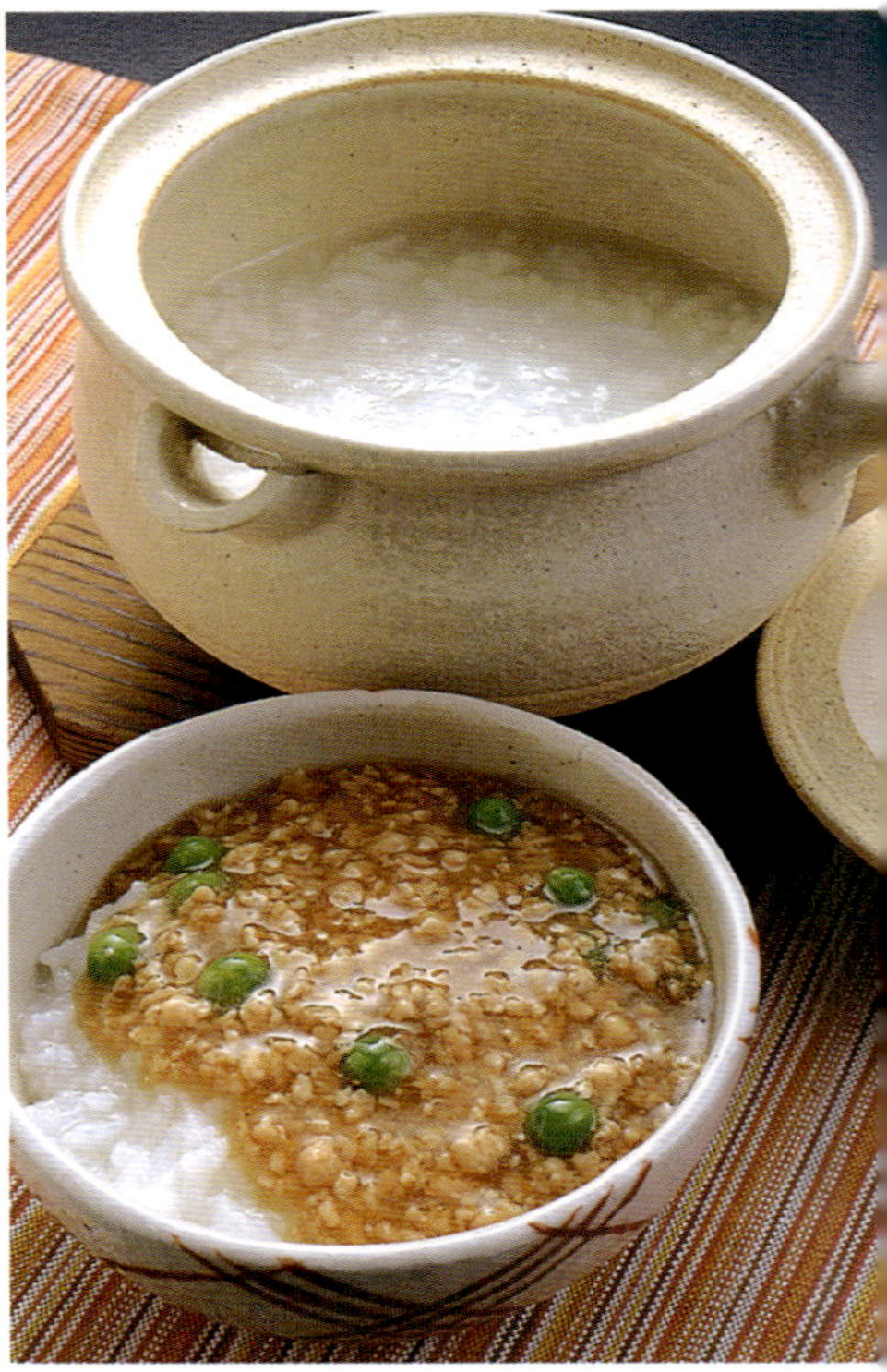

お粥のそぼろあんかけ

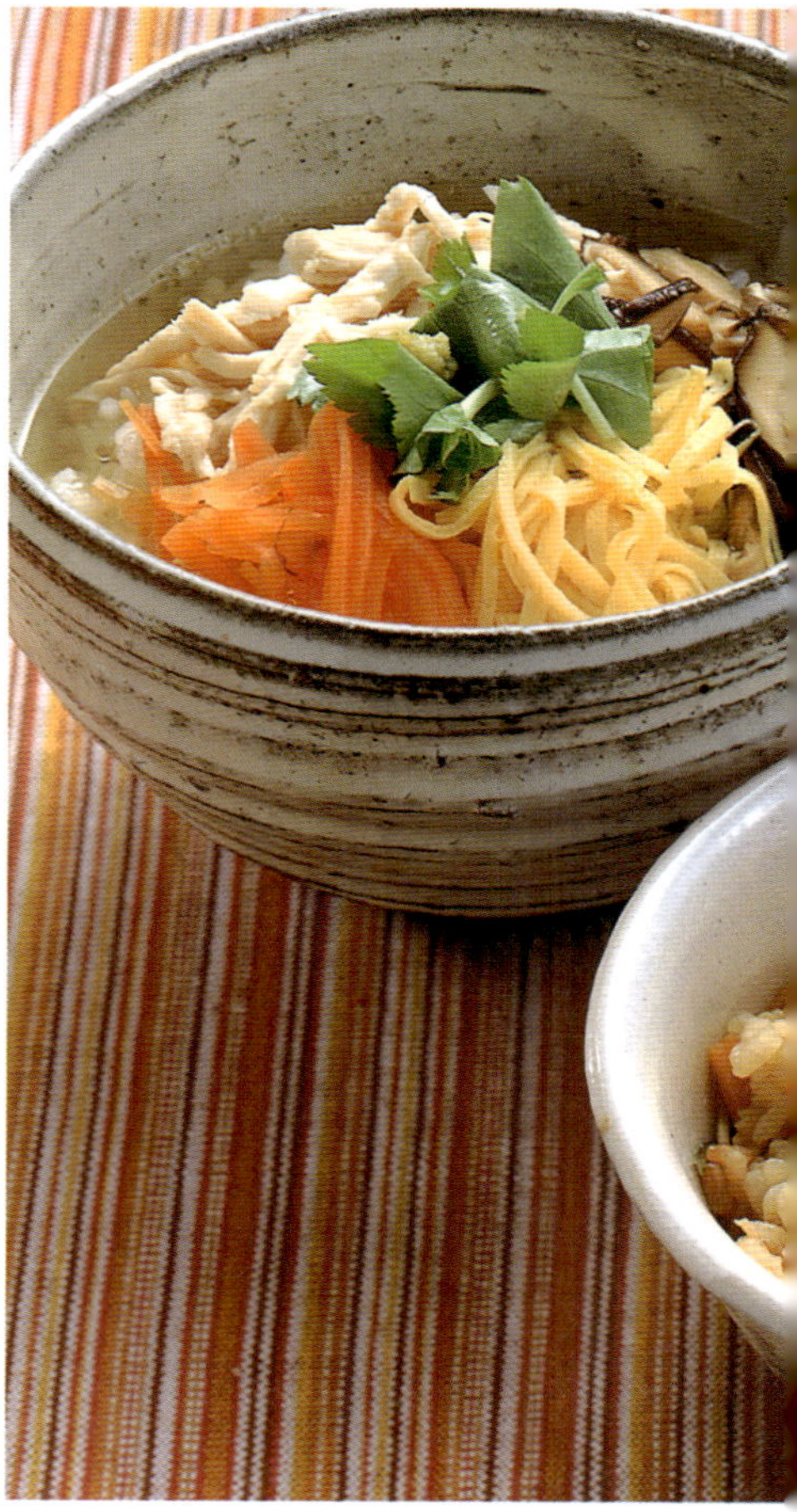

鶏飯

茹で鶏と野菜を組み合わせたスープ茶漬け。お茶漬けだけですませたいようなときにこそ食べていただきたい、栄養のある一品です。

ご飯……2人分(茶碗2杯分)
鶏胸肉……½枚(約100g)
湯……2½カップ
スープの素(チキン味)……1個
酒……大匙1
卵……1個
砂糖……小匙1
塩……少々
生椎茸……4～5枚
醤油……少々
人参(せん切り)……3㎝
三つ葉(2㎝に切る)……適宜
塩、醤油……各少々

①鶏肉はスープの素と酒を入れた湯で約10分茹で、そのまま冷まして皮はせん切り、身は細かくさく。
②卵は砂糖と塩で調味し、錦糸卵にする。
③生椎茸は傘の内側に醤油をつけて、網またはオーブントースターで焼き、薄切りにする。
④人参に、鶏の茹で汁少々をかけ、電子レンジで1分半加熱する。
⑤鶏の茹で汁に水を加えて2カップとし、塩、醤油を加えて清汁より少し濃いめのスープを作る。
⑥炊きたてのご飯に具を彩りよくのせ、熱いスープをそそぐ。
◆わさびを添えてもよい。

里芋ご飯

里芋を炊きこむとご飯が軽い感じになります。ご飯に里芋の煮ものが入っているようなものですから、献立に煮ものはいりません。

米……1カップ
だし昆布……5㎝
酒……大匙1
里芋……150～200g
ちりめんじゃこ……大匙3
生姜(せん切り)……小1片
醤油……小匙2
春菊(細かく刻む)……少々

①米は洗って水またはだしでふつうに水加減し、だし昆布と酒を加えて30分以上おく。
②里芋は皮をむき、7㎜厚さの輪切り、または半月切りにする。
③昆布をとり出して刻み、ちりめんじゃこ、生姜、里芋と共に米に加え、醤油を入れて炊く。
④蒸らし上がったら、春菊を加えて全体に混ぜる。
◆ちりめんじゃこの代わりに、鶏もも肉少々を小さく切り、醤油を大匙1にして炊いても。

切り干しご飯

買いおきの材料でできる具だくさんの炊きこみご飯です。

米……1カップ
水……ふつうの水加減＋¼カップ
だし昆布……5㎝
切り干し大根……30g
人参(せん切り)……3㎝
生姜(せん切り)……小1片
酒、醤油……各小匙2～3
ちりめんじゃこ……大匙3
青海苔……少々

①米は炊く30分以上前に洗い、切り干し大根分の水を増やした水加減(¼カップ多く)にし、だし昆布を加える。
②切り干し大根は水を1～2回かえて手早く揉み洗いし、水気を軽くきり、2㎝くらいに切る。人参、生姜と合わせ、全体に酒、醤油をまぶしておく。昆布をとり出し、細切りにする。
③米に②の材料とちりめんじゃこを加えてふつうに炊く。
◆切り干し大根を買うときは、白いものが新しく香りがよい。湿らせないように、保存は冷蔵庫か冷凍庫で。

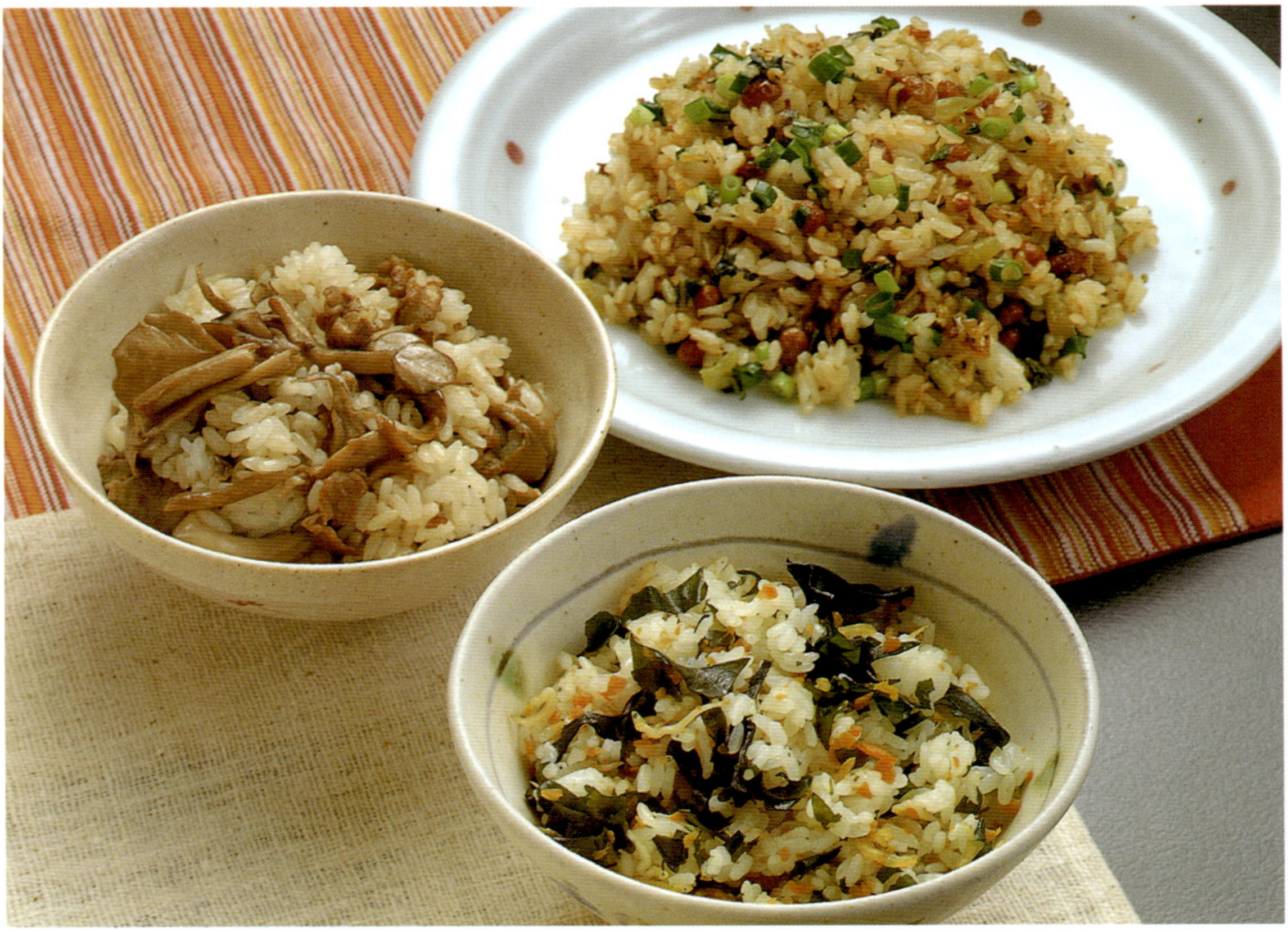

わかめご飯（手前）、舞茸ご飯（左）、納豆炒飯

混ぜご飯

熱いご飯にわかめや舞茸の煮ものを混ぜ合わせ、錦糸卵、炒り卵を飾り、青味を添えるとりっぱな混ぜご飯になります。具には当座煮のきんぴらやひじきを使ってもよいでしょう。お友だちが急にいらしても、簡単な吸いものと漬けものを添えて、すてきなお昼ご飯をさし上げられます。

舞茸ご飯

バターで炒めた舞茸の香りがおいしいご飯。具は、そのとき必要な分だけさっと作っていただきます。

〈舞茸ご飯の具〉

ご飯2杯分（米1カップ）

舞茸（手でさく）……1パック
豚肉（一口大に切る）……50〜80g
生姜（せん切り）……小1片
バター……大匙1
醤油……小匙2〜3
サラダ油……少々

①鍋に油と生姜を入れて炒め、豚肉を入れて色が変わったら、バターを溶かす。舞茸を入れて炒め、醤油を加えて強火で炒りつける。
②熱いご飯に具を混ぜ、塩少々で味をととのえる。

わかめご飯

具は調理しやすい1単位量を当座煮としてまとめて作り、そのときのご飯の量に応じて混ぜていただくとよいでしょう。茹でた素麺にまぶしてもおいしく、重宝します。

〈わかめご飯の具〉

1単位（米2カップ分）

わかめ（戻してみじん切り）……50g
人参（みじん切り）……50g
生姜（みじん切り）……大匙½
ちりめんじゃこ……大匙3
酒、だし……各大匙1
醤油……大匙½
サラダ油……大匙½

①鍋に油をとり、生姜を炒めて香りを出し、人参、ちりめんじゃこ、わかめを炒め、調味。汁気がなくなるまで混ぜながら煮る。
②熱いご飯に具を混ぜ、味をみて塩少々で加減する。
◆みじん切りは、フードプロセッサーにかけると楽です。
◆冷やご飯を使うときは、混ぜる前に必ず電子レンジなどで充分に熱くしておきます。

納豆炒飯

植物性たんぱく質の納豆を動物性のちりめんじゃこと組み合わせます。火を通してねばねばが減った納豆もお試しください。

- ご飯……茶碗2杯
- 小粒納豆…1パック（40～50ｇ）
- 醤油……小匙1
- ちりめんじゃこ……大匙2
- 青菜漬け（細かく刻む）……50ｇ
- 万能葱（小口切り）……適宜
- 塩、胡椒、醤油……各少々
- サラダ油……大匙1

①ご飯は電子レンジで2分加熱し、温かくしておく。
②フライパン（樹脂加工）に油を熱し、調味した納豆を入れて炒め、じゃこを加えてさらに炒める。
③ご飯を加えてほぐし、青菜漬けと葱を加え、塩、胡椒で調味し、鍋肌から醬油をまわし入れて香りよく仕上げる。

納豆キムチ炒飯　中華鍋に油を熱し、炒り卵（卵1個、塩・胡椒少々）を作る。醬油をまぶした納豆1パックを加えて炒め、熱くしたご飯、刻み葱、小口切りのキムチ50ｇを加えて炒め、塩、胡椒で味をととのえ、醬油をかけて仕上げる。

鰻ずし

食欲のないときも、おすしならいただけることがあります。刻みものが少なくて、しかもスタミナたっぷりです。

- 米……1カップ
- 酒……大匙1
- だし昆布……5㎝
- 〈合わせ酢〉
  - 塩……小匙½
  - 酢……大匙1½
  - 砂糖……大匙1
- 生姜（みじん切り）…大匙½
- 茗荷（みじん切り）……1個
- 鰻蒲焼き……1串（約100ｇ）
- 胡瓜（小口切り）……1本
- 塩……小匙½弱
- 酢……小匙2
- 砂糖……小匙1
- 白炒り胡麻……大匙1

①米は固めの水加減にして酒、だし昆布を入れて炊き、生姜、茗荷入りの合わせ酢を混ぜる。昆布は刻んで混ぜこんでもよい。
②蒲焼きはオーブントースターで軽く焼き、1㎝幅に切る。
③胡瓜は塩をふりしんなりさせ、酢、砂糖をふってしばらくおき、水気を絞る。
④冷めたすし飯に、具と半ずりの胡麻を混ぜる。

◆具は鰻の代わりに、焼いてほぐした塩鮭や味醂、醬油につけた鮪や鰹の刺身、蟹缶、帆立の水煮缶などでも。また炒り卵を加えてもよいでしょう。

赤飯

1～2カップのもち米を早く食べたいときは、電子レンジ炊きをおすすめします。ささげはまとめて茹でて、汁ごと冷凍しておいてもよいでしょう。

- もち米……2カップ
- ささげ（または小豆・乾）…大匙2～3
- 茹で汁と水……1½カップ
- 塩……小匙¼
- 黒胡麻塩……適宜

①もち米は調理する30分くらい前に洗い、水につけておく。
②ささげを茹でる。ささげと茹で汁とに分け、茹で汁には水を足して、1½カップにする（赤飯用の茹で小豆缶を利用すると簡単）。
③大きめのキャセロールに水気をきったもち米、ささげを入れる。茹で汁と水、塩を加えて蓋をする。
④電子レンジ（500ｗ）で約10分加熱し、手早く混ぜてさらに5分加熱する。
⑤蓋をとって、しゃもじで軽く混ぜ、ペーパータオルまたは布巾をかけてしばらくおく。
⑥器に盛り、黒胡麻塩をかける。

◆もち米が1カップなら、電子レンジにかける時間は半分です。

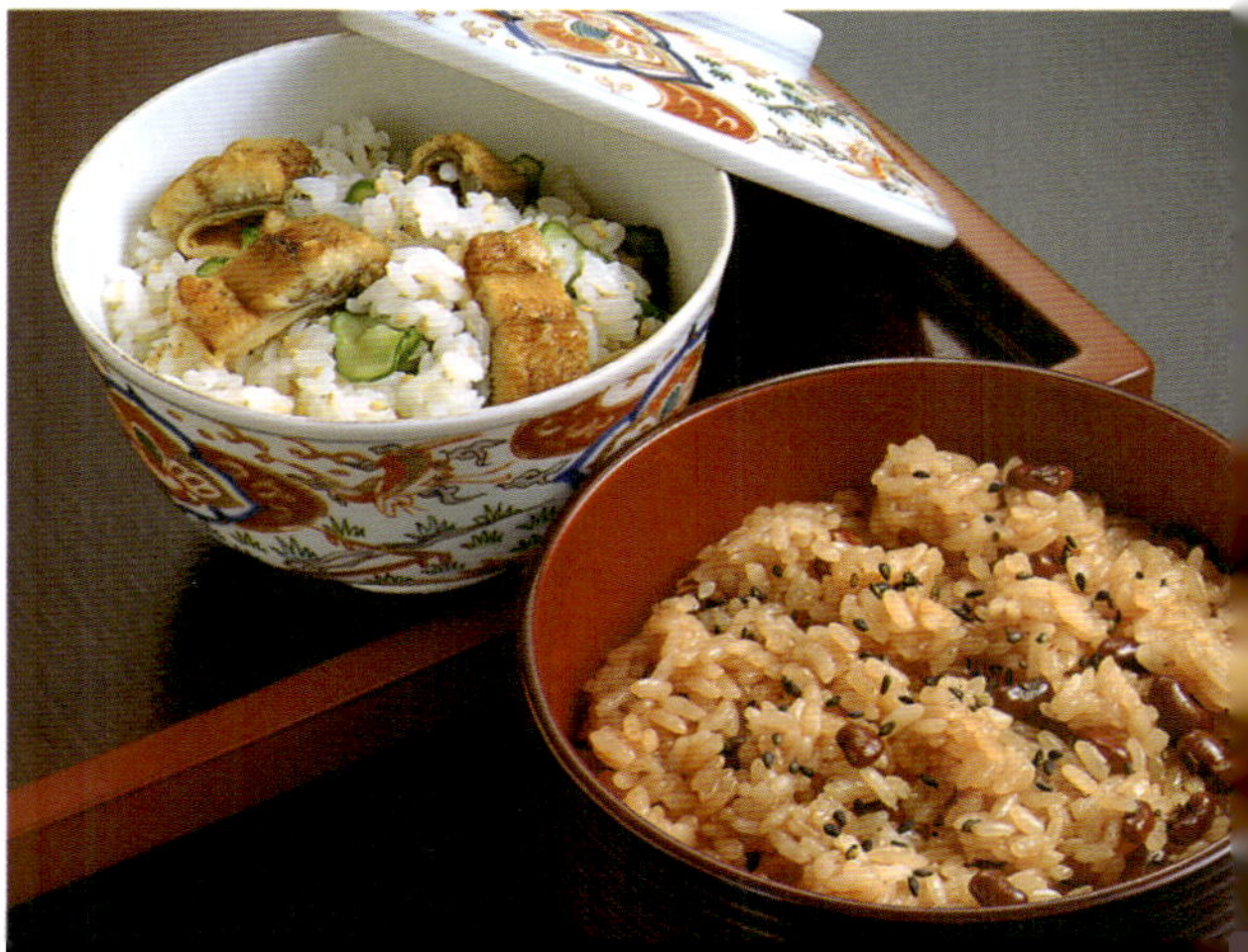

赤飯（手前）と鰻ずし

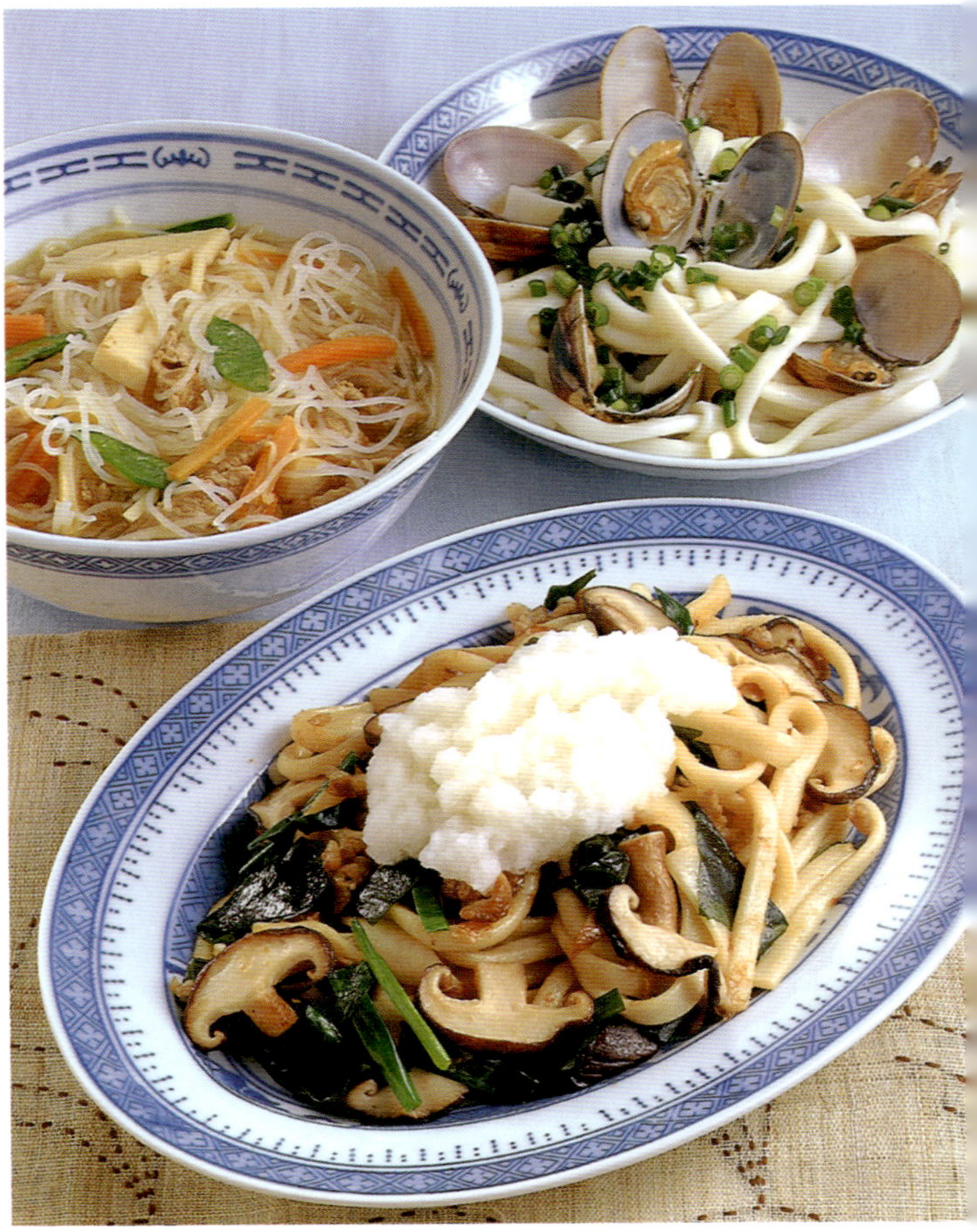

きのこうどんおろしかけ（手前）、五目汁ビーフン、あさり麺

あさり麺

あさりのうまみと香りがなかなかの和風ボンゴレです。

- 茹でうどん……2玉
- あさり（殻つき）……200g
- にんにく（みじん切り）……1片
- 赤唐辛子（種をとる）……1本
- 万能葱（小口切り）……4〜5本
- だし……½カップ
- 酒……大匙1
- 醤油……少々
- サラダ油（または胡麻油）……大匙1

①砂出ししたあさりの殻をこすり合わせて洗い、水きりする。

②鍋に油とにんにく、唐辛子を入れ、ゆっくり香りが出るまで炒め、あさり、酒、だしを加える。蓋をして強火にかけ、口が開いたらうどんを加えて炒める。醤油で味をととのえて葱を散らす。

◆殻を除いておくと食べやすい。

きのこうどんおろしかけ

きのこをたっぷり入れた炒めうどんです。甘酢で和えた大根おろしをのせて、さっぱりとどうぞ。

- 茹でうどん……2玉
- 豚薄切り肉（一口大に切る）……80g
- 醤油、片栗粉、サラダ油……各小匙1
- 生椎茸（食べやすく切る）……5〜6枚
- わかめ（戻してざく切り）……30g
- 青葱（3cmに切る）……50g
- 醤油……大匙1
- 味醂……大匙½
- けずり節……小1袋
- サラダ油……大匙1
- 大根（すりおろす）……¾カップ
- 塩、砂糖……各少々
- 酢……大匙½

①豚肉は醤油を揉みこみ、片栗粉をまぶして油をかけておく。

②うどんは水洗いして、水をきる。

③鍋に油を熱し豚肉、椎茸、うどんの順で加えながら炒め、調味料を鍋肌から入れる。わかめ、青葱、けずり節を加えて炒め合わせ、味をととのえる。

④大根おろしの水気を軽くきって調味し、炒めうどんにのせる。

五目汁ビーフン

米の粉で作られているビーフンは他の麺より、もそもそしがち。スープ仕立てにしてのどごしよく…。

- ビーフン……80g
- 豚肩ロース薄切り肉……80g
- 茹で筍（短冊切り）……50g
- 人参（短冊切り）……3cm
- さやえんどう（斜め切り）……4〜5枚
- 生姜（せん切り）……小1片
- A
  - 水……2½カップ
  - スープの素……1個
  - 酒……大匙1
  - ナンプラー（または醤油）……大匙1
- 胡椒、醤油……少々
- サラダ油……小匙2

①ビーフンはたっぷりの熱湯で2〜3分茹で、ざるに上げて2〜3つに切る。豚肉は1cm幅に切る。

②油で生姜を炒めて香りを出し、豚肉を加え色が変わったら、筍、人参を加えて炒め、Aの調味料を入れて3〜4分煮る。

③さやえんどう、ビーフンを加えてひと煮し、胡椒、醤油で調味。

◆ナンプラー（魚醤）は魚介類を原料に作った濃厚なうまみの調味料。

うなたま素麺

鰻にオクラ、茗荷などの夏の香りを合わせていただきます。汁も具も一緒に盛りつけるので食べやすく、おいしさも最後まで変わりません。

素麺……150g
鰻蒲焼き……1串
オクラ……3～4本
茗荷……1個
卵……1個
塩……少々
砂糖……小匙1
〈かけ汁〉
だし（濃くとったもの）……½カップ
薄口醤油……大匙3
味醂……大匙3
氷水……1カップ

①だしに調味料を入れ、煮立ったら火から下ろしてボウルに移し、粗熱をとって、氷水を入れる。（急ぐときはこの方法が便利）
②鰻はオーブントースターで焼き、縦2つに切ってから1cm幅に切る（または切ってから電子レンジで軽く温める）。
③オクラはさっと茹で、小口か薄切りに。茗荷は縦半分に切り、斜め薄切りにする。
④卵は塩、砂糖を加えて半熟の柔らかい炒り卵か錦糸卵にする。
⑤素麺を茹で、冷水で揉み洗いし、器に入れて具をのせる。冷たいつゆをはり氷片を浮かせる。

◆おろし生姜、わさび、せん切りにした青じそなどを添えてどうぞ。
◆濃いだしは水1カップ、昆布、けずり節（5g）と調味料を合わせ、1～2分煮てからこします。
◆かけ汁をはっていただくときは、濃口醤油で作ると見た目がわるくなるので、薄口醤油を使うか、塩と濃口醤油を併用します。

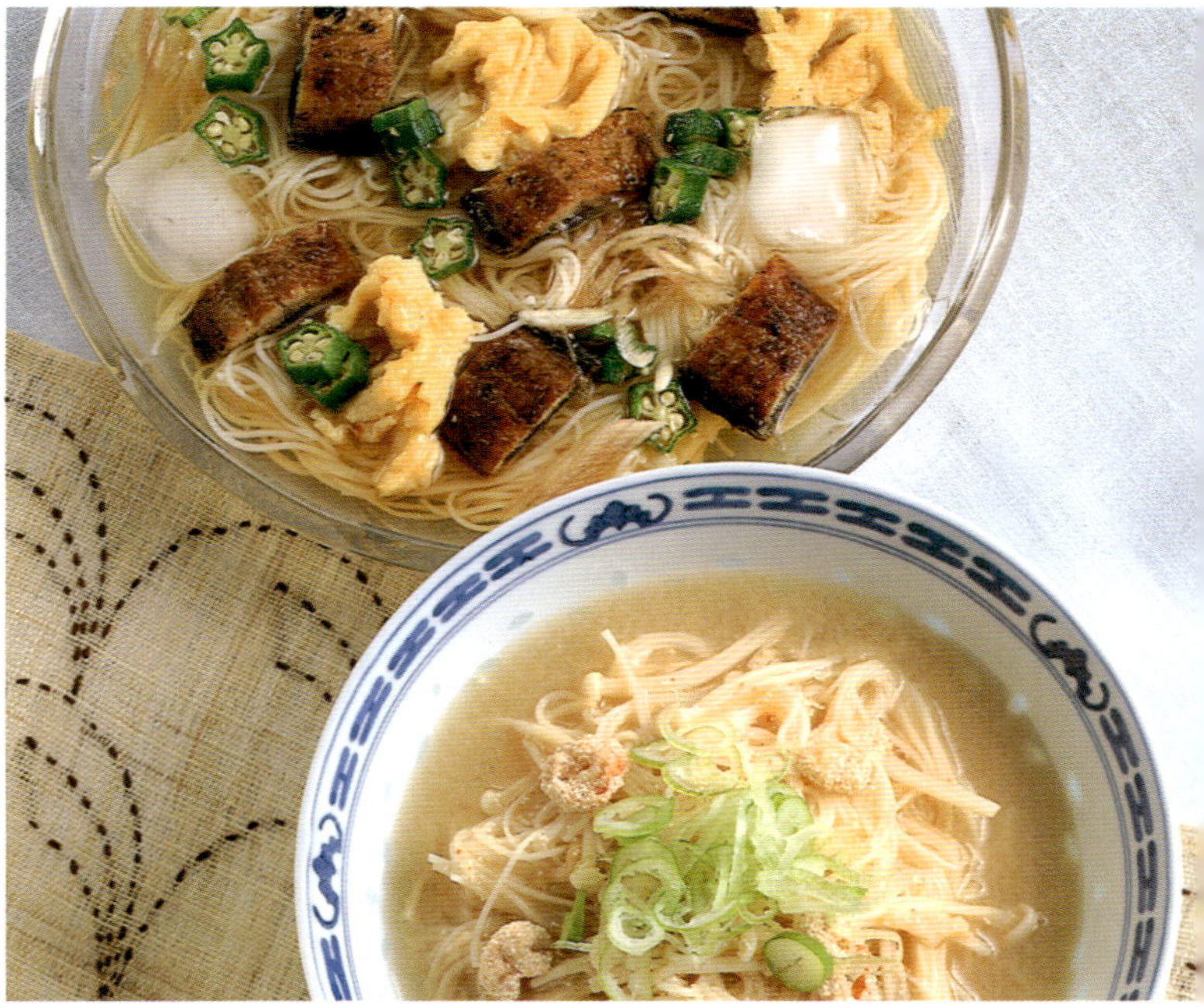

うなたま素麺（上）とめんたい煮麺

めんたい煮麺

明太子を水から煮て、塩分とうまみをスープに利用する韓国風。

素麺（二つに折る）……100g
明太子（1cmの輪切り）……½はら
帆立水煮缶……小½缶
水……3½カップ
酒……大匙1
スープの素……½個
にんにく（みじん切り）……小1片
えのき茸……1パック
葱（小口切りにしてさらす）……5cm
薄口醤油……少々
胡麻油……大匙½

①えのき茸は石づきをとり、二つに切って根元の方を細かくほぐす。
②鍋に帆立を缶汁ごと入れ、水、酒、砕いたスープの素、にんにく、明太子を加え、4～5分煮る。
③素麺を汁に入れ、箸でひと混ぜする。えのき茸を加えて煮立て、薄口醤油で味をととのえ、胡麻油で仕上げ、葱を添える。

◆素麺の代わりに茹でうどんでも。

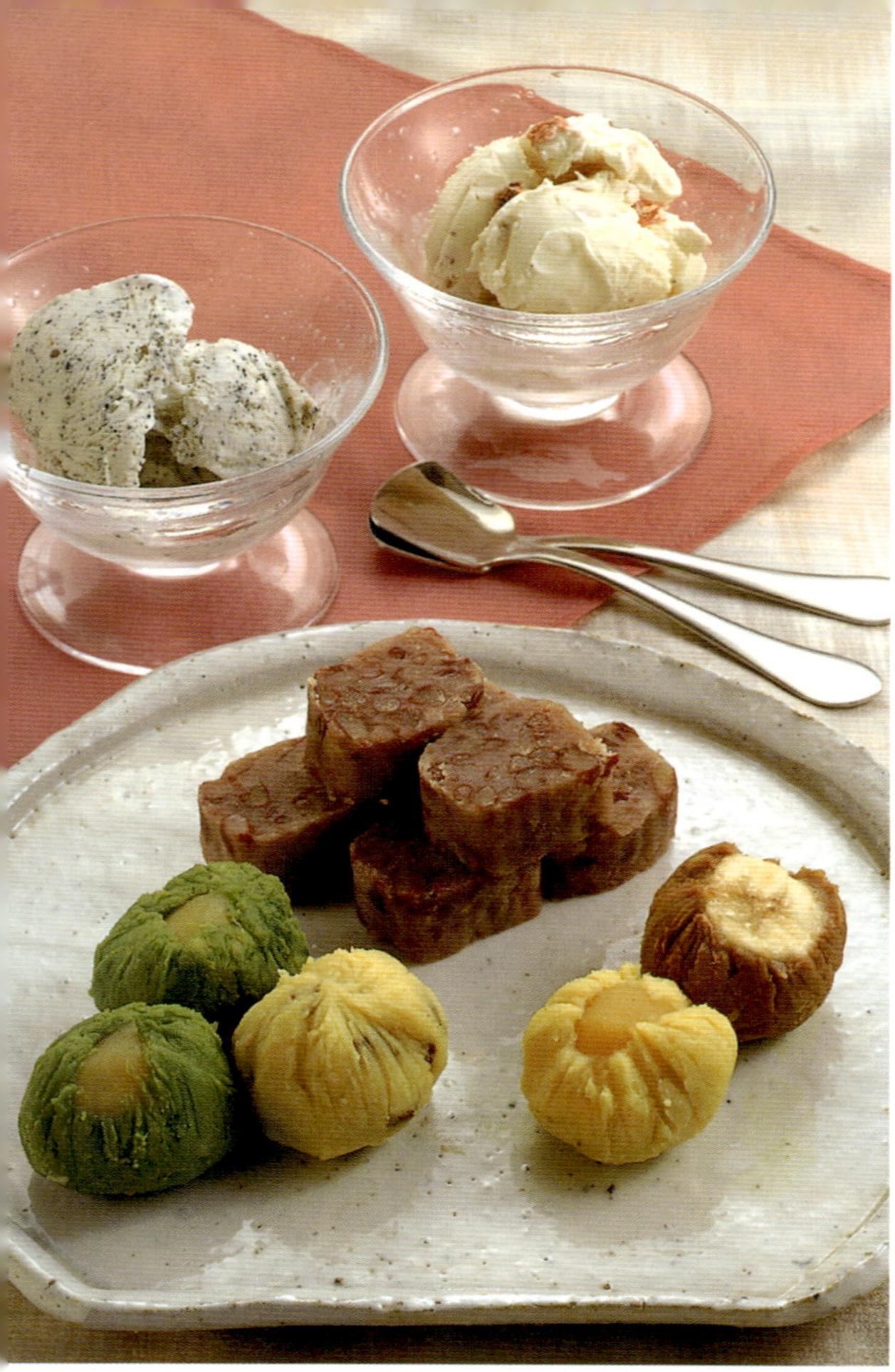

上から　和風アイスクリーム、そば蒸し羊羹、ポテト茶巾

お菓子と飲みもの

思い立ったときにさっと作れる簡単なお菓子と飲みものです。買いおきするより手間なしで、気軽に作りたてのおいしさが味わえます。お茶の時間がもたらす心のゆとりは、何にもかえられない貴重な時間。また、ほっと一息つくときの甘味のリフレッシュ効果もお試しください。

お菓子はいらないという方にもおすすめできる飲みものは、カフェインなしから牛乳やきな粉の健康ドリンクまで9点。ほのかな香りがあるので飲みやすく、水分補給のためにもお役立てください。

そば蒸し羊羹

そば粉と茹で小豆が電子レンジであっという間に蒸し羊羹になります。栗の甘露煮やふかし芋などを入れて、いろいろな味をお楽しみください。どなたにも喜ばれるおすすめの一品です。

1本（3〜4人分）

茹で小豆缶……小½缶（100g）
そば粉……大匙2
水……大匙1

茹で小豆、そば粉と水を耐熱容器に入れて、よく混ぜる。蓋をして電子レンジで約2分加熱し、熱いうちに巻き簀の上に広げたラップに出す。形をととのえ、冷めてから切り分ける。

◆茹で小豆缶は、小豆と水分が分かれているので、ひと混ぜしてから使います。

◆栗の甘露煮、ふかし芋（約1cmのさいの目）、甘納豆、レーズンまたはあんずなどのドライフルーツ（お湯にしばらくひたして柔らかくする）を材料に加えると変化がつきます。

ポテト茶巾

ビタミンCや食物繊維の多いさつま芋。茹でてつぶして、茶巾にすれば、可愛らしい和菓子になります。

小8個分

さつま芋……200g
バター……10g
砂糖……10〜15g
塩、バニラエッセンス……各少々
栗の甘露煮、バナナなど

さつま芋を1.5cm厚さに切り、皮をむいて水にさらしてから、柔らかくなるまで茹でる。茹で汁を捨ててつぶし、バター、調味料を加えて混ぜ、8個に分ける。ラップに包み軽く茶巾に絞る。

◆さつま芋は電子レンジで蒸すと簡単。耐熱容器にさつま芋と水（芋200gに水¼カップ）を入れて、小皿をかぶせ、さらにラップをして100gにつき2分加熱します。

◆さつま芋の甘さによって、砂糖の分量を加減してください。

◆栗の甘露煮（茶巾1つに½個）やバナナを芯にすることも。つぶした芋にレーズンや甘納豆、抹茶やココアを混ぜても華やかな茶巾ができます。

和風アイスクリーム（桜の花・黒胡麻入り）

塩漬けの桜の花や栄養価の高いすり胡麻を混ぜたアイスクリームは、思いのほかさっぱりしておいしいもの。

バニラアイスクリーム……1箱（450g）
桜花塩漬け……20輪くらい
（または黒胡麻……大匙4）

桜の花は塩出しして（ほんのり塩気が残る程度）、水気を絞りみじん切りに。冷えたボウルでアイスクリームと手早く混ぜ、再び冷凍庫に入れて固める（よくすった黒胡麻入りも同様に）。

◆混ぜやすいアイスクリームの柔らかさはソフトクリームの一歩手前。固いときは、蓋をはずしてレンジ（強）にかけます。30秒くらいを目安に、柔らかさを確かめながら加熱してください。

◆他に抹茶（砂糖を入れても）、柔らかい甘納豆、わさびやきな粉などもおいしい。よく冷やして（または冷凍）小さく切った苺やほぐした八朔などのくだものもよく合います。

ブルーベリーヨーグルトゼリー

目によいといわれるアントシアニンを含むブルーベリーのジャムと、カルシウム豊富なヨーグルトのさわやかな味のゼリーです。生クリームを少し加えるとこくのあるババロア風になります。

3人分
プレーンヨーグルト……1½カップ
ブルーベリージャム……¼カップ
［粉ゼラチン……1袋（5g）
［水……¼カップ
洋酒または梅酒……大匙1

分量の水でふやかしたゼラチンを湯煎で溶かし、熱いうちにブルーベリージャムと混ぜる。ヨーグルトと洋酒を加えて混ぜ、水でぬらした器に入れ、冷やし固める。

◆ふやかしたゼラチンは電子レンジで45秒ほど加熱して溶かすこともできます。

◆ゼリーは時間が経つと、かたくなるので、いただく時間に合わせて水分の分量を加減してください。

小倉ミルクゼリー　買いおきの材料で作ります。粉ゼラチン（1袋・5g）を水（¼カップ）でふやかし、湯煎で溶かし、茹で小豆（小½缶・約100g）と牛乳（¾カップ）を加えて混ぜる。氷水で冷やし、とろみをつけて、水でぬらした型に入れ、冷やし固める。

梅酒羹

すっきりした甘みの冷たいお菓子。梅酒が飲みきれないご家庭向きです。アルコール分は薄めても強いので、苦手な方は、梅シロップでお作りください。

3〜4人分
梅酒……100cc
砂糖……30〜45g
粉寒天……小匙1弱
水……250cc

水と粉寒天を火にかけ、かき混ぜながらよく溶かす。砂糖を加えてひと煮立ちさせて火を止める。梅酒を加え、水でぬらした型に入れ冷やし固める（梅酒の実を刻んで入れても）。

◆寒天は食物繊維が豊富で低カロリー。種類によって凝固力はまちまちなので、好みの固さになるように加減してください。

◆大袋の粉寒天は、密閉容器に移しておくと便利。小袋入りが残ったら、そのままテープで封をしておけば湿気ません。

◆梅酒の甘さにより、砂糖の量を加減してください。

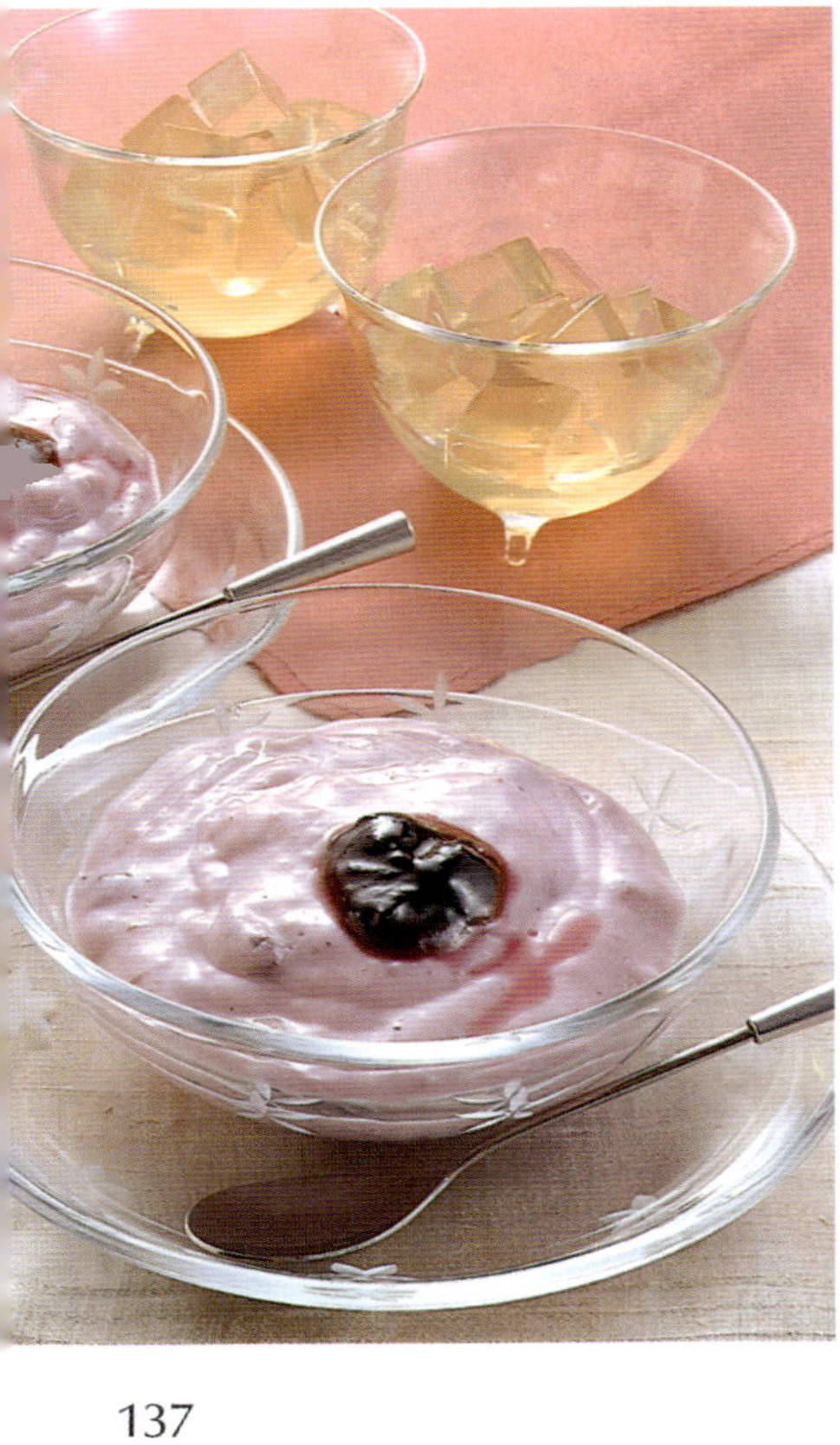

ブルーベリーヨーグルトゼリー（手前）と梅酒羹

ヘルシー胡麻白玉

水の代わりに豆腐でこねた白玉団子。黒胡麻が香ばしく、つるりといくらでも食べられそうです。

直径1.5㎝約30個分

白玉粉…½カップ（50g）
木綿豆腐……¼丁（75g）
黒胡麻、砂糖、塩

白玉粉と豆腐をなめらかになるまでこね、耳たぶくらいの柔らかさに。小さめに丸めて熱湯に落とし入れ、浮き上がって1～2分待ち、氷水にとりよく冷やす。黒胡麻（大匙山4）をすり、砂糖（大匙3）と塩（ひとつまみ）を混ぜて、水気をきった白玉だんごにまぶす。

◆他にきな粉、黒みつ、茹で小豆、ずんだ、甘めの胡麻だれ、あまからのたれなどもおいしいです。

◆豆腐によって水分量が違うので、固いときは水で、柔らかすぎたら白玉粉（片栗粉や小麦粉を使っても）で加減します。

◆豆腐の代わりに牛乳でこねてもよいでしょう。

わらび餅

わらび粉は買いおきができ、電子レンジでぱっと作れるので、何かほしいときに大助かりです。練り上げて氷水にとれば、すぐにいただけます。

わらび粉…¼カップ（30g）
砂糖……大匙5（45g）
水……150cc
きな粉、抹茶

耐熱ボウルに材料を入れてよく混ぜ、電子レンジに4分かける。途中、3分くらいで泡立て器でよく混ぜる。熱いうちにひとかたまりのまま氷水にとり、水の中で一口大にちぎって、きな粉をまぶす。

◆すり胡麻、ココア、黒みつ、梅シロップ、きな粉にシナモンや抹茶を混ぜてまぶしてもおいしい。

◆2～3時間であれば、冷蔵庫に入れておいてもおいしくいただけますが、長時間入れたままでは、固くなりますからお早めにどうぞ。

◆鍋で作るときは、材料を合わせてざるでこし、中火にかけて全体がとろりと透明になるまで、絶えずかき混ぜながら火を通します。

チーズケーキ

作り方はしごく簡単、でき上がりは本格派です。焼き菓子ですから、日もちは4～5日。冷凍すれば急なお客様にも重宝します。

8号アルミカップ4個分

クリームチーズ…½箱（約100g）
卵……½個
砂糖……約大匙2
バニラエッセンス……少々
バタークッキー……4枚
粉砂糖

クリームチーズを泡立て器でクリーム状にし、クッキー以外の材料を加えてよく混ぜる。プリン型にアルミカップをはめこみ、底にクッキーを敷き、生地を流す。170℃のオーブンでまず約20分、さらに150℃で10分焼く。冷めてから粉砂糖を表面にふる。

◆クリームチーズは電子レンジで1分加熱すると柔らかくなります。

◆ココアを加えてチョコチーズケーキにすれば、チーズの苦手な方にもおすすめです。

◆電子レンジだと5分で仕上がります。その場合は、耐熱カップの底にペーパータオルを四つ折りにして敷きます（生地から出る水分を吸収するため）。その上に紙カップをおいて生地を流しこみます。加熱時間は4つで約2分30秒です。

◆水羊羹のあき缶はアルミカップを入れこむのに便利です。

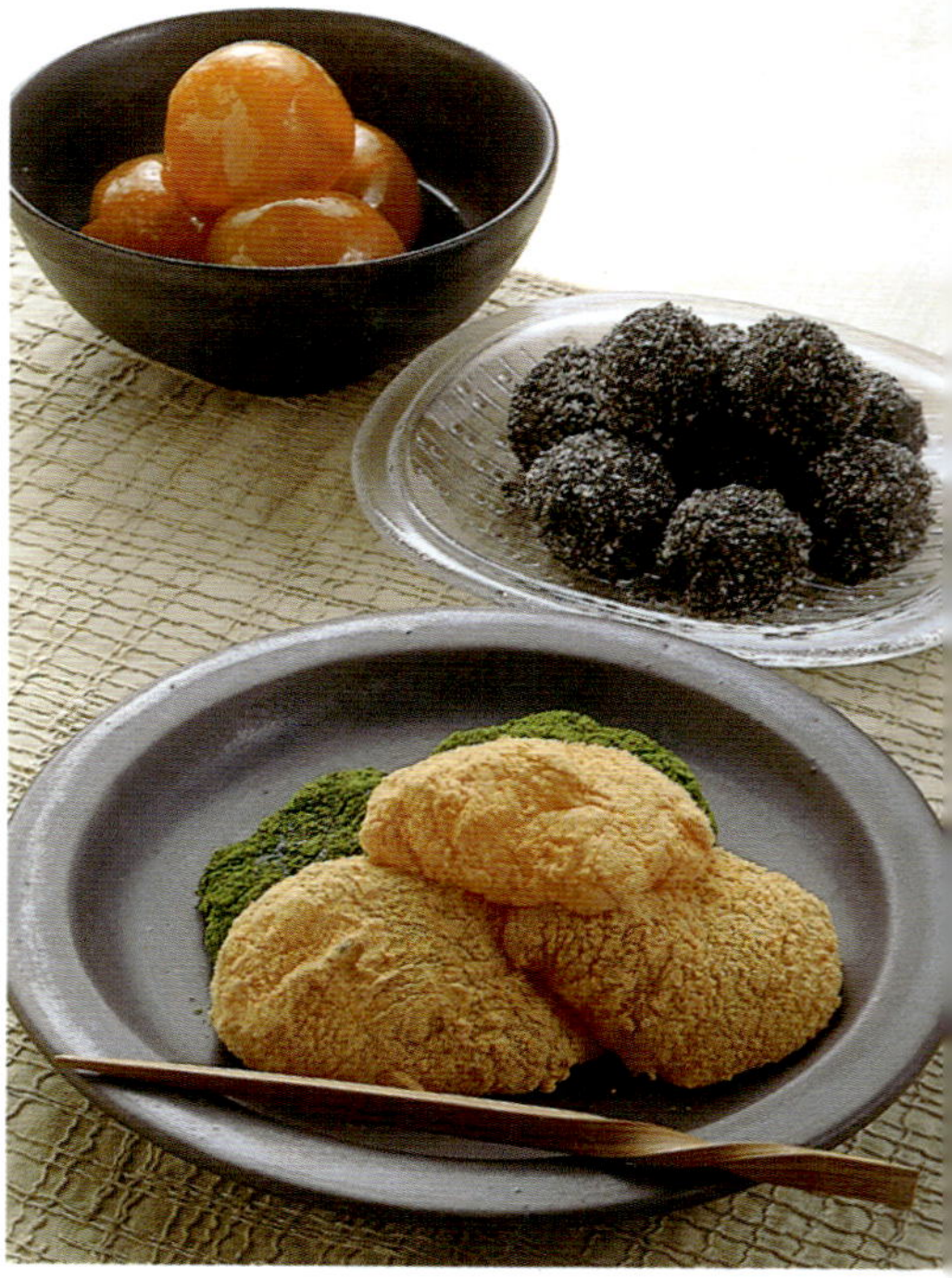

わらび餅（手前）、ヘルシー胡麻白玉
金柑の焼酎煮

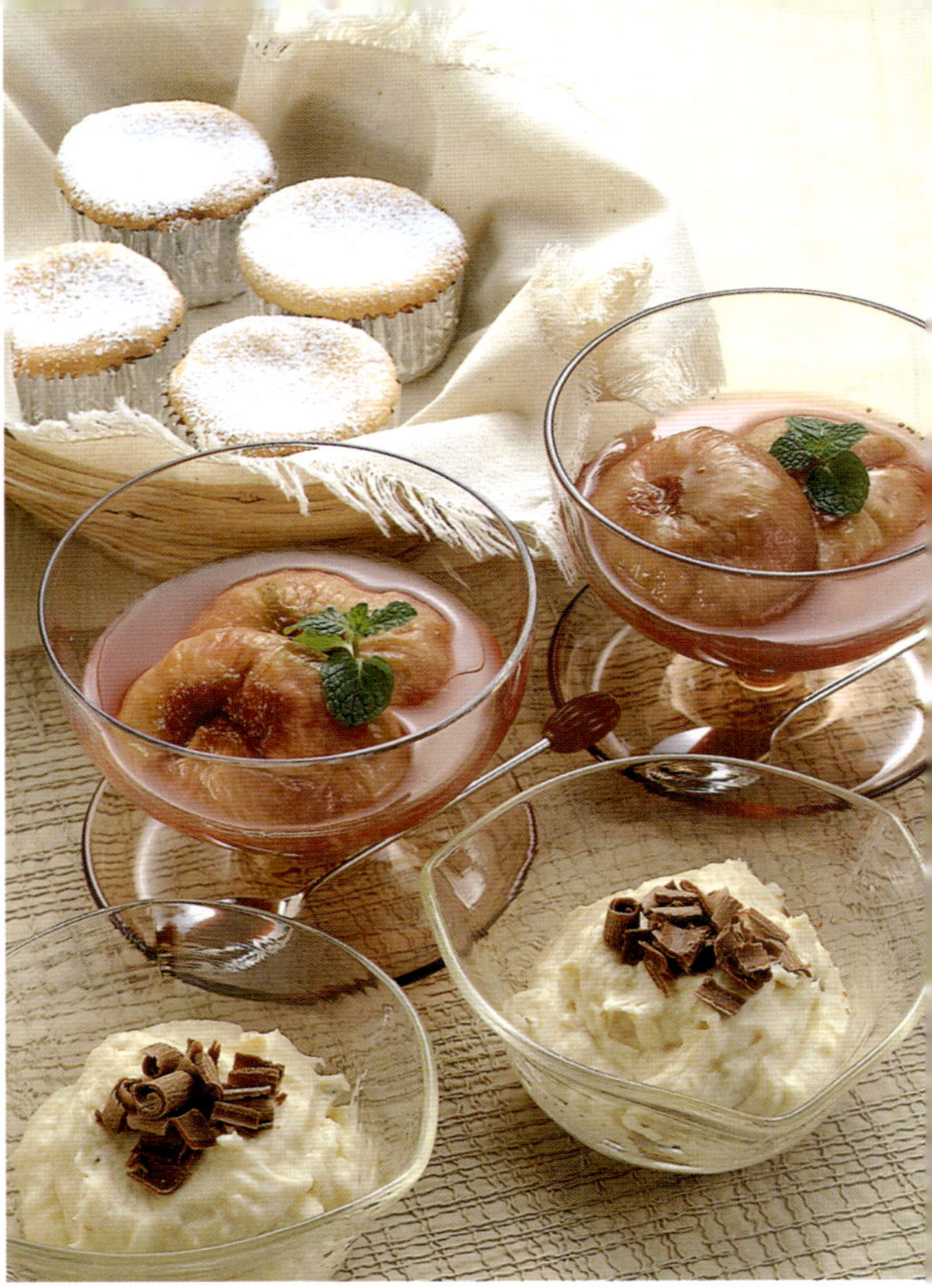
バナナムース（手前）、いちじくのコンポート、チーズケーキ

バナナムース

バナナを色や風味が増すオレンジジュースと合わせ、泡立てた生クリームと混ぜてムースにしました。

バナナ（輪切り）…1本（150g）
砂糖……………大匙1～2
レモン汁……………少々
オレンジジュース……大匙2
生クリーム……………大匙3
ラム酒……………大匙½

耐熱容器にバナナ、砂糖、レモン汁を入れて電子レンジで3分加熱。フードプロセッサーに移してオレンジジュースを加えて撹拌して冷やす。八分立ての生クリームとラム酒を混ぜ、さらに冷やす。

◆けずったチョコレートやアーモンドスライスを添えても。

◆オレンジジュースで煮たバナナにコアントローをたらすとコンポート、砂糖を増やして（全体量の2割程度）つぶすとジャムに。

◆鍋で作るときは、生クリームとラム酒以外の材料を火にかけます。バナナが柔らかくなったら、フードプロセッサーで撹拌。冷やしてから七分立ての生クリーム、ラム酒と混ぜ合わせさらに冷やします。

いちじくのコンポート

ワインと砂糖をふりかけて電子レンジにかけ、冷やすだけ。食べきれない、甘味が足りないくだものがあるときにも、ぜひどうぞ。

いちじく……1パック（400～500g）
砂糖………約½カップ（50～60g）
赤ワイン……………½カップ
レモン（厚めの輪切り）…2～3枚

皮をむいたいちじく、砂糖、赤ワイン、レモンを耐熱容器に入れる。蓋をして電子レンジで6分加熱し、そのまま冷やす。果汁とワインのシロップをかけてどうぞ。

◆りんご、桃、洋梨など、なんでもコンポートにできます（キウイフルーツは色がわるくなる）。

◆ワインは白でもよく、オレンジやアップルジュースにすれば、ひと味違うものになります。砂糖は全体量の10～15％に。

◆鍋で作るときは、水（1カップ）と砂糖を火にかけて、シロップを加えて作り、赤ワインとレモンを加えて煮立てます。いちじくを並べ、紙蓋をして20分ほど煮つめて、そのまま冷やします。

金柑の焼酎煮

火にかける時間は長くても、手間はかかりません。初冬にまとめて作って、金柑の香りを保存しておいてはいかがでしょう。

金柑……………500g
焼酎……………600cc
砂糖……………250g

金柑は洗ってへたをとり、ホウロウかステンレスの鍋に焼酎と共に入れ、火にかける。紙蓋をして沸騰後、弱火で40分煮てから砂糖を加え、再び20～30分煮含める。

◆金柑が熱いうちに煮沸消毒した瓶に入れて保存すれば、冷蔵庫で1年もちますし、ふつうの容器でも1～2か月は大丈夫です。

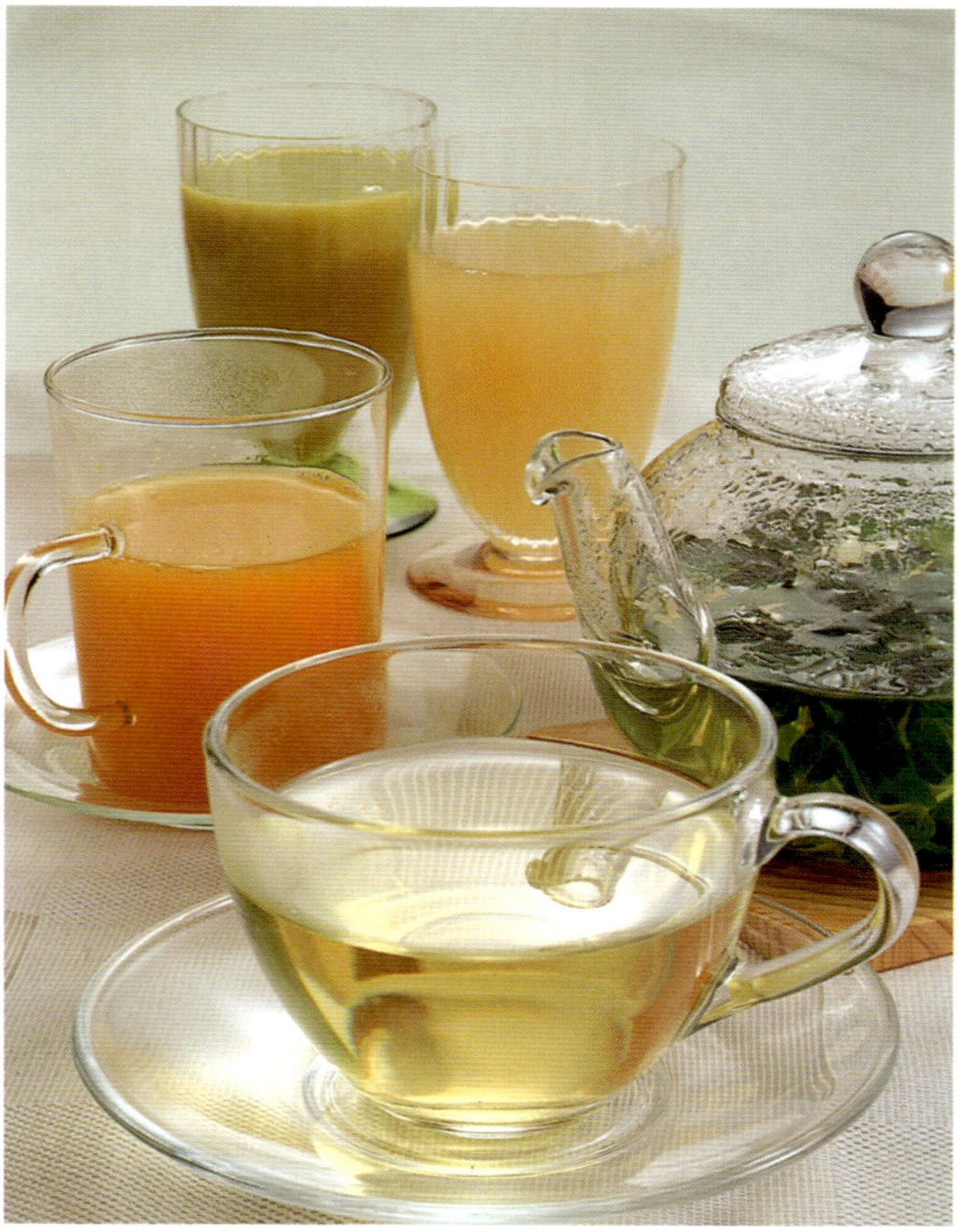

ミントティー（手前）、ホットみかん、大根アップル、アボカドドリンク

◇カフェインなしの飲みもの

ほっと一息、いれたいときのマイルドな飲みもの4点です。

ミントティー

いつでも手に入るようになったミントでおだやかな気分に。

ミントの葉
レモン汁、ハチミツ

きれいに洗ったミントを温めたポットに入れ、熱湯をそそぎ、2～3分蒸らす。好みでレモン汁やハチミツを入れる。

◆お好きなミント2～3種類をミックスすると、また違った香りを楽しめます。

◆ドライハーブのときは、お茶パックに入れると散らばりません。

ホットみかん

柑橘類のさわやかな香りと酸味がのどを潤します。寒い夜や風邪気味のときにぜひどうぞ。

みかんの果汁……2個分
柚子の果汁……1個分
ハチミツ……小匙1～2

耐熱容器にみかんと柚子の果汁を絞り、ハチミツを加えて電子レンジで約1分30秒、飲み頃の温度になるまで加熱します。

大根アップル

大根おろしの汁にはビタミンCがたっぷり。アップルやオレンジのジュース、りんごの絞り汁と混ぜると飲みやすくなります。

大根おろしの汁
アップルジュース（果汁100％）
レモン汁、ハチミツ

大根おろしの水分を容器に受け、同量くらいのジュースを混ぜ合わせ、好みでレモン汁とハチミツを加える。

アボカドドリンク

こってりした食感の、ビタミンEの豊富なアボカド。わさび醤油で食べるだけでなく、オレンジジュースを合わせて、さっぱりとした飲みものに。

アボカド……¼個
オレンジジュース（果汁100％）……½カップ
ハチミツ……大匙½

皮をむいたアボカドとオレンジジュース、ハチミツをフードプロセッサーかミキサーにかけてなめらかにする。

マサラチャイ（手前）、抹茶エッグノッグ、きな粉ヨーグルトドリンク

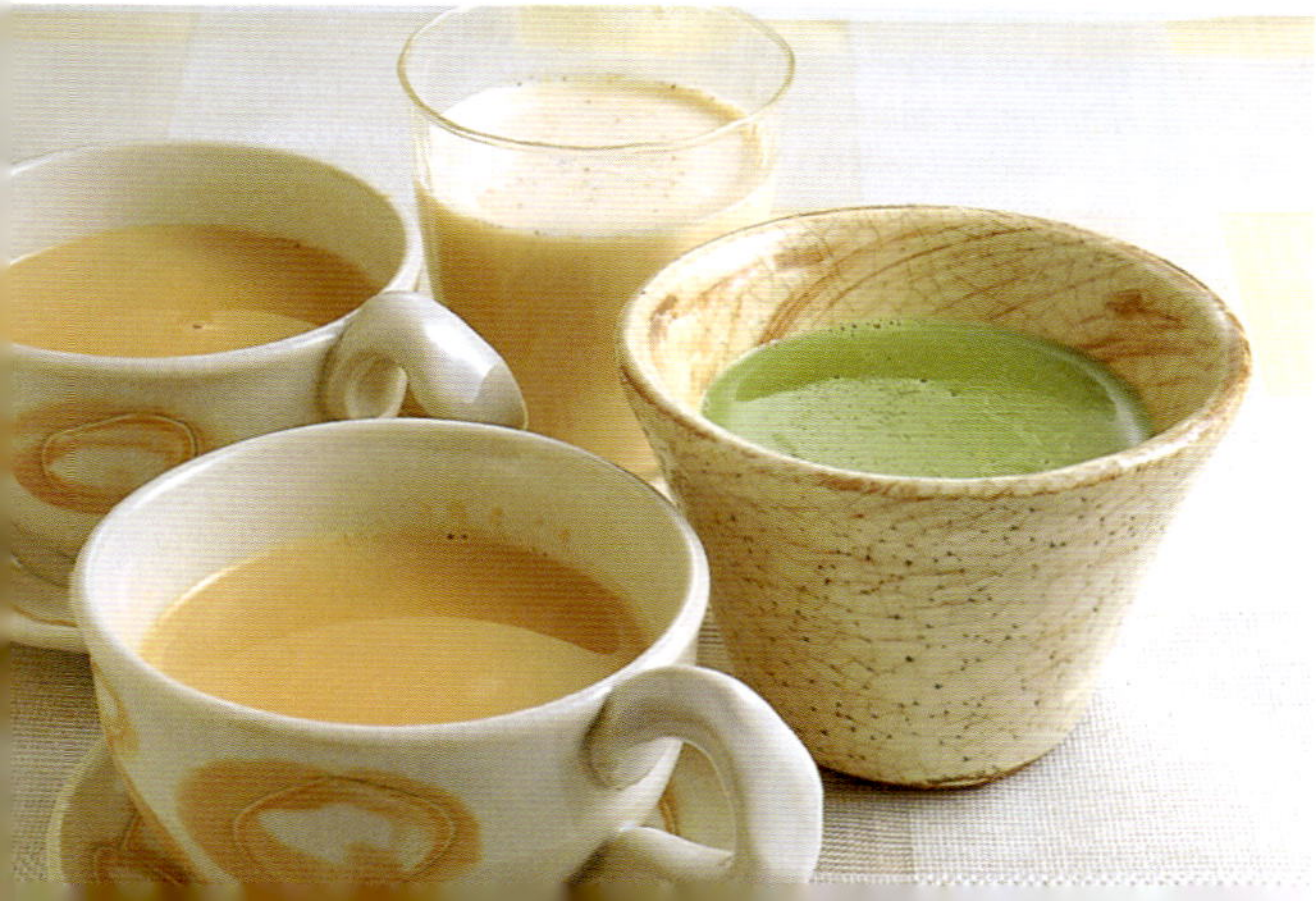

◇アルコール入りの飲みもの

眠れないとき、少し興奮気味のときにおすすめしたい2点です。甘く、柔らかな口あたりのアルコールが気持ちを落ちつかせます。

烏龍梅酒

夏は冷やして、冬は温かくして、お召し上がりください。

烏龍茶……100cc
梅酒…大匙2～3

烏龍茶と梅酒を合わせて、電子レンジで約1分30秒、充分に熱くなるまで加熱する。

◆梅酒の量は加減してください。

スパイシーワイン

くだものとスパイスの香り高い、ワインです。くだもののとり合わせは、これに限らず、いろいろなものでお試しください。

赤ワイン……1カップ
白ワイン……½カップ
みかん……1個
りんご……¼個
バナナ……½本
レモン……½個
シナモンスティック…½本
クローブ……1～2粒

りんご以外のくだものは皮をむく。みかんは白いすじをとって、輪切り。バナナも輪切りに。レモンは実を厚めの輪切りにして、皮は裏の白い部分をとり除く。りんごは半分に切って芯をとり、1cm幅に切る。材料を合わせて2～3時間おく。急ぐときは、大きめの耐熱容器に材料を入れ、電子レンジで約5分加熱。こしてくだものをとり除く。こしたものは冷蔵庫で保存。温めていただく。

◆くだものを入れて、2～3時間おき、飲む分だけ温めても。スパイスを入れなければ、サングリア（スペインのワイン）になります。

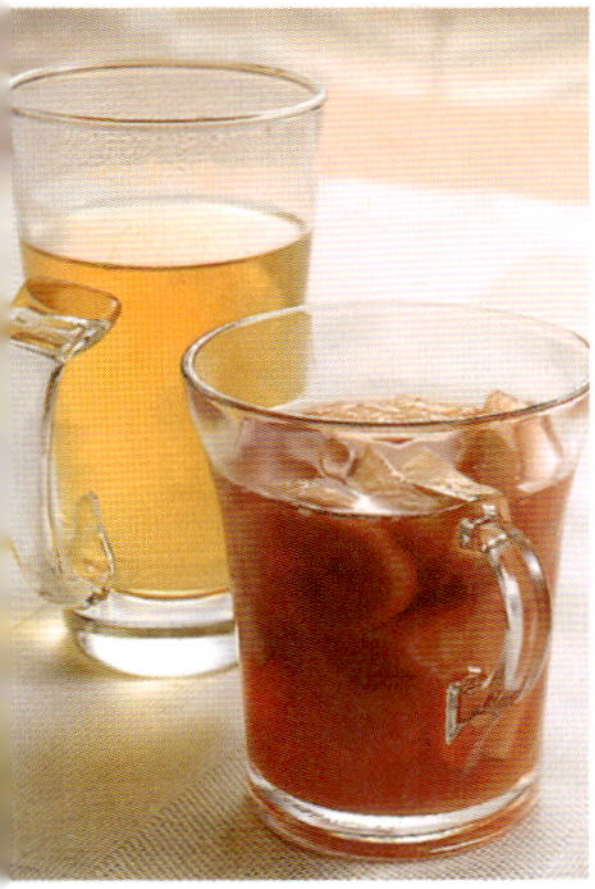

スパイシーワイン（手前）とウーロン梅酒

◇牛乳を使った飲みもの

カルシウムが多い牛乳は毎日摂りたい食品です。牛乳が苦手、1日の摂取量が少なくなりがちな和食党の方におすすめしたい3点です。

マサラチャイ

カルダモンの甘い香りはミルクティーにぴったりです。疲れたときには砂糖を入れると元気が出ます。

牛乳……1カップ
紅茶…ティーバッグ1袋
カルダモン……2～3粒

鍋に材料全部を入れ、火にかけて沸騰の一歩手前まで温める。スプーンの背でティーバッグを押さえ、紅茶をよく出してからとり出す。

◆紅茶やスパイスの風味をよく出すために、冷たい牛乳に材料を入れます。シナモンやクローブを加えるとよりスパイシーに。

◆電子レンジを使うときは、一人分をカップに入れて2分30秒加熱します。

きな粉ヨーグルトドリンク

気分が落ちつかないときやお腹をすっきりさせたい日には、朝食前にどうぞ。

2人分
プレーンヨーグルト…100g
牛乳……¾カップ
きな粉……大匙3
砂糖……小匙2

ヨーグルト、きな粉、砂糖を混ぜ合わせ、牛乳を加えて冷やす。

◆栄養豊富なきな粉を、食卓に常備しておくことをおすすめします。

抹茶エッグノッグ

ビタミンやカテキンが豊富な抹茶。疲れたときに一服どうぞ。

牛乳……¾カップ
抹茶……小匙1
砂糖…大匙½～1
卵黄……1個分

抹茶と砂糖をよく混ぜ、牛乳を加えて混ぜる。火にかけて沸騰直前まで温め、つぶした卵黄の中にかき混ぜながら合わせる。

◆電子レンジで温めるときは約2分加熱。

表とグラフ

焦げない煮もの

作りおきできる

重宝している簡単料理

〈アンケートから〉

撮影　中里有利
玉置　雄
境野真知子（本社）
イラスト　秦野くみこ
高橋恵美子
装丁・デザイン　北條千春

シニアの食卓

2000年 5 月25日第 1 刷発行
2022年11月20日第16刷発行
編者　婦人之友社編集部
発行所　婦人之友社
〒171-8510　東京都豊島区西池袋2-20-16
電話　03-3971-0101
振替　00130-5-11600
印刷　株式会社東京印書館
製本　大口製本印刷株式会社

乱丁・落丁はおとりかえいたします

ISBN978-4-8292-0261-6